影像诊断思维

主　编　居胜红　彭新桂

副主编　王远成　赵　振

编　者（按姓氏笔画排序）

王　玉　王　瑞　王亚玲　王远成　王焱钧　卢　瞳
卢春强　李惠明　时文伟　吴　迪　吴志军　张　健
张世军　陈　月　郑孝飞　居胜红　赵　振　赵登玲
查俊豪　柏盈盈　聂　芳　徐　雪　徐婷婷　常　娣
崔　莹　彭丹丹　彭新桂　蔡　予

人民卫生出版社

·北京·

图书在版编目（CIP）数据

影像诊断思维/居胜红，彭新桂主编. —北京：
人民卫生出版社，2023.5
ISBN 978-7-117-34088-5

Ⅰ.①影… Ⅱ.①居…②彭… Ⅲ.①影像诊断
Ⅳ.①R445

中国版本图书馆 CIP 数据核字（2022）第 225223 号

人卫智网	www.ipmph.com	医学教育、学术、考试、健康，
		购书智慧智能综合服务平台
人卫官网	www.pmph.com	人卫官方资讯发布平台

影像诊断思维

Yingxiang Zhenduan Siwei

主　　编：居胜红　彭新桂
出版发行：人民卫生出版社（中继线 010-59780011）
地　　址：北京市朝阳区潘家园南里 19 号
邮　　编：100021
E - mail：pmph @ pmph.com
购书热线：010-59787592　010-59787584　010-65264830
印　　刷：廊坊一二〇六印刷厂
经　　销：新华书店
开　　本：889×1194　1/16　　印张：20.5
字　　数：649 千字
版　　次：2023 年 5 月第 1 版
印　　次：2023 年 5 月第 1 次印刷
标准书号：ISBN 978-7-117-34088-5
定　　价：139.00 元

打击盗版举报电话：010-59787491　E-mail：WQ @ pmph.com
质量问题联系电话：010-59787234　E-mail：zhiliang @ pmph.com
数字融合服务电话：4001118166　　E-mail：zengzhi @ pmph.com

前　言

　　医学影像诊断思维训练是影像诊断医师在住院医师规范化培训(住培)阶段重要的任务之一,也是影像医师走好职业道路、迈向行业专家的必经之路。东南大学附属中大医院(中大医院)放射科自 2016 年开通微信公众号以来,坚持每天推送晨读病例,并将高年资医师严格修改、审核后的原创病例解读发布于公众号,多年如一日的坚持,保质保量,以此获得了全国各地影像同道的一致好评,五年内获得 7 万余关注量。同时,科室以年度整体安排授课内容,每周四由住培带教老师开办中大放射住培讲座,并将讲座课件和视频分享于公众号及相关点播平台,亦获得 1 万余同行的订阅。中大医院放射科经过数十年在医学影像教育领域的积累,以及近年来在数字化时代不断探索创新,科室内业已总结出一套特色鲜明、行之有效的影像诊断思维训练模式。

　　《影像诊断思维》是一本由科室全体成员参与编写的参考书,我们对 2016 年以来发布于我科公众号上的病例进行深度梳理,归纳整理各个系统常见病、多发病,在讲述其背景知识的同时,突出疾病的影像诊断思路及鉴别诊断,每个案例附以二维码,扫码即可阅读该病例完整的图像以及相关住培讲座课件,这一创新之举,能够让读者以更接近实际工作状态的形式去学习。

　　由于影像诊断学是一门涉及面广且发展快速的学科,本书的病例解析在广泛参考国内外文献的基础上,难免仍有疏漏;同时,部分病例解析与编者工作经验,以及对病例的个人理解相关,在分享各家所长的同时,部分有所偏颇在所难免,恳请读者们不吝赐教,我们将在后续版本中做出改进。

东南大学附属中大医院放射科

居胜红　彭新桂

2023 年 2 月

目　录

第一章　中枢神经系统

第一节　中毒性及营养代谢性疾病

病例 1-1-1

【临床病史】

男性,60 岁,因"慢性肾功能不全"住院治疗,突发左侧肢体活动障碍伴言语不清 9 小时。临床辅助检查:血 Na⁺ 110mmol/L。

【影像学检查】

影像学检查见图 1-1-1。

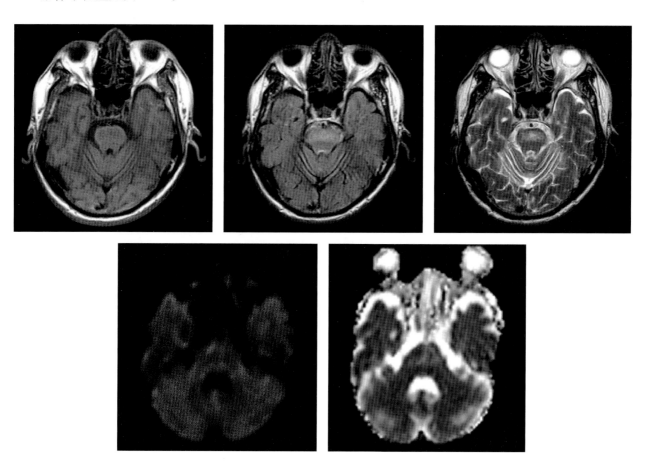

图 1-1-1　头部 MRI

【影像征象】

MRI:连续层面 T_2WI(T_2 加权成像)和 FLAIR 序列(液体抑制反转恢复序列)图像显示脑桥高信号灶,病灶两侧对称,位于脑桥腹侧及中央部位,DWI(弥散加权成像)和 ADC(表观弥散系数)序列未见明确弥散受限。

【印象诊断】

脑桥中央髓鞘溶解(central pontine myelinolysis,CPM)。

【相关知识】

渗透性脱髓鞘综合征好发于低钠血症患者快速纠正后,原因是慢性低钠血症时脑细胞已适应了一种低渗状态,此时一旦给予迅速补充钠离子,血浆渗透压迅速增高,使血管内皮细胞发生渗透性损伤,破坏调节容积机制,导致血管源性水肿和髓磷脂毒性因子释放,最终导致神经髓鞘和少突胶质细胞脱失。该病发生于脑桥则称为脑桥中央髓鞘溶解。发生于其他部位则称为脑桥外髓鞘溶解,主要见于基底节、小脑叶的白质、大脑皮质深层和邻近白质。

渗透性脱髓鞘综合征是一种非炎症性、对称性的病变。多见于营养不良或基础状态较差的患者(慢性酒精中毒、电解质紊乱、恶性肿瘤、烧伤、糖尿病酮症酸中毒等)。临床可表现为瘫痪、消化不良、构音障碍、假性延髓麻痹症状。髓鞘脱失严重的情况下,轴突也可遭到破坏,但神经细胞形态相对完整、无炎性反应。

【影像特征分析】

CPM 的典型影像学征象为 T_2WI 及 FLAIR 序列可见脑桥中央区域的异常高信号,T_1WI(T_1 加权成像)呈略低信号,表现为对称性的圆形或蝴蝶形,矢状位图像上呈卵圆形,冠状位上呈蝙蝠翼状。病变无占位征象,不累及腹外侧及皮质脊髓束、皮质延髓束和被盖部。增强扫描病灶一般无强化,但也可出现强化。少见的脑桥外髓鞘溶解可在基底节区、丘脑、深部白质等部位见到相应异常信号灶。

【影像诊断思路与鉴别诊断要点】

CPM 病灶位于脑桥中央且两侧对称,结合患者有快速补充钠离子的病史,可做出相应诊断。鉴别诊断包括以下疾病:

1. **脑桥梗死**　脑桥梗死的形态不规则,与血管走行及分布相符,病灶位于脑桥一侧,不跨越中线,病灶可出现不规则强化。急性期梗死病灶在 DWI 和 ADC 序列出现弥散受限,病灶周围可伴有血管源性水肿,CTA(CT 血管成像)或 MRA(磁共振血管成像)可辅助诊断血管是否闭塞。当基底动脉狭窄或闭塞时偶尔可造成脑桥两侧对称性脑梗死,但梗死灶的 T_2WI 信号更高,且病灶融合呈大片状改变。

2. **胶质瘤**　发生于脑干的胶质瘤多位于脑干中部,通常引起脑干明显增粗,且病变范围可不局限于脑桥,累及延髓或中脑。T_2WI 呈较高信号,增强检查可见瘤体明显增强或不均匀强化。肿瘤的占位效应明显,可引起第四脑室和桥前池受压变形,从而引起幕上脑积水。

【知识链接】

ER1-1-1

脑桥中央髓鞘溶解

病例 1-1-2

【临床病史】

女性,26 岁,因"吸入煤气后四肢震颤 1 天"入院,入院时意识模糊,后逐渐恢复,四肢静止性震颤,行走不稳。

【影像学检查】

影像学检查见图 1-1-2。

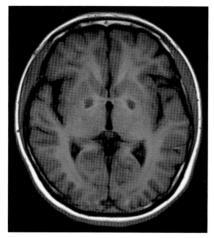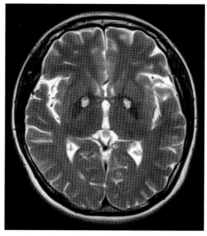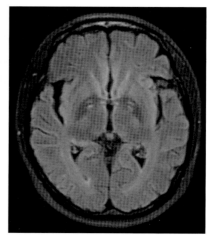

图 1-1-2　头部 MRI

【影像征象】

横断位 MRI 图像显示双侧苍白球部位对称性的长 T_1、长 T_2 信号，FLAIR 高信号，边界清晰，无占位效应。

【印象诊断】

一氧化碳中毒［（carbon monoxide，CO）intoxication］。

【相关知识】

CO 与 O_2 相比，对血红蛋白的亲和力远远超过后者，约为后者的 250 倍。CO 与血红蛋白结合生成碳氧血红蛋白，降低其运输氧的能力。此外，CO 会造成一系列的病理学改变，包括抑制线粒体电子传递酶系统、抑制脂质过氧化、抑制白细胞黏附到受损毛细血管等。这一系列的病理反应，使得脑细胞无法得到足够的氧气，就没有足够能量维持正常细胞的完整性，最终导致组织坏死。

病变最易累及两侧苍白球，因为基底节区的豆状核对缺氧非常敏感。病变可扩大到两侧豆状核及尾状核，罕见累及丘脑和海马，有时会出现额叶白质脱髓鞘。轻症患者临床表现有头痛、眩晕、恶心。重症患者会出现明显的神经功能受损征象，运动功能尤其是步态和平衡功能障碍最典型，感觉功能障碍相对少见。

【影像特征分析】

CO 中毒典型的影像表现为双侧基底节区，主要是苍白球对称性的 T_1 低信号、T_2 高信号，可见弥散受限，并可见轻微出血。严重病例还可出现额叶皮层下白质区域在 T_2WI 序列信号增高。

【影像诊断思路与鉴别诊断要点】

CO 中毒患者有明确的临床病史，MRI 图像表现为典型的以双侧苍白球为主要累及部位的长 T_1、长 T_2 信号，伴有弥散受限。因此，CO 中毒的影像表现主要与双侧基底节区对称性病变相鉴别。

1. **肝性脑病**　肝功能衰竭或接受 TIPS（经颈静脉肝内门腔分流）手术的患者，血液中锰的含量会升高，造成锰在苍白球蓄积，导致神经兴奋毒性，最终造成基底节区神经元坏死和反应性胶质增生。双侧苍白球(主要为内侧部)、黑质网状部和双侧纹状体(少数情况下)出现可逆性 T_1WI 高信号,不累及黑质致密区神经元和纹状体多巴胺能神经元。^{1}H-MRS(质子磁共振波谱)可观察到典型的 Cho(胆碱)、MI(肌醇)峰降低和 Glx(谷氨酸类化合物)峰升高,NAA(N-乙酰天门冬氨酸)基本正常。

2. **肝豆状核变性** 又称 Wilson 病,是一种常染色体隐性遗传铜代谢障碍疾病,引起肝硬化、脑基底节区变性及角膜色素环。CT 检查双侧基底节区出现对称性低密度改变,最常受累核团是豆状核,包括壳核和苍白球,并可见脑萎缩。MRI 能够更清晰显示双侧豆状核对称性异常信号,呈长或稍长 T_1、长 T_2 信号,呈现八字征,当累及壳核时说明病情较重。

【知识链接】

营养代谢性和中毒性脑病

病例 1-1-3

【临床病史】

女性,64 岁,"房颤(心房颤动)射频消融术后突发心搏呼吸骤停",遂行心肺复苏。

【影像学检查】

影像学检查见图 1-1-3。

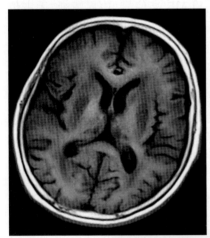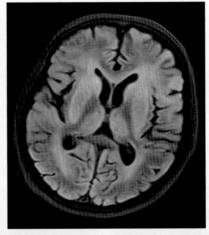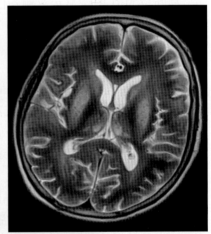
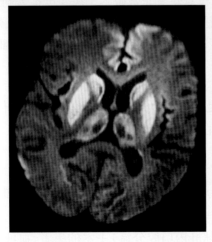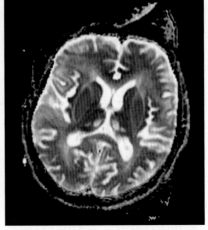

图 1-1-3 头部 MRI

【影像征象】

广泛大脑皮层肿胀,信号增高,局部可见弥散受限。基底节区灰质核团出现对称性长 T_1、长 T_2 信号改变,伴有弥散受限。双侧丘脑见对称性囊性灶。双侧侧脑室旁脑白质在 FLAIR 序列信号增高。全脑萎缩明显。

【印象诊断】

缺氧缺血性脑病(hypoxic ischemic encephalopathy,HIE)。

【相关知识】

心肺复苏后缺氧缺血性脑病是指因心脏停止工作后造成缺氧缺血引起的破坏性脑损伤,使得脑组织代谢异常和其他器官系统代谢、功能紊乱。主要有 3 个原因:①心搏骤停后早期短暂性的脑组织完全缺血;②心肺复苏过程中的低血流状态;③自主循环恢复后的复苏后早期再灌注损伤。由于脑组织的代谢水平高,所以对缺氧缺血的耐受力非常低。严重者存在持续性昏迷、意识障碍,较轻者存在不同程度记忆力减退、反应迟钝、智力下降等认知功能损害和/或强哭、躁动等精神症状。

【影像特征分析】

HIE 患者早期(10 天)出现明显脑水肿,脑灰质和脑白质分界不清,基底节核团、大脑皮层、侧脑室旁白质有对称性 T_2WI 高信号,严重者可见弥散受限;早期 MRI 增强扫描可见皮层层状强化,可伴发颅内出血;晚期(>10 天)出现皮层下白质及深部白质脱髓鞘改变、组织坏死形成软化灶、脑萎缩(与缺氧损伤严重程度相关)。

【影像诊断思路与鉴别诊断要点】

双侧基底节区对称性病变,累及大脑皮层。结合明确的心肺复苏病史,可做出相应诊断。

1. **韦尼克(Wernicke)脑病**　对称性发病,好发于丘脑、乳头体、四叠体及第三脑室、第四脑室和导水管周围,脑皮质罕见受累(严重病例亦可出现)。患者临床检查出现维生素 B_1 缺乏。

2. **病毒性脑炎**　患者有感染病史和临床表现。MRI 显示病灶往往为双侧多发,少数病例为单发,可累及额、顶、颞、枕、基底节、丘脑、脑干及小脑各部位,皮层及白质均可受累,以双侧颞、额、顶叶受累最为多见。病灶内可伴有出血,增强扫描可表现为无明显强化、线样强化、斑点状强化、斑片状强化、结节状强化、脑回状强化或可伴有脑膜强化。结合血液学和脑脊液检查可做出鉴别。

【知识链接】

ER1-3

成人缺氧缺血性脑病

病例 1-1-4

【临床病史】

女性,75 岁,"胆肠吻合术后,进食后呕吐 1 周余"。

【影像学检查】

影像学检查见图 1-1-4。

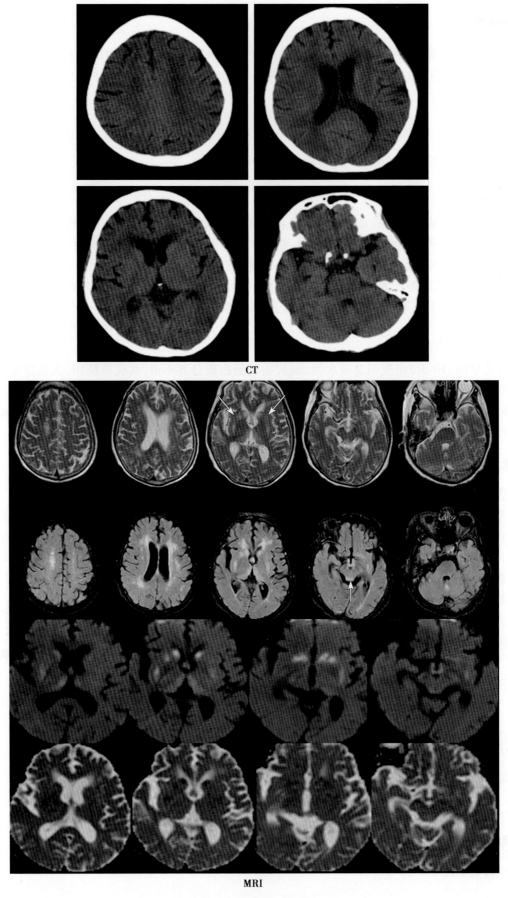

CT

MRI

图 1-1-4　头部 CT 及 MRI

【影像征象】

CT:两侧半卵圆中心、侧脑室旁白质密度对称性降低,脑室系统扩张,余未见明显异常。

MRI:T_2WI 和 FLAIR 显示双侧半卵圆中心、侧脑室旁白质信号增高,基底节区灰质核团、乳头体、四叠体、第三脑室旁、丘脑呈高信号,脑桥及小脑信号正常。DWI 和 ADC 序列显示双侧尾状核头部、右侧豆状核局部可见弥散受限。

【印象诊断】

Wernicke 脑病(Wernicke encephalopathy,WE)。

【相关知识】

Wernicke 脑病是由于维生素 B_1(硫胺素)缺乏导致的一种代谢性脑病,好发于嗜酒者,另见于营养失调、长期反复呕吐、消化道手术、长期肠外营养等因素造成影响维生素 B_1 吸收障碍的患者。病理机制是由于维生素 B_1 缺乏造成转酮醇酶、α-酮戊二酸脱氢酶、丙酮酸脱氢酶复合物这 3 种以维生素 B_1 作为辅酶的糖代谢酶合成功能障碍。具体而言,转酮醇酶缺乏导致氧化还原反应的平衡失调,引起细胞核酸合成减少,从而导致维持细胞膜磷脂的完整性破坏;α-酮戊二酸脱氢酶减少会导致 ATP(腺苷三磷酸)减少、乳酸堆积和神经元的兴奋性毒性作用;丙酮酸脱氢酶复合物缺乏除了导致 ATP 产生减少,还会引起慢性乳酸酸中毒。以上原因共同作用,导致脑细胞功能障碍。病变早期,可出现脑细胞内外液体积聚(水肿)和小胶质细胞增生,以炎性改变为主,亚急性期以白质脱髓鞘和血管改变为主,可出现出血转变,慢性期最终造成脑灰质的神经元受累,尤其是丘脑部位。

典型情况下,该病患者临床会出现"眼肌瘫痪、共济失调、精神及意识障碍"三联症,这些临床症状与相应解剖部位出现异常影像征象相对应。

1. **眼肌瘫痪** 眼外肌分别由动眼神经、滑车神经、外展神经 3 对脑神经支配。动眼神经支配上睑提肌、内直肌、上直肌、下直肌、下斜肌,外展神经支配外直肌,滑车神经支配上斜肌。当这 3 对脑神经受累时,将出现相应的眼肌运动障碍。

2. **共济失调** 锥体外系包括大脑皮质(主要是躯体运动区和躯体感觉区)、纹状体、背侧丘脑、底丘脑、中脑顶盖、红核、黑质、脑桥核、前庭核、小脑和脑干网状结构等以及它们的纤维联系,当该病变导致丘脑受累时,患者出现相应的锥体外系症状。

3. **精神及意识障碍**

(1) 精神障碍:该病导致乳头体受损时,会直接造成患者记忆障碍和痴呆。此外,80% ~ 90% 的 Wernicke 脑病会发展为科尔萨科夫综合征(Korsakoff syndrome)。最明显的表现为近期记忆力减退、遗忘和虚构。当眼肌运动障碍、共济失调和遗忘症状均具备时,称之为韦尼克-科尔萨科夫综合征(Wernicke-Korsakoff syndrome)。

(2) 意识障碍:第三脑室及导水管周围灰质受损将会波及脑干网状激活系统,从而引起意识障碍。

【影像特征分析】

Wernicke 脑病的典型影像学征象为两侧对称性发病,好发于为丘脑、乳头体、四叠体及第三脑室、第四脑室和导水管周围,病变在 MR T_1WI 表现为等或稍长 T_1 信号,T_2WI 表现为稍长或长 T_2 信号,FLAIR 呈高信号,弥散不受限;部分严重病例可出现脑皮质受累、丘脑和乳头体的斑点状出血以及弥散受限。由于血脑屏障受到破坏,约 50% 的患者可出现增强后第四脑室周围强化,以乳头体强化最具特征性。

【影像诊断思路与鉴别诊断要点】

Wernicke 脑病具有典型的好发部位,病灶分布于中线结构且两侧对称,结合临床病史,可做出相应诊断。该病需要与一些表现为脑内多发异常病变的疾病相鉴别。

1. **脑梗死**　脑内多发急性梗死灶分布与病变血管供血区域相关,基本不会出现两侧对称性改变,急性期病灶在 DWI 和 ADC 序列出现弥散受限,患者往往伴有脑动脉粥样硬化的表现。

2. **多发性硬化**　该病是一种以缓解与复发为特征的自身免疫性脱髓鞘病变,好发于中青年女性。MRI 表现为分布于侧脑室周围及深部脑白质的 T_1 低信号、T_2 高信号,可出现特征性的垂直于侧脑室壁的"直角脱髓鞘征"。该病亦可累及脊髓,病灶较小。增强扫描脑内及脊髓内的急性期病灶可见开环样明显强化。

3. **缺氧缺血性脑病**　该病往往有明确的心肺复苏病史。早期出现脑水肿,灰白质分界不清;病变累及基底节核团、大脑皮层、侧脑室旁白质时,MRI 上出现对称性 T_2WI 高信号,严重者可见弥散受限。MRI 增强扫描可见皮层层状强化,并可伴发颅内出血;晚期脑组织萎缩,形成局部陈旧软化灶。

【知识链接】

FR 1-1-4

Wernicke 脑病

病例 1-1-5

【临床病史】

男性,63 岁,因"进行性双下肢乏力 3 个月余"入院。实验室检查:维生素 B_{12}<61.24pmol/L(正常值范围:70~590pmol/L),试验性补充治疗后症状缓解。

【影像学检查】

影像学检查见图 1-1-5。

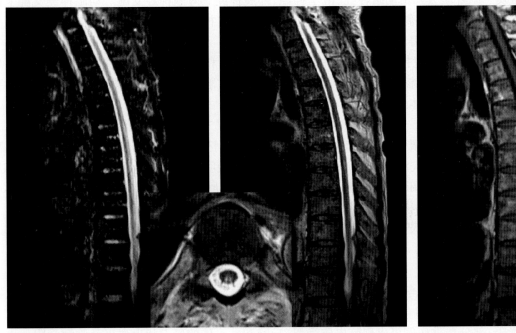

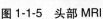

图 1-1-5　头部 MRI

【影像征象】

矢状位 MRI 图像显示脊髓后部广泛线样异常信号,T_2WI 及 T_2WI 抑脂序列呈均匀高信号,横断位 T_2WI 显示病变局限于脊髓后索,两侧对称。

【印象诊断】

亚急性联合变性(subacute combined degeneration,SCD)。

【相关知识】

亚急性联合变性是维生素 B_{12}(钴胺素)缺乏引起的中枢和周围神经系统变性疾病。当患者存在胃大部切除病史、萎缩性胃炎、小肠切除或腹泻等胃肠道疾病时,可以影响维生素 B_{12} 在肠道的吸收,导致维生素 B_{12} 绝对缺乏。当血液中运送钴胺素的蛋白缺乏时,维生素 B_{12} 的转化利用受限,造成维生素 B_{12} 相对缺乏,此时临床检查维生素 B_{12} 可在正常范围内。维生素 B_{12} 缺乏将直接导致脊髓细胞因子和生长因子失衡,出现核苷酸合成及髓鞘形成障碍,进而引发髓鞘肿胀断裂(为主)、轴突变性脱失、神经损伤、纤维束海绵样变性。该病典型发病部位为颈胸段脊髓后索和侧索以及周围神经。病变首先累及脊髓后索,进而累及两侧侧索,随病程进展也可累及前索和白质部分。就病变程度而言,出现累及白质区的病变,往往较单纯累及灰质的情况更严重。

SCD 患者的临床表现可出现消化系统及神经系统症状,后者与脊髓出现病变的部位相对应。首发症状通常是双脚感觉异常。脊髓后索为薄束和楔束的走行区域,以 T_4(第 4 胸椎)水平为界,薄束传导下半身、楔束传导上半身的躯干、四肢的本体感觉和精细触觉,因此当脊髓后索受累时,患者出现深感觉障碍,表现为肢体的麻木无力和感觉减退。振动觉和本体感觉丧失,伴感觉性共济失调是本病的特征性表现。脊髓侧索有皮质脊髓侧束走行,皮质脊髓侧束是由大脑运动皮质锥体细胞发出的下行纤维,为支配四肢随意运动的主要纤维束,病变累及脊髓侧索,患者可出现锥体束征阳性。

【影像特征分析】

SCD 的典型 MRI 表现为矢状位显示位于颈胸段脊髓后部纵行条带状分布的等或稍长 T_1、长 T_2 信号,而脊髓无明显增粗。横断位图像可见病变对称性分布于脊髓后索及侧索,呈反"兔耳征"。增强检查病灶无强化或轻度强化。

【影像诊断思路与鉴别诊断要点】

横断位 MRI 图像对于 SCD 的影像诊断及鉴别诊断至关重要,SCD 特征性的出现对称性脊髓侧索和后索的异常信号。而横断位病变的分布区域有助于区分 SCD 与其他类型的脊髓脱髓鞘病变。

1. **急性横贯性脊髓炎**　起病急骤。病变段脊髓增粗,常累及 5 个以上椎体平面。病灶多位于脊髓中央。MR T_1WI 呈等或稍低信号、T_2WI 呈高信号,增强扫描不强化或呈细线状、斑片状不规则强化。

2. **脊髓前动脉综合征**　急性起病,病变累及相应缺血脊髓节段的前 2/3,横轴面扫描出现典型的脊髓前角圆形病灶,呈"鹰眼征",MRI T_1WI 为低信号、T_2WI 为高信号,增强明显强化。

3. **多发性硬化**　单个病灶较小,通常≤2 个椎体节段,横断位显示病灶累及脊髓后索及侧索,小于 50% 脊髓平面,急性期可强化。往往伴有脑内的脱髓鞘病变。

4. **视神经脊髓炎谱系疾病**　表现为沿脊髓长轴蔓延的条状 T_1WI 低信号影、T_2WI 高信号影,不规则斑片样明显强化提示活动期。以颈段脊髓或颈胸段脊髓同时受累最为多见,常累及 3 个以上椎体平面,病变多累及脊髓中央管周围的灰质,患者可存在脑内病灶。

【知识链接】

ER 1-1-5

脊髓亚急性联合变性

第二节 脑白质炎性脱髓鞘病变

病例 1-2-1

【临床病史】

男性,27 岁,"下肢麻木 10 天"。

【影像学检查】

影像学检查见图 1-2-1。

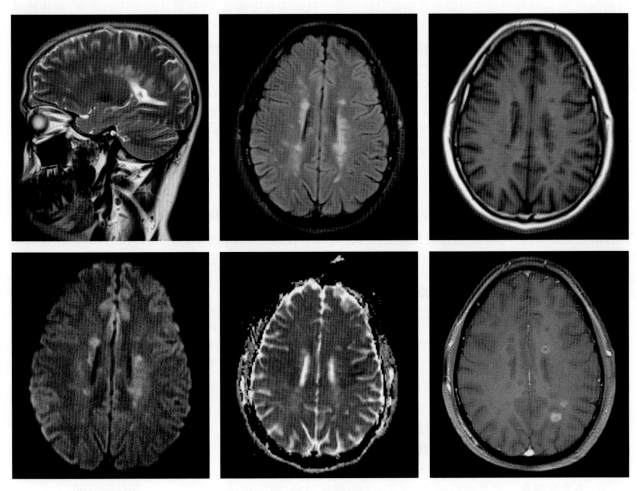

图 1-2-1 头部 MRI

【影像征象】

MRI:双侧半卵圆中心、侧脑室旁见散在多发斑片状长 T_1、长 T_2、FLAIR 高信号,长轴垂直于侧脑室壁,无弥散受限。增强扫描部分病灶明显强化。

【印象诊断】

多发性硬化(multiple sclerosis,MS)。

【相关知识】

多发性硬化是最常见的中枢神经系统慢性脱髓鞘疾病,好发于中青年(20~40岁),儿童少见,女性多于男性(发病比例为1.7:1~3.0:1),西方国家发病率明显高于东方国家。该病属于特发性脑白质脱髓鞘病变,典型特征是具有时间多样性和空间多样性。MS的病因学研究显示,它是一种遗传-环境因素共同作用引起的疾病。EB病毒感染是明确的高危因素。此外,紫外线照射、吸烟、维生素D缺乏、肥胖都是重要的环境危险因素。虽然家系研究还没有提供多发性硬化是遗传病的直接证据,但本病确实表现出一定程度的家族聚集现象。

MS病理变化是一个免疫介导的连续过程,巨噬细胞、小胶质细胞、淋巴细胞(CD8$^+$T细胞为主)以及多种炎症因子包括白细胞介素-1(IL-1)、肿瘤坏死因子(TNF)、α-干扰素、IL-12、IL-17、IL-18、集落刺激因子等共同参与其中。病理过程早期表现为髓鞘崩解,血管周围有淋巴细胞、浆细胞浸润,轴索形态未受影响。随着病情发展,髓鞘崩解产物被吞噬细胞清除,形成坏死灶,轴索消失。晚期病灶区有胶质细胞增生,周围有网状与胶原纤维增殖,形成斑块,最终导致累积性的运动和认知障碍。

MS患者通常表现出疲劳、抑郁、发热和运动功能恶化、认知能力下降。不同脑功能区受累亦会出现相应临床症状。脑干及脑神经受累可出现视神经炎、核内眼肌麻痹、三叉神经痛、复视(例如外展神经麻痹)、眩晕;小脑受累出现共济失调、步态障碍和振动幻视;大脑和脊髓受累表现为肢体感觉丧失或感觉异常、上运动神经元综合征、尿失禁等。

MS分型如下:

1. 复发缓解型(RRMS):约占70%,发病后可完全缓解,2次发作间有后遗症或有残留缺损,但2次复发间无进展。

2. 继发进展型(SPMS):起病时为复发缓解型,之后逐渐进展恶化。

3. 原发进展型(PPMS):起病急,不断加重,无缓解或仅有短暂缓解。

4. 进展复发型(PRMS):发病后病情逐渐进展,并间有复发,2次发作间可完全或不完全缓解。

【影像特征分析】

CT平扫检查MS病灶表现为等或低密度,多无占位效应,增强扫描病灶可有或无强化,慢性期有脑萎缩表现。MRI检查有几个典型影像征象:①直角脱髓鞘征是指T_1低信号、T_2高信号的病灶,长轴垂直于侧脑室壁,通常累及胼胝体。②室管膜点线征是特异性的早期征象。在矢状位FLAIR图像中可见胼胝体下表面点状不规则高信号,中间由划线状低信号相连接。"点"为异常增厚的室管膜,"线"为正常的室管膜,约7周后胼胝体病变开始增大出现融合,并在室管膜后部出现新的病灶。③开环征具有高度特异性,病灶呈不完整的环状强化,开环处通常指向灰质。此外,还有一些特异征象见于MS变异型病变,如煎蛋征见于肿瘤样的MS,"蛋黄"是指斑块,"蛋白"为周围水肿。马尔堡病(Marburg disease)脑内可多发病灶融合、播散,有占位效应,病灶呈环状,增强后为开环样强化。希尔德病(Schilder disease)表现为单侧大脑半球1~2个大的脱髓鞘病变(T_2高信号),单个病灶≥2cm,主要位于半卵圆中心。巴洛病(Balo disease)同心圆硬化病灶呈同心圆样,似"牛眼"或"洋葱"。

【影像诊断思路与鉴别诊断要点】

典型MS病灶垂直于胼胝体,急性期病灶可强化,结合其时间多样性和空间多样性的病程特征,可做出相应诊断。该病需要与一些表现为脑内多发异常病变的疾病相鉴别。

1. **脑梗死**　梗死灶分布与病变血管供血区域相关,急性期病灶在DWI和ADC序列出现弥散受限,患者发病年龄较大,往往伴有脑动脉粥样硬化的表现。

2. **视神经脊髓炎谱系疾病**　50% ~ 70% 患者存在脑内病灶。脑内病灶常交汇融合、不对称分布，主要累及室旁和室周、皮质脊髓束。累及视神经表现为双侧长节段的病灶，通常累及视神经的后部包括视交叉。血清水通道蛋白 4（AQP4）和髓鞘寡突胶质糖蛋白（MOG）抗体可阳性。

3. **急性播散性脑脊髓炎**　常发生于某种感染或接种疫苗后，好发于儿童及青壮年，起病急，以头痛、呕吐伴发热为首发症状。病灶分布容易累及灰质核团，尤其是丘脑。急性期增强所有病灶均强化，而多发性硬化新旧共存；发病多有诱因、病程为单时相，而多发性硬化多无诱因、多时相、反复发作。

【知识链接】

ER1-2-1

多发性硬化

第三节　先天性发育异常

病例 1-3-1

【临床病史】

男性，60 岁，因"右下肢乏力 3 年，加重 1 年"入院。

【影像学检查】

影像学检查见图 1-3-1。

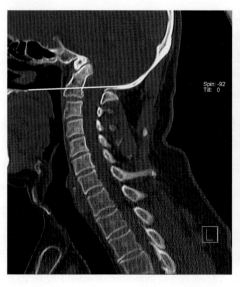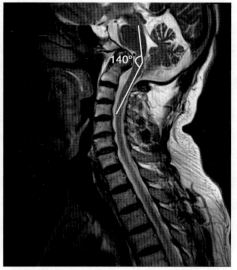

图 1-3-1　头部 MRI

【影像征象】

齿状突部分突入枕骨大孔内，高于腭枕线约 20mm，斜坡平直，寰椎前弓向上移位，颈髓延髓角约 140°。

【印象诊断】

颅底凹陷症（basilar invagination）。

【相关知识】

颅底凹陷是枕颈部畸形中最常见的一种类型，是指颅颈结合部发育异常，枕骨大孔周围的颅底骨向上方凹陷入颅腔，并使之下方的寰、枢椎，特别是齿状突向上突入枕骨大孔，常造成枕骨大孔狭窄、颅后窝变小或牵拉后组脑神经根产生一系列临床症状，一般需要手术治疗。

该畸形可单独发生，也可与其他畸形同时存在，如寰枕融合畸形、斜坡或/和枕髁发育不良、寰椎不闭合等，也可合并神经系统异常如Chiari畸形、脊髓空洞症等。

颅底凹陷症的临床表现具有复杂和多样性的特点，与疾病原因和邻近结构受累程度有关。症状常为隐匿性，缓慢加重，甚至长期无明显进展，但可在轻微外伤后急剧恶化。患者除有颈短、发际低等特征外，主要表现为颈项部或枕下疼痛或放射痛、颈僵、颈部活动受限及斜颈等。脊髓压迫症是最常见的神经系统异常，部分病例表现为脑干及脑神经功能障碍，少数病例伴随头晕、晕厥、短暂性脑缺血发作（TIA）等与椎基底动脉系统受累有关的症状。

【影像特征分析】

对颅底凹陷症的诊断，X线、CT及MRI 3个检查必须互相结合，三者缺一不可。主要有以下几个重要的测量数值帮助诊断：

1. Chamberlain line（CBL）　亦称腭枕线，即侧位片上硬腭后缘与枕骨大孔后缘之间的连线，如果齿状突尖超出腭枕线3mm即可诊断颅底凹陷症。

2. McGregor line　亦称麦氏线，即从硬腭后缘至枕骨鳞部最低点做一连线，如果齿状突尖向上超出此线7mm则可诊断颅底凹陷症。

3. **颈髓延髓角**（cervicomedullary angle，CMA）　该角度测量基于MRI矢状位图像，定义为颅颈结合部正中矢状位沿延髓腹侧面与上颈髓腹侧面平行线的夹角。CMA均值为158.46°，可以作为正常成人CMA值的参考标准。研究发现测量CMA有重要临床意义，可以用来评价颅底凹陷的严重程度，CMA小于135°与临床脊髓病变或脑干受压症状具有明显的相关性，并且减压术后CMA平均值增加与症状改善有明显的相关性。

4. **斜颈角**　斜坡后缘线与上颈椎后缘线夹角（153.30°±6.62°）；斜颈角缩小提示颅底凹陷症。

5. **Bull角**　是硬腭平面与寰椎平面所成的角度，正常小于13°；大于13°即为原发性颅底凹陷症。

6. **颅底角**　鼻根部至蝶鞍中心和蝶鞍中心至枕骨大孔前缘两线形成的角度，成人正常值为109°～145°，平均为132°，大于145°可诊断扁平颅底，扁平颅底经常与颅底凹陷症并发。扁平颅底这个名称仅仅描述了颅后窝的位置较高这一特定解剖形态，是颅底发育异常的一种表现；扁平颅底单独存在时一般没有实际的临床意义，而颅底凹陷严重时可有继发梗阻性脑积水、颅内压增高、脊髓空洞等。

【影像诊断思路与鉴别诊断要点】

颅底凹陷症的诊断依赖于影像检查，通过测量各种角度和径线，才可精确、全面了解颅底凹陷症的畸形情况和脊髓损伤情况，为手术提供重要信息，让患者得到及时诊治，减少致残率。其中MRI凭借其良好的软组织分辨率，可以用来评价中枢神经、血管、韧带等结构，尤其是在显示神经系统异常如Chiari畸形、脊髓空洞等方面优势明显，因此常用于颅底凹陷症术前及术后评估。本病鉴别不难，重点是注意可能存在的并发症，如合并寰枢关节脱位或小脑扁桃体疝畸形。

【知识链接】

ER 1-3-1

颅底凹陷症

第四节　血管性病变

病例 1-4-1

【临床病史】

女性,57 岁,因"发现血压升高 2 年,伴头晕 1 天"入院。

【影像学检查】

影像学检查见图 1-4-1。

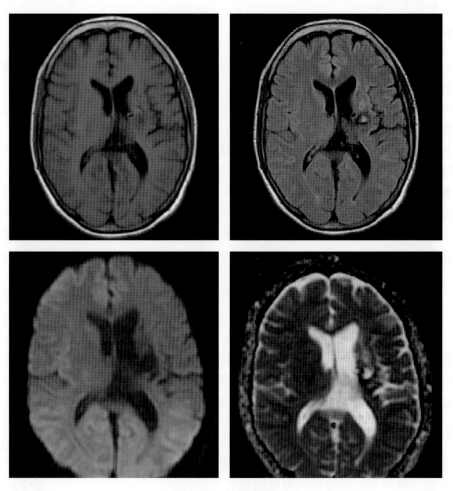

图 1-4-1　头部 MRI

【影像征象】

　　左侧基底节区迂曲线样异常信号,FLAIR 呈高信号,T_1WI 呈低信号,无弥散受限,病灶局部可见环状各序列低信号影伴 DWI 放大效应。

【印象诊断】

动静脉畸形(arteriovenous malformation,AVM)。

【相关知识】

常见脑血管畸形疾病可以按照血流量高低分为两类,高血流量型包括动静脉畸形、硬脑膜动静脉瘘;低血流量型包括海绵状血管畸形、静脉血管瘤和毛细血管扩张。动静脉畸形是颅内最常见的血管畸形之一,是由扩张的供血动脉及侧支动脉、血管巢和增粗的引流静脉构成,内部可伴钙化、胶质增生及不同时期的出血。依据血管团间有无脑组织,又分为紧密型(经典型,相对多见)和弥散型(增生型)。

AVM 大部分位于幕上脑实质,绝大多数为单发病灶。临床表现较明显如癫痫和头痛,当伴发出血时则可出现突发意识障碍等更严重的临床症状。该病往往以脑出血为首发症状,特别是在无高血压、脑动脉粥样硬化病史的年轻人群。因此,该类患者需要考虑到 AVM 的可能性。

【影像特征分析】

CT 检查 AVM 可呈点状或迂曲条状高密度影,供血血管也可能与脑实质等密度,约 1/3 病例可见钙化,并可见不同密度的出血。由于血流量高,MRI 平扫可见 T_1WI 和 T_2WI 均为流空信号影的异常血管,并可出现血管搏动伪影,引流静脉由于血流相对缓慢,可呈 T_1WI 低信号及 T_2WI 高信号。病灶内可见不同时期的出血信号,周围脑组织萎缩。病灶无占位效应,周围可见 T_2WI 或 FLAIR 高信号,表示胶质增生。当病变血管盗血,可造成局部脑组织继发性缺血表现。DSA(数字减影血管造影)作为诊断的"金标准",典型表现是直接可见增粗的供血动脉和引流静脉早期显影。

【影像诊断思路与鉴别诊断要点】

本病影像学表现有特征性,但尚需与一些影像表现类似的脑血管畸形疾病相鉴别:

1. **静脉血管瘤**　由多条扩张的髓静脉及汇集的中央引流静脉组成,表现为缠绕的血管团。通常无症状,可继发静脉缺血及梗死,少数合并海绵状血管瘤者可伴发出血。典型的影像表现为"水母头"样结构,扩张的髓静脉呈伞状流入一支粗大的引流静脉,该静脉再引流入浅静脉或深静脉。

2. **硬脑膜动静脉瘘**　该病是供应脑膜、颅骨的动脉与静脉窦或皮层静脉之间的异常连接,占脑血管畸形的 10%~15%,先天性较少,常为获得性病变。常位于静脉窦周围的硬脑膜,典型位于横窦-乙状窦交界区,也可位于海绵窦、上矢状窦等部位。该病与 AVM 的区别在于供血动脉来源于硬脑膜动脉,且没有脑实质内的畸形血管团。影像表现为皮层或皮层下静脉扩张,MRI 可见血管流空影,CTA 及 MRA 可见静脉早期显影。当伴发梗死或出血时可见相应影像征象。

【知识链接】

ER 1-4-1

脑血管畸形

3. **烟雾病**　以两侧颈内动脉末端及大脑前动脉和大脑中动脉起始部进行性均匀狭窄为特征,出现广泛新生的微小基底穿支侧支血管和硬膜外侧支血管,形成烟雾血管网。影像检查可见脑底大血管狭窄或闭塞,广泛侧支血管形成的血管网,无真正的血管团及扩张的血管。

病例 1-4-2

【临床病史】

女性,78 岁,因"卵巢癌术后 5 天嗳气、头晕,伴有恶心呕吐"入院。

【影像学检查】

影像学检查见图 1-4-2。

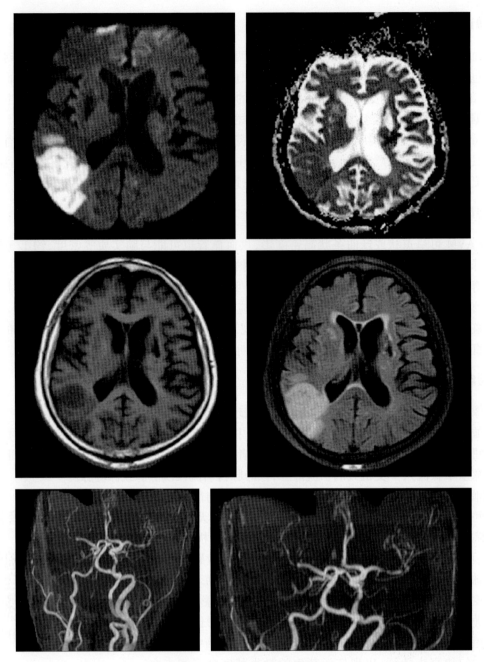

图 1-4-2   头部 MRI+MRA

【影像征象】

右侧颞顶枕叶见斑片状长 T$_1$、长 T$_2$、FLAIR 高信号影,DWI 及 ADC 可见弥散受限,病灶呈楔形,尖段指向右侧侧脑室后角。头颈部 MRA 示右侧大脑中动脉 M1 段远端管腔局部闭塞,远端分支稀疏。两侧颈内动脉远端管腔不均匀狭窄,局部管壁毛糙,信号欠均匀,右侧为著。右侧大脑前动脉 A1 段粗细不均,局部轻度瘤样扩张。

【印象诊断】

右侧颞顶枕叶分水岭梗死(watershed infarction,WI)。

【相关知识】

脑动脉［大脑前动脉（ACA）、大脑中动脉（MCA）、大脑后动脉（PCA）］交界处毛细血管吻合网往往呈带状分布，称为分水岭/边缘带或者低压带，脑分水岭梗死是指相邻 2 条或者 3 条脑动脉供血区或者基底节区深穿动脉供血的边缘带局限性缺血造成的脑梗死，以大脑半球常见，小脑半球分水岭梗死少见，发病率占缺血性脑血管病的 10%。分水岭梗死的病因和发病机制尚不十分明确，目前主要有以下几种可能的机制：体循环低血压及低血容量（最常见的原因，病灶常是双侧病变，多发性）、脑主要动脉的狭窄或者闭塞、微栓子栓塞、血流动力学异常、栓子清除率下降等。

按照病变所在部位，可将其分为以下几型：

1. 皮质型

皮质前型：ACA-MCA 交界区。

皮质后型：MCA-PCA 交界区。

皮质上型：ACA-MCA 交界区。

2. 皮质下型

ACA-Heubner 回返动脉交界区。

ACA-豆纹动脉交界区。

MCA-豆纹动脉交界区。

MCA-AChA（脉络丛前动脉）交界区。

3. 混合型

【影像特征分析】

分水岭梗死的 CT 密度和 MRI 信号特点与普通脑梗死一致，重点在于梗死部位具有特殊性。

皮质前型分水岭梗死多位于额顶叶，呈楔形，尖朝向脑室，临床上主要表现为对侧偏身痛觉减退、对侧轻偏瘫、认知功能障碍，个别患者可有不完全性运动性失语。皮质后型分水岭梗死常位于颞顶枕交界区，病灶也呈楔形，尖朝向脑室，以偏盲最常见，可有皮质型感觉障碍、轻偏瘫等，优势半球（承担语言方面）受累有经皮质感觉性失语，非优势半球受累有体像障碍。皮质上型位于额中回，沿中央前、后回上部呈带状走行，向后至顶上小叶。

皮质下型的分水岭梗死主要位于基底节区、侧脑室体部外上方，半卵圆中心或放射冠。部分性常表现为半卵圆中心的单一或串珠状梗死，融合性常表现为侧脑室旁的条带状梗死，累及基底核、内囊及侧脑室体部等，因此临床主要表现为偏瘫及偏身感觉障碍。

【影像诊断思路与鉴别诊断要点】

1. 可逆性后部白质脑综合征　表现为神经系统症状（癫痫发作、视觉异常、头痛）的急性发作伴有血管源性水肿，典型病变为双侧顶枕叶分布。病因包括急性高血压、使用细胞毒性或免疫抑制药物、全身性感染、尿毒症、妊娠和自身免疫性疾病。影像表现为两侧顶枕叶长 T_1、长 T_2 信号，FLAIR 高信号，多无弥散受限，严重病例也可因细胞毒性水肿而表现为弥散受限，病灶多呈双侧不对称分布，主要累及皮层下白质，皮层也可见累及；可发生颅内出血。增强表现为脑回样强化，偶尔也可表现为深部白质强化或硬脑膜强化。

2. 病毒性脑炎　发生有一定的季节性和流行性，常有上呼吸道和胃肠道感染病史，伴有发热、头痛、精神行为异常，确诊基于脑组织或脑脊液的病毒学检查，最常见的是单纯疱疹病毒性脑炎。MRI 表现为脑内多发或单发的对称或不对称片状病灶，主要位于皮层、皮层下及基底节-丘脑区，呈长 T_1、长 T_2，FLAIR 高信号，DWI 呈明显高信

【知识链接】

ER 1-4-2

脑分水岭梗死

号,急性期 ADC 呈低信号,病灶呈弥散受限表现。亚急性期 ADC 信号逐渐升高,病灶多无弥散受限。

病例 1-4-3

【临床病史】

男性,59 岁,因"突发意识不清 5 天"入院。有高血压病史 6 年。

【影像学检查】

影像学检查见图 1-4-3。

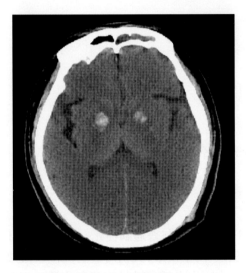

图 1-4-3　头部 CT

【影像征象】

双侧豆状核苍白球区出现对称性稍高密度,边界尚清,CT 值约 54Hu。

【印象诊断】

双侧基底节区脑出血(cerebral hemorrhage)。

【相关知识】

急性多灶性脑出血是指各种原因引起的脑内同时或几乎同时(48 小时)发生 2 处及以上部位的出血,病因主要是高血压和淀粉样变脑血管病。高血压性脑出血以单独的基底节区血肿多见,多个部位自发同时发生并不常见,因此双侧基底节区对称出血是非常罕见的。目前有报道的双侧基底节区脑出血的原因除高血压外,外伤、甲醇中毒、糖尿病酮症酸中毒、高渗性昏迷、抗凝血药使用和真菌感染等均可能造成双侧基底节区对称性脑出血。

其病理机制为双侧豆纹动脉上微血管瘤的同时破裂,一侧脑出血后造成颅内压升高或出血后疼痛刺激导致儿茶酚胺分泌增加,血压进一步升高,短时间内引起对侧微动脉瘤破裂。

【影像特征分析】

普通 CT 平扫图像可见双侧基底节区对称性高密度,急性期 CT 值为 60~80Hu,随着时间延长,血肿范围逐渐缩小,密度下降,晚期可形成近似脑脊液密度的软化灶。MRI 血肿的信号变化与血肿发生的时间密切相关。

能谱CT对一种物质进行高低两种能量X线扫描,获得两组不同能量的吸收衰减数据,转换为密度投影数据,完成基物质成像的重建,可以实现物质的任意基物质对分离成像。当物质的主要构成成分恰好与所选基物质成分一致时,则该物质的相应基物质图像就会有较明显的高密度表现,因此,通过能谱CT检查可以帮助鉴别脑出血与其他病变。脑出血在能谱CT的水基图上表现为高密度,而在碘基图上为等低密度。

【影像诊断思路与鉴别诊断要点】

双侧基底节区脑出血非常罕见,对于双侧苍白球对称性高密度病变,需要结合患者临床病史及影像表现共同鉴别。

1. **双侧苍白球对比剂渗出**　在行脑梗死取栓后/介入支架置入后的患者,对比剂会外渗到脑组织及蛛网膜下腔,CT检查可在基底节区见到高密度影,为对比剂残留,多为单侧。一般在24~48小时可被吸收消失,如果48小时后仍存在高密度灶,可结合临床资料诊断颅内出血。此外,当CT值大于100Hu时需要考虑对比剂渗出,反之,小于100Hu要注意出血的可能;且脑出血符合血管走行区域,周围水肿明显。能谱CT时,对比剂渗出在水基图上表现为等低密度,而在碘基图上为高密度。

2. **双侧苍白球生理性钙化**　发生率为0.3%~1.5%,其原因为在豆纹动脉和脉络膜前动脉细小分支的供血交界区,易有缺血后血流和糖代谢减少及纹状体前部循环异常;其结果为血管通透性增加导致血浆成分外泄,血管外黏多糖碱性蛋白复合物沉积和中性粒细胞破坏,从而继发矿物沉积病灶。生理性钙化范围较小,双侧对称且局限在苍白球内,呈点状或粗糙颗粒状。多伴有其他常见部位生理性钙化,如松果体、脉络丛、大脑镰、小脑幕等。

3. **双侧苍白球病理性钙化**　年轻患者双侧苍白球的高密度更多考虑为病理性钙化。病因可为甲状旁腺功能改变及其他影响钙磷代谢的疾病、先天性或发育性疾病,如线粒体肌病、神经系统变性疾病、感染、肿瘤、自身免疫性疾病(如系统性红斑狼疮)等。CT上表现为尾状核、苍白球、齿状核等部位的对称性钙化,可伴有脑白质、丘脑、皮质、中脑及脑桥等部位钙化,而其他部位受累少见。

【知识链接】

ER 1-4-3

双侧基底节区脑出血

病例 1-4-4

【临床病史】

女,59岁,"突发双下肢瘫痪伴麻木4天"入院。

【影像学检查】

影像学检查见图1-4-4。

【影像征象】

MRI:第10~第12胸椎(T_{10}~T_{12})椎体水平椎管内脊髓圆锥后方可见迂曲小血管影,椎管内脊髓和马尾走行自然,未见明显异常信号影。

DSA:第1腰椎(L_1)左侧腰动脉供血形成硬脊膜动静脉瘘,粗大的引流静脉至脊髓膨大处与脊髓周围引流静脉沟通、反流。

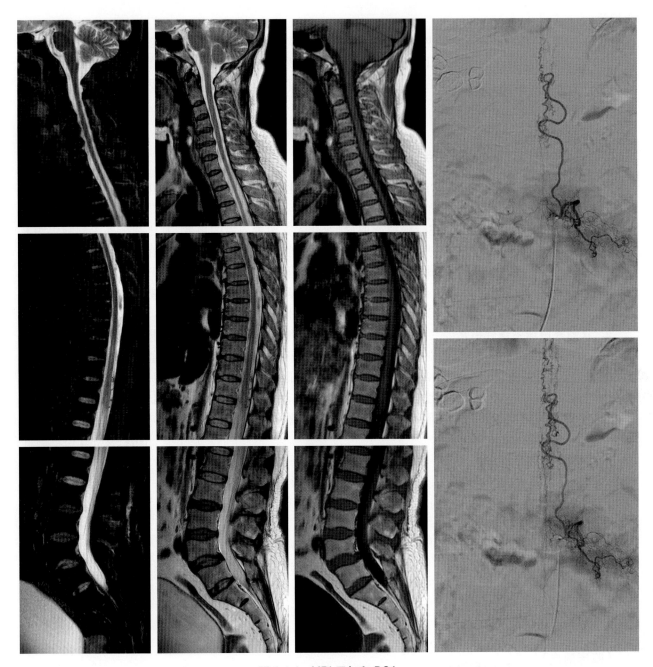

图 1-4-4   MRI 平扫和 DSA

【印象诊断】

硬脊膜动静脉瘘Ⅰ型(L_1 左侧腰动脉供血)。

【相关知识】

硬脊膜动静脉瘘(spinal dural arteriovenous fistula,SDAVF)是指供应硬脊膜或神经根的动脉与脊髓的引流静脉在硬脊膜上交通。SDAVF 是一种罕见病,年发病率为($0.5\sim1$)/10 万,同时也是一种最常见的脊髓血管畸形,约占其总数的 70%;多见于中老年男性,常见于下胸段和腰段;病因尚不明确,多数认为由先天性血管变异引起。

脊髓血供:①脊髓前动脉,供应脊髓 75% 的血液;供应脊髓前 2/3 区域的血液,包括脊髓前角、侧角、灰质连合、后角基部、前索、侧索。②两条脊髓后动脉位于脊髓背侧,左右各一。供应脊髓后 1/3 区域的血液,包括后索及后柱等其余部分。

椎静脉系:由椎内、外静脉丛及连接其间的椎体静脉和椎间静脉组成,该静脉系缺乏静脉瓣膜。

SDAVF 的 Borden 分型:①Ⅰ型,直接引流入硬脊膜外静脉丛(最为常见);②Ⅱ型,向髓周静脉和硬脊膜外静脉丛引流;③Ⅲ型,向蛛网膜下腔静脉引流。

发病机制主要有 5 种:①盗血,动静脉间短路的形成,使正常脊髓组织供血减少而致病;②静脉压高使脊髓静脉回流减少、淤血,造成脊髓水肿及缺血(主要因素);③畸形血管破裂出血致血肿压迫或血管痉挛致脊髓血供障碍;④畸形血管团或扩张静脉形成占位效应,压迫脊髓致功能障碍;⑤少数有血栓形成致周围脊髓组织供血障碍或静脉回流受阻。

临床表现:①进行性的脊髓损伤症状,大多数表现为缓慢起病,进行性自下而上。②感觉障碍,下肢麻木是最常见及最早出现的症状,可有下半身痛温觉及本体感觉障碍,感觉平面与瘘口位置不相符。③运动障碍,双下肢无力进行性加重,肌力下降,瘫痪;括约肌功能障碍,大小便功能障碍。

【影像特征分析】

MRI 与 DSA 诊断价值高,CT 价值有限;CT 平扫偶可见脊髓局限性增粗;CTA 可显示粗大的供血动脉、迂曲扩张成团的引流静脉。

MRI:①直接征象,T_2WI 矢状位可见脊髓表面不规则,边缘模糊不清,脊髓后缘呈蛇形充盈缺损,髓周范围不等的虫蚀状、串珠状血管流空影,增强扫描可见异常强化的迂曲扩张血管影沿脊髓走行,这是诊断脊髓动静脉畸形的可靠依据。②间接征象,脊髓水肿、缺血变性的长 T_1、长 T_2 改变,增强扫描时无或轻度不规则髓内斑点状强化。

DSA 仍是诊断"金标准":①位于椎间孔附近的动静脉交通,瘘口多为 1 个,偶为 2 个,多位于上胸段以下至骶段水平,其供血动脉多为 1 支,少数为 2 支,主要来自肋间动脉、腰动脉等的硬脊膜支。②引流静脉较长,呈迂曲匍行的血管影,多位于脊髓背侧,可单独或者同时向颅底或骶部引流,常不累及硬膜外。③引流静脉血流缓慢。④髓内或髓周常无畸形血管团或动脉瘤样及静脉瘤样扩张。

【影像诊断思路与鉴别诊断要点】

1. **急性脊髓炎** 起病突然,起病前常有呼吸道及消化道感染的先驱症状,临床表现为急性发生的双下肢瘫痪、感觉障碍及括约肌功能障碍;可发生于包括颈段在内的各段脊髓;MRI 多表现为脊髓肿胀增粗,呈长 T_1、长 T_2 信号,病变范围较广;增强扫描病变区不强化或轻度强化;MRI 及 DSA 不显示引流静脉及动静脉瘘;丙种球蛋白联合激素大剂量冲击治疗有效。

2. **硬膜外动静脉畸形** 约占脊髓动静脉畸形的 1/4;发病人群主要是 30~60 岁中老年人;病变部位多位于胸段;病程长,主要是血管巢的压迫症状;MRI 显示病变位于脊髓后方、侧方;矢状位病变呈梭形,长轴与脊髓平行;T_1WI 高信号(出血)不均匀,T_2WI 呈高信号,周边呈低信号网状影;DSA 示硬膜外动静脉短路形成,引流静脉迂曲扩张,供血动脉增粗,脊髓血液循环障碍,瘤巢出血。

3. **髓周动静脉瘘** 年轻人多见,常于 40 岁前出现症状;动静脉瘘口位于硬膜内髓外;病变多位于胸腰段;绝大多数具有髓周静脉瘤样扩张的 MRI 及 DSA 表现;临床表现为进行性脊髓压迫症状,有疼痛、无力、感觉和括约肌功能障碍、蛛网膜下腔出血;此型诊断相对困难,因为其临床症状及 MRI 表现变化多样,定性诊断仍依赖于 DSA。

4. **髓内动静脉畸形** 常见于青少年、儿童;多数病例以出血起病,主要症状为肢体无力、麻木和疼痛;颈段、胸腰段脊髓常见。动静脉血管团块位于脊髓内,MRI 表现为病灶部位的脊髓实质增粗,髓内长条状 T_1WI 等或低信号、T_2WI 混杂高信号影及范围不等的蚓蚓状迂曲畸形血管流空影,增强后髓内及髓周可见畸形血管瘤巢,并可见其供血动脉和引流静脉,同时脊髓可伴空洞或囊状扩张继发改变。

【知识链接】
ER1-4-4
硬脊膜动静脉瘘

第五节   肿瘤性疾病

病例 1-5-1

【临床病史】

女性,77 岁,间断头晕 1 年。

【影像学检查】

影像学检查见图 1-5-1。

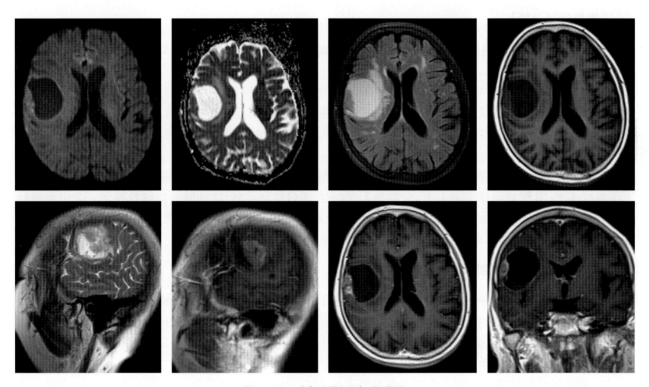

图 1-5-1   头部 MRI 平扫及增强

【影像征象】

右额叶皮髓质交界区见类圆形囊实性异常信号影,边界清晰,囊性成分呈 T_1WI 低信号、FLAIR 高信号,未见弥散受限,增强不强化;实性成分位于病灶软脑膜侧,呈 T_1WI 稍低、FLAIR 等、DWI 稍高、ADC 等信号,增强呈线样、结节样不均匀强化;病灶周围可见水肿带。右侧侧脑室略受压。

【印象诊断】

转移性浸润癌,结合免疫组化结果和临床病史(卵巢癌切除术)符合高级别浆液性癌。

【相关知识】

转移瘤按部位分为脑实质、硬脑膜、柔脑膜(包括蛛网膜和软脑膜)、颅骨四型。多为中老年发病,原发肿瘤多为肺癌,也见于乳腺癌、胃癌、结肠癌、肾癌、甲状腺癌、绒毛膜癌、睾丸癌、黑色素瘤等,转移途径多为血行转移,也可直接浸润或脑脊液播散。病灶常多发,幕上多见,多分布于皮髓质交界区,顶枕叶好发。生长迅速,中心常坏死、出血,周围水肿明显。

【影像特征分析】

脑实质转移表现为皮质及皮质下区多发类圆形病灶,可为实性或囊性,囊内有结节;实体瘤明显均匀强化,坏死囊变为不规则结节状、环形强化,环壁及壁结节呈中等程度强化,多不均匀;壁结节相对固定不易向外膨胀,可形成脐样凹陷;肿瘤易出血、坏死,瘤周水肿明显,小病灶大水肿、指状水肿为特征表现,可伴脑膜转移。硬脑膜转移为硬膜局限性增厚、硬脑膜结节;柔脑膜转移表现为脑池、脑沟弥漫强化和皮质结节;颅骨转移表现为局部骨破坏区伴软组织肿块。

【影像诊断思路与鉴别诊断要点】

恶性肿瘤病史对转移瘤诊断至关重要,对于老年女性,皮髓质交界区囊实性占位需考虑转移瘤可能,追问病史有助于诊断。需与其他幕上囊实性肿瘤进行鉴别。

1. **胶质母细胞瘤**　以额颞叶多见,常位于深部白质;多呈浸润性生长,可穿越胼胝体到达对侧,呈"蝴蝶状";增强常呈花环状强化;有占位效应,瘤周伴有不同程度水肿。

2. **室管膜瘤**　常见于青少年,顶叶多见,常位于深部脑实质,侧脑室附近;肿瘤通常较大,直径>4cm;实质部分不均质,表现为明显分叶状不均匀强化,钙化多见,出血少见,瘤周通常无水肿或较轻。

【知识链接】

ER 1-5-1

幕上大囊小结节病变

3. **多形性黄色瘤型星形细胞瘤**　多发于儿童及年轻人,有长期癫痫反复发作史及头痛史,颞叶浅表部位常见;可有邻近脑膜强化,可沿脑回浸润或脑沟播散。

4. **节细胞胶质瘤**　年轻人常见,主要表现为难治性颞叶癫痫,好发于颞叶,可达皮质;囊性病变和强化壁结节,壁结节常位于脑实质侧,常伴钙化,很少累及硬膜,可见颅骨重塑。

病例 1-5-2

【临床病史】

男性,70岁,3天前无明显诱因出现右侧肢体乏力,伴言语不清。

【影像学检查】

影像学检查见图1-5-2。

【影像征象】

左侧基底节区见团片状异常信号影,T_1WI 呈等低信号,T_2WI 及 FLAIR 呈稍低信号,DWI 及 ADC 弥散轻度受限,增强扫描病灶强化尚均匀,冠状位可见"尖角征""脐凹征"。病灶周围可见片状 T_1WI 低信号、FLAIR 高信号水肿带,左侧脑室受压,中线结构略右偏。

【印象诊断】

弥漫大 B 细胞淋巴瘤。

【相关知识】

中枢神经系统淋巴瘤包括原发性中枢神经系统淋巴瘤和继发性中枢神经系统淋巴瘤。原发性中枢神经系统淋巴瘤(PCNSL)是起源于中枢神经系统的结外非霍奇金淋巴瘤(NHL),不累及其他器官。免疫正

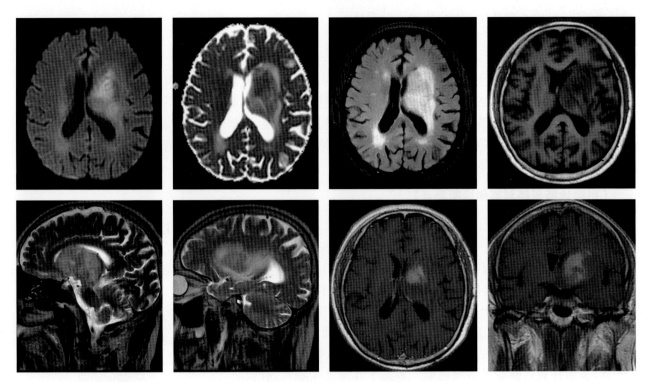

图 1-5-2　头部 MRI 平扫及增强

常的 PCNSL 患者多见于 50~60 岁的老年人,单发病灶多见;免疫缺陷的患者发病年龄多为 30 岁左右,多发病灶多见。男女发病率为 1.5:1。原发性中枢神经系统淋巴瘤几乎都是非霍奇金淋巴瘤,病理分型多为弥漫大 B 细胞淋巴瘤,T 细胞型少见。临床症状主要表现为局灶性神经系统损害、癫痫,以及认知和神经精神紊乱,以头痛、颅内压升高为主。激素和/或放疗后肿瘤可快速消失。

【影像特征分析】

典型部位好发于基底节区、脑室周围深部、胼胝体,大脑半球浅表部位以额叶最多见。淋巴瘤常包绕小血管,嗜软脑膜、室管膜生长、生长速度不一致,表现为"缺口征""尖角征""抱拳样",肿瘤跨中线生长呈典型"马鞍形"或"蝶翼状"。瘤周水肿较轻,占位效应较轻。淋巴瘤细胞排列致密、核质比高,CT 常表现为高密度,T_2WI 呈等低信号,弥散受限。肿瘤内无明显新生肿瘤血管,由于肿瘤对血管壁的广泛浸润,聚集在血管周围间隙,由此间隙向脑组织内侵犯,破坏血脑屏障,肿瘤明显均匀强化,多无囊变、出血及钙化。肿瘤恶性程度高,代谢旺盛,氟代脱氧葡萄糖正电子发射计算机断层扫描术(^{18}F-FDG-PET)呈高摄取,氢质子磁共振波谱(^{1}H-MRS)显示 Cho 升高,NAA 下降,乳酸峰升高,Lip 峰(脂质峰)明显升高。

对于免疫缺陷人群,约 60% 呈多发病灶,病灶体积较小,出血、坏死常见(约 50%),发病部位、强化方式多变,环形强化可呈不规则、结节样。治疗后可见钙化。

【影像诊断思路与鉴别诊断要点】

老年男性,单侧基底节区占位性病变,根据典型病变部位以及 T_2WI 稍低信号、弥散轻度受限、增强均匀强化等特异性影像征象,首先考虑淋巴瘤,"尖角征""脐凹征"特殊形态有助于诊断。需与其他肿瘤及感染性病变进行鉴别。

1. **胶质母细胞瘤**　CT 平扫多呈混杂低密度灶,MRI 多呈边缘模糊的混杂信号肿块,易出现囊变、出血及坏死;瘤周水肿明显,占位效应显著,钙化少见;增强后呈不规则斑片状或花环样不均匀强化,环壁厚薄不均。肿瘤新生血管丰富,局部脑血容量(rCBV)明显高于 PCNSL。

2. **脑转移瘤**　有原发肿瘤病史；多位于皮髓质交界区；多呈 T_1WI 低信号、T_2WI 高信号，出血、坏死较常见；瘤周水肿较明显——"小肿瘤、大水肿"；增强扫描多呈结节状强化，较大病灶中心有坏死可呈环形强化。

3. **弓形虫病**　有弓形虫接触史；AIDS（获得性免疫缺陷综合征）感染者多见；好发于基底节、丘脑、大脑半球灰白质交界区；T_2WI 特征性"靶征"表现：中央液体高信号、边缘环壁的出血区低信号及外围水肿带高信号；增强示病灶环形或结节状强化，与周围水肿分界清楚；DWI 呈多种不同的弥散表现，部分可与 PCNSL 重叠。

【知识链接】

ER 1-5-2

原发性中枢神经系统淋巴瘤

病例 1-5-3

【临床病史】

女性，66 岁，头晕伴记忆力减退 20 天。

【影像学检查】

影像学检查见图 1-5-3。

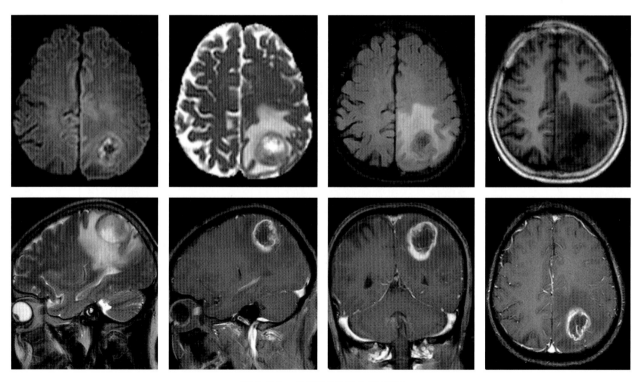

图 1-5-3　头部 MRI 平扫及增强

【影像征象】

左顶叶见类圆形异常信号影，T_1WI 呈不均匀等低信号，FLAIR 呈高低混杂信号，中心可见 T_1WI 低信号、T_2WI 高信号的坏死区，病灶周边部分 DWI 呈稍高信号，相应 ADC 为稍低信号，增强扫描病灶呈花环样不均匀强化，环壁厚薄不均，中心未见明显强化。病灶周边可见大片水肿信号影，增强未见明显强化。

【印象诊断】

胶质母细胞瘤伴坏死,IDH(异柠檬酸脱氢酶)野生型。

【相关知识】

胶质母细胞瘤(GBM),WHO Ⅳ级,星形细胞瘤中恶性程度最高,分化程度低,呈浸润性生长,生存预后较差。90%为原发性,10%为低级别星形细胞瘤的恶变。发病年龄高峰在40~60岁,临床病史较短。主要症状是急剧进展的颅内压增高和一些非特异性的神经症状。主要位于大脑半球,常侵犯额颞顶叶,枕叶较少见,基底节和胼胝体常受累。

GBM生长方式最常见为沿白质纤维束及血管周围间隙播散,可沿着白质神经束伸展至深处,如额叶肿瘤可以沿着额顶束伸展至同侧顶叶,甚至可以沿着胼胝体伸展到对侧大脑半球。GBM也可呈多中心性生长,有4.9%~20%的胶质母细胞瘤是由几个瘤中心组成,多瘤中心常聚集在一起,有时瘤主体邻近可以看见卫星灶。

【影像特征分析】

GBM形态、边缘不规则,呈浸润性生长,灰质、白质同时受累,多侵犯胼胝体,并向对侧蔓延,呈蝶形生长。CT常表现为额顶颞叶范围较大的混杂密度肿块,瘤内可见坏死区,部分出血可见高密度灶,钙化少见。MRI病灶信号不均匀,由实性成分、中心坏死和周围水肿构成。强化明显,呈厚薄不一的不规则环状强化,并可见突出的壁结节,坏死区无强化。病灶具有明显的占位效应,周围可见明显大片的水肿。

【影像诊断思路与鉴别诊断要点】

老年女性,左顶叶占位性病变,环形强化,需考虑高级别胶质瘤、转移瘤、感染和脱髓鞘病变。病灶表现为不规则花环状强化,环壁厚薄不均,中心坏死,占位效应明显,符合高级别胶质瘤影像表现。仍需与转移瘤、感染、脱髓鞘病变进行鉴别诊断。

1. **脑转移瘤**　有原发病史;易多发且位置表浅,肿瘤一般边界较清晰;瘤体小而周围水肿明显,占位效应;多呈结节状强化,较大病灶中心有坏死可呈环状强化。

2. **脑脓肿**　常有感染症状,病灶多单发,典型脑脓肿脓液DWI呈高信号,而肿瘤液化坏死呈低信号。血管和胶原包膜的生长较规则,与周围组织有较明确的分界;因此,脑脓肿环形强化的壁多光滑整齐,强化环可厚薄不均。周围水肿较轻,且病灶与周围水肿分界尚清。

3. **瘤样脱髓鞘**　新鲜病灶DWI呈轻中度高信号,信号低于急性脑梗死病灶、高于肿瘤,亚急性或慢性期DWI信号明显降低。急性期部分病灶周边呈环形强化,典型者表现为开环状强化。水肿会随着病程的推移减轻或消失。脑灌注显示rCBV降低有助于鉴别。

【知识链接】

ER 1-5-3

星形细胞瘤

病例 1-5-4

【临床病史】

女性,74岁,走路不稳1个月。

【影像学检查】

影像学检查见图1-5-4。

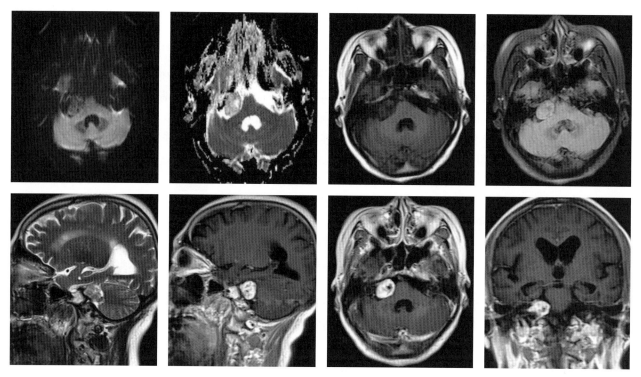

图 1-5-4　头部 MRI 平扫及增强

【影像征象】

右侧桥小脑角区见一团块样异常信号影,T_1WI 呈低信号,T_2WI 及 FLAIR 呈稍高信号,内信号稍混杂,DWI 及 ADC 未见明显弥散受限征象,病灶境界清,增强扫描呈明显不均匀强化,向右侧内听道延伸,与右侧听神经分界欠清,邻近蛛网膜下腔增宽,右侧桥臂稍受压。

【印象诊断】

听神经鞘瘤。

【相关知识】

听神经瘤起源于听神经鞘,多源于听神经内耳道段,亦可发自内耳道口神经鞘膜起始处或内耳道底,多来自前庭上神经,其次为前庭下神经,起源于耳蜗神经少见。听神经瘤为成人常见的颅后窝肿瘤,约占40%;桥小脑角区(CPA)最常发生脑外肿瘤,约占 80%;多见于成年人,左右发生率相仿,偶见双侧。

早期首发症状几乎均是听神经本身症状,包括眩晕、单侧耳鸣及耳聋,占 75% 以上;中晚期肿瘤侵入或原发于颅后窝,引起桥小脑角综合征(患侧听神经、面神经和三叉神经受损以及小脑症状),肿瘤压迫第四脑室,脑脊液循环受阻导致颅内高压。

【影像特征分析】

早期病灶较小,常局限于内听道内生长,表现为听神经增粗,以后沿着神经向阻力较小的内听道外及桥小脑角区生长,表现为 CPA 区以内听道口为中心的软组织占位,伴内听道不同程度扩大变形呈漏斗状,多与岩骨相交呈锐角,常有一蒂伸入内听道,典型者呈"冰淇淋蛋卷征"。多有邻近骨改变、蛛网膜腔隙扩大、硬脑膜与肿瘤关系呈现钝角等征象。

肿瘤为圆形或结节状,在 CT 平扫呈等密度,界尚清,MRI 平扫 T_1WI 呈低信号,T_2WI 呈高信号,常有囊变;增强扫描后肿瘤实性部分明显强化(呈均匀、不均匀或环形强化),其液化坏死区及囊变部分无强化;

瘤体较大时可压迫邻近结构。

【影像诊断思路与鉴别诊断要点】

右侧桥小脑角区脑外占位,最常见为听神经瘤。再根据同侧内听道增宽,肿瘤有一蒂伸入右侧内听道表现为"冰淇淋蛋卷征",以及肿瘤明显强化等影像特征,均符合听神经瘤的诊断。但仍需与桥小脑角区其他脑外病变(如脑膜瘤、胆脂瘤、其他神经鞘瘤、动脉瘤、转移瘤等)进行鉴别。

1. **脑膜瘤** 内听道不扩大;以宽基底与岩骨相连,与岩骨间夹角呈钝角,并常伴有骨质增生;增强明显均一强化,邻近脑膜发生鼠尾状强化,表现为"脑膜尾征"。

2. **胆脂瘤** 呈匍匐样生长,沿邻近蛛网膜下腔扩散蔓延,"见缝就钻"为特征性表现,对邻近结构无推压现象;内听道不扩大;DWI及ADC表现为弥散受限;增强无强化。

【知识链接】

ER 1-5-4

桥小脑角区占位

3. **三叉神经鞘瘤** 肿瘤多起自Meckel腔的三叉神经节,骑跨颅中窝和颅后窝生长呈哑铃状;位于岩骨尖,常有骨质破坏;内听道无改变。

4. **动脉瘤** MRI可见流空效应和搏动伪影;内听道无改变。

5. **转移瘤** 有原发肿瘤病史;邻近岩骨尖可伴骨质破坏。

病例 1-5-5

【临床病史】

男性,48岁,右眼视物模糊伴头痛2个月余。

【影像学检查】

影像学检查见图1-5-5。

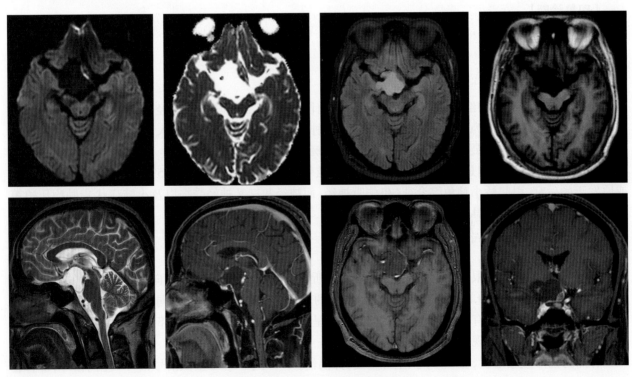

图 1-5-5 头部 MRI 平扫及增强

【影像征象】

鞍上区偏右侧可见不规则囊性 T_1WI 低信号、T_2WI 及 FLAIR 高信号影,边界尚清,局部包绕右侧颈内动脉,视交叉受压。病灶左侧壁增强可见结节样强化影,囊内未见明显强化。病灶垂体显示清,强化均匀。

【印象诊断】

颅咽管瘤。

【相关知识】

颅咽管瘤起源于胚胎时期拉特克(Rathke)囊的残余鳞状上皮,是一种缓慢生长的良性肿瘤,WHO Ⅰ级。见于任何年龄,以 5～10 岁及 40～60 岁为双发病高峰,男女发病率大致相等。组织学上分为造釉细胞型、鳞状乳头状细胞型及混合型;造釉细胞型几乎都发生于儿童,鳞状乳头状细胞型多见于成人。大体病理上可分为囊性、实性和囊实性三类,以囊实性多见。

颅咽管瘤按肿瘤与鞍膈的关系分为鞍上型、鞍内型、鞍内鞍上型和脑室型;以鞍上型最为多见。最常见于鞍区,约 3/4 的颅咽管瘤完全位于鞍上,或形成以鞍上为中心的肿块,小部分位于鞍内。肿瘤压迫视交叉时引起视觉障碍,颅内压增高常引起头痛、恶心、呕吐,压迫垂体可产生内分泌症状,如停经、泌乳、肥胖、尿崩症等。

【影像特征分析】

肿瘤以囊性及部分囊性为多,形态呈圆形或类圆形,少数分叶状,边界清楚。CT 值变化大,与其内所含脂肪、钙质或蛋白质有关。囊性及囊实性颅咽管瘤根据囊液成分的不同,MRI 的信号多样。囊液成分含蛋白质或胆固醇结晶多者,囊性部分在 MRI 上呈 T_1WI 高信号或稍高信号;T_2WI 信号多变。实性及囊实性颅咽管瘤的实性部分在 T_1WI 多呈等信号,T_2WI 多呈等或高信号。实性颅咽管瘤细胞位于疏松结缔组织基质内,其水分子扩散不受限,在 DWI 上呈均匀低信号,此信号特点可与鞍区其他肿瘤相鉴别。增强扫描囊性及囊实性颅咽管瘤的囊性部分常见边缘强化,囊内不强化;而实性颅咽管瘤内血管丰富,缺乏血脑屏障,增强扫描强化明显;但因瘤体内胆固醇结晶、矿物质沉积及细微钙化灶无强化,故瘤体内出现细点状无强化灶,呈"网格样"改变,此强化特点可作为其诊断依据。

【影像诊断思路与鉴别诊断要点】

成人鞍上区囊实性占位,需考虑垂体腺瘤、颅咽管瘤、脑膜瘤、表皮样囊肿等病变。结合病灶内部均匀 T_1WI 低信号、T_2WI 高信号,弥散无受限,增强扫描无强化,垂体可见影像表现,首先考虑颅咽管瘤。

1. **垂体腺瘤** 腺瘤组织缺血坏死常可见囊变、坏死,囊变的垂体腺瘤容易反复出血,再次出血造成上、下层所含成分不同,液-液平及内部分隔对囊变垂体瘤有高度提示价值,增强多为厚壁强化;肿瘤向鞍上生长由于鞍膈束缚可见"雪人征";垂体显示不清。

2. **脑膜瘤** 增强扫描多呈明显均匀强化,少数增强不均匀是由于肿瘤的钙化或囊变,肿瘤邻近的硬脑膜强化出现典型的"脑膜尾征"。垂体信号均匀,形态完整。

3. **表皮样囊肿** 最常见于桥小脑角区,其次为鞍区,病灶 CT 为低密度,DWI 表现为弥散受限,有"钻缝匍行"的生长特点;易包绕邻近神经和血管。

【知识链接】

ER 1-5-5

颅咽管瘤

病例 1-5-6

【临床病史】

男性,67 岁,头痛伴下肢无力 2 年余。

【影像学检查】

影像学检查见图 1-5-6。

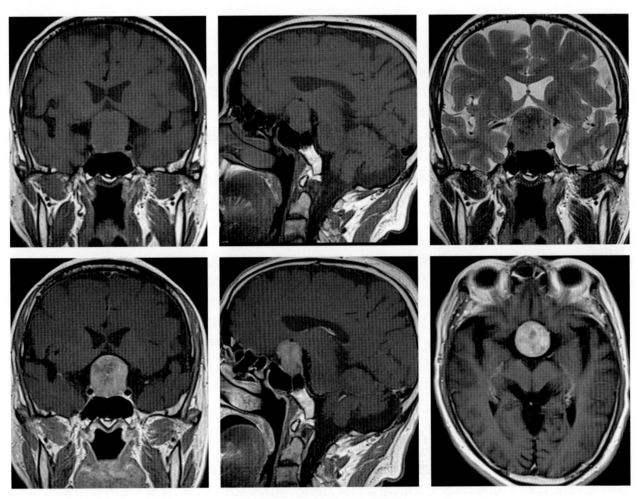

图 1-5-6　头部 MRI 平扫及增强

【影像征象】

蝶鞍明显扩大,垂体显示不清,鞍区及鞍上见团块状异常信号影,边缘尚规整,T_1WI 呈等信号,T_2WI 呈等低信号,增强扫描病灶呈渐进性不均匀强化。病灶部分压迫两侧颈内动脉、大脑前动脉及视交叉。

【印象诊断】

垂体腺瘤。

【相关知识】

垂体腺瘤是鞍区肿瘤最常见类型,约占原发颅内肿瘤的 10%。分为微腺瘤(直径<1cm)和大腺瘤(>

1cm）。发生于成人，男女发病率相等，但分泌催乳素的微腺瘤多为女性。

不同垂体腺瘤的临床表现不同，微腺瘤/功能性大腺瘤常表现为内分泌异常，如催乳素增高、雌激素减少、生长激素分泌过多、皮质醇增多症等；当无功能性大腺瘤生长较大时，对邻近结构产生占位效应，如压迫视神经和视交叉引起视觉症状。

【影像特征分析】

1. **垂体微腺瘤**　多数呈圆形或类圆形 T_1WI 低信号、T_2WI 等或高信号，出血时表现为 T_1WI 高信号；动态增强早期瘤体较周围正常垂体呈明显低信号，随时间推移逐渐强化，呈等或高信号。间接征象表现为垂体高度增加、上缘膨隆和垂体柄偏斜、一侧鞍底局限性下陷或骨质改变。

2. **垂体大腺瘤**　表现为类圆形或不规则 T_1WI 呈等或低信号、T_2WI 呈等或高信号；坏死、囊变区呈明显 T_1WI 低信号、T_2WI 高信号。瘤内出血或梗死时出现垂体瘤卒中，T_1WI、T_2WI 可见大片状高信号提示出血，T_1WI 为低信号、T_2WI 为高信号提示肿瘤梗死可能。肿瘤向鞍上生长，因被鞍膈束缚，冠状面呈葫芦状或雪人征。增强扫描肿瘤呈均匀性或环形中度强化。间接征象表现为肿瘤向鞍上生长，视交叉受压变扁和上移，鞍上池亦受压、变形甚至闭塞；向下生长突入蝶窦，引起蝶鞍、蝶窦和斜坡骨质破坏；向鞍旁生长时可使颈内动脉海绵窦段向外推挤或包绕侵犯。

【影像诊断思路与鉴别诊断要点】

成人鞍区及鞍上实性占位，垂体显示不清，增强扫描呈渐进性不均匀强化，首先考虑鞍区最常见的肿瘤性病变——垂体腺瘤。但仍需与鞍区脑膜瘤和颅咽管瘤进行鉴别。

1. **脑膜瘤**　成人第二常见的鞍上肿瘤，多见于中老年女性，增强扫描多呈明显均匀强化，具有"硬膜尾征"和沙砾样钙化以及邻近骨质增厚。肿瘤与垂体境界清楚，垂体信号均匀，形态完整。

2. **颅咽管瘤**　常可见到正常垂体；肿瘤钙化率高，典型者呈蛋壳样钙化。

【知识链接】

ER 1-5-6

垂体腺瘤

病例 1-5-7

【临床病史】

男性，38岁，因"腰痛伴左下肢麻木1年余"入院。患者1年前无明显诱因下出现腰痛伴左下肢疼痛麻木，休息后可缓解，左下肢疼痛沿着左侧臀部、大腿后外侧、小腿外侧，下至踝关节、足底，足背无麻木。近来夜间入睡时反复出现上述症状，疼痛呈间断性，上述症状站立、行走时加重，平卧、弯腰、休息后缓解。

【影像学检查】

影像学检查见图 1-5-7。

【影像征象】

第6颈椎（C_6）椎体水平椎管内可见一类圆形异常信号影，T_1WI 呈等、稍低信号，T_2WI 呈高信号，增强后明显强化，强化欠均匀，边界清晰，相应椎管狭窄，脊髓受压推移。

【印象诊断】

神经鞘瘤。

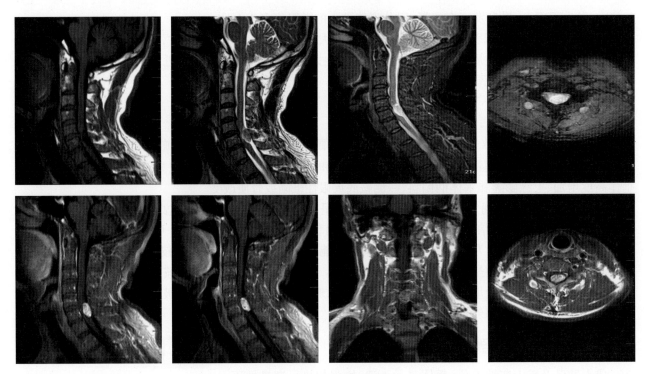

图 1-5-7   MRI 平扫和增强

【相关知识】

神经鞘瘤为最常见的椎管内肿瘤,约占所有椎管内肿瘤的 29%,起源于神经鞘膜的施万细胞,故又称为施万细胞瘤;好发于 20~40 岁,无性别差异;可发生于椎管内各节段,颈、胸段略多,呈孤立结节状,有包膜,与脊髓多无明显粘连,常与 1~2 支脊神经根相连;易发生囊变,大者内可有小片状出血,极少发生钙化;部分肿瘤可向椎间孔方向生长,相应椎间孔变大,呈哑铃形。

【影像特征分析】

MRI:平扫 T_1WI 多为等或稍高信号, T_2WI 呈高信号,少数可见出血及钙化;增强表现为明显强化或轻度周边强化,与脊髓界限清楚;肿瘤穿出神经孔时,横断位及或冠状位显示较清。

CT:平扫表现为肿瘤呈圆形实质性肿块,密度较脊髓略高,脊髓受压移位,增强扫描呈中等均一强化。

【影像诊断思路与鉴别诊断要点】

该病需要与神经纤维瘤、脊膜瘤、皮样/表皮样囊肿等疾病相鉴别。

1. **神经纤维瘤**   由于基因缺陷导致神经嵴细胞发育异常而引起多系统损害的常染色体显性遗传病;病史发现皮肤咖啡牛奶斑、全身和腋窝雀斑、皮肤纤维瘤、Lisch 结节(虹膜粟粒橙黄色圆形小结节,为错构瘤);椎管内的神经母细胞瘤,组织学上可见施万细胞、成纤维细胞、有髓鞘或无髓鞘的神经纤维等多种成分。神经纤维瘤及神经鞘瘤两者在病理上常混合存在,但椎管内神经纤维瘤仅占两者总数的 1%;常发生于更年轻的患者,与神经纤维瘤病Ⅰ型相关,单发少见,多为神经纤维瘤病的局部表现;通常无包膜,侵犯神经。神经鞘瘤与神经纤维瘤的鉴别诊断:①神经鞘瘤多单发,可合并神经纤维瘤病Ⅱ型,罕见恶性变;神经纤维瘤常多发,多合并神经纤维瘤病Ⅰ型。4%~11% 的神经纤维瘤可恶变。②神经鞘瘤以颈段和上胸段椎管内多见,腰椎椎管尤其圆锥以下以神经纤维瘤多见。③神经鞘瘤比神经纤维瘤更容易向椎管内、外生长使椎间孔扩大出现"哑铃征"。④神经鞘瘤常见囊变、坏死,神经纤维瘤囊变、坏死少见而更容易见到"靶征"。⑤增强扫描时囊变、坏死的神经鞘瘤显示为环状强化,神经纤维瘤更多见的是相对均匀的强化。

2. **脊膜瘤**   脊膜瘤的发病率在椎管内肿瘤中居第二位,约占所有椎管内肿瘤的 25%。70% 以上发生在胸段,颈段次之(约20%),绝大多数位于髓外硬膜内,少数位于硬膜外;典型部位为颈段脊髓前方,胸段脊髓后方。良性肿瘤,起源于蛛网膜帽细胞,最多见于老年女性;典型影像学表现为广基底与硬膜相连,常钙化;增强后明显强化和"脊膜尾征"是脊膜瘤的两个重要特征("脊膜尾征"为脊膜瘤增强时瘤体明显均匀强化,肿瘤附着处脊膜局限性增厚并强化,并与瘤体相连)。

【知识链接】

ER 1-5-7

椎管内神经鞘瘤

3. 皮样/表皮样囊肿

(1)皮样囊肿:先天性病变,好发于儿童,含脂肪信号,罕见的皮样囊肿破裂可引起潜在致命性的化学性脑膜炎。

(2)表皮样囊肿:少见的获得性脊髓肿瘤,新生儿椎管穿刺时皮肤成分植入蛛网膜下腔,常位于髓外硬膜下,类似于单纯囊肿信号,病灶周围可见浅淡的晕环样强化,DWI呈弥散受限。

病例 1-5-8

【临床病史】

男性,48岁,因"左下肢酸胀半年,加重2个月余"入院。患者半年前无明显诱因下出现左下肢酸胀,范围上至腰部下至左足趾。近2个月来患者酸胀程度逐渐加重,无明显好转。

【影像学检查】

影像学检查见图1-5-8。

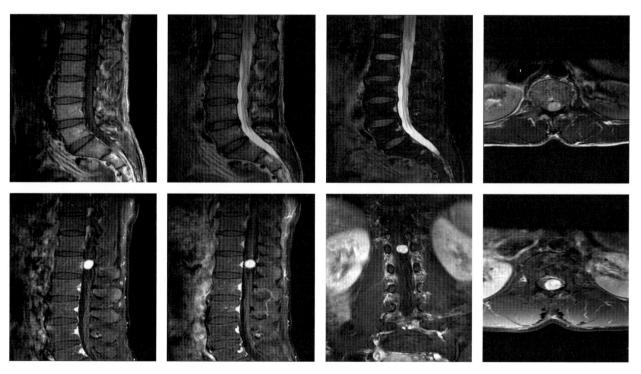

图 1-5-8　MRI 平扫和增强

【影像征象】

第1腰椎(L_1)椎体水平脊髓背侧偏左侧类圆形等 T_1、等或稍长 T_2 信号影,增强后明显强化,同侧硬膜下间隙变窄。

【印象诊断】

血管母细胞瘤,WHO Ⅰ级。

【相关知识】

血管母细胞瘤又称血管网状细胞瘤、成血管细胞瘤,是一种起源于血管内皮细胞的良性富血管肿瘤,组织学上由间质细胞及小血管构成,WHO 分级为Ⅰ级,最常见于小脑,也可见于幕上,发生于脊髓的较少,约占颅内原发肿瘤的 1% ,占脊髓肿瘤的 1.0% ~7.2% 。为较少见的椎管内良性肿瘤,发病无明显性别差异,其峰值年龄为 30~40 岁,最常见于髓内,多为单发(约占 2/3),多发者常见于希佩尔-林道病(von Hippel Lindau disease)患者,希佩尔-林道病是一种常染色体显性遗传疾病,患者常伴有视网膜的血管母细胞瘤、肾脏透明细胞癌、嗜铬细胞瘤以及胰腺和内耳肿瘤。

临床上多表现为慢性起病,进行性加重,患者多有感觉异常、运动障碍和自发性疼痛,少数可因瘤内或蛛网膜下腔出血而突然加重。

【影像特征分析】

MRI 表现:最常见于胸髓,其次为颈髓;通常位于脊髓的表浅部位,尤其是脊髓背侧。病灶不论是囊腔结节型(表现为特征性的"大囊小结节")还是实质结节型均遵循相同的规律:囊性成分呈 T_1WI 低信号,T_2WI 高信号;实性结节成分呈 T_1WI 等或略低信号,T_2WI 略高或高信号,且结节体积越大信号越不均匀。部分病灶内可见血管流空影像,以 T_2WI 较为明显。脊髓空洞或水肿,50% ~70% 的脊髓血管母细胞瘤都伴有空洞,且空洞范围与肿瘤大小无关,较小的肿瘤也可产生范围较大的空洞。

增强后结节显著强化,病灶较小时强化较均匀,较大时强化不均,常会出现血管流空信号,流空血管可位于肿瘤内或周围;而囊变区及囊壁不强化。

【影像诊断思路与鉴别诊断要点】

该病需要与椎管内神经鞘瘤、脊膜瘤、脊髓室管膜瘤、脊髓星形细胞瘤等疾病相鉴别。

1. **椎管内神经鞘瘤**　为最常见的椎管内肿瘤,约占所有椎管内肿瘤的 29% ,起源于神经鞘膜的施万细胞,故又称为施万细胞瘤,好发于 20~40 岁,无性别差异,可发生于椎管内各节段,颈、胸段略多,呈孤立结节状,有包膜,与脊髓多无明显粘连,常与 1~2 支脊神经根相连;易发生囊变,大者内可有小片状出血,极少发生钙化,部分肿瘤可向椎间孔方向生长,相应椎间孔变大,呈哑铃形。MRI 平扫表现 T_1WI 多为等或稍高信号,T_2WI 呈高信号,少数可见出血及钙化;增强表现为明显强化或轻度周边强化,与脊髓界限清楚;肿瘤穿出神经孔时,横断位或冠状位显示较清。

2. **脊膜瘤**　70% 以上发生在胸段,颈段次之(约 20%),绝大多数位于髓外硬膜内,少数位于硬膜外;典型影像学表现为广基底与硬膜相连,常钙化。增强后明显强化和"脊膜尾征"是其两个重要特征。

3. **脊髓室管膜瘤**　起源于脊髓中央管残余室管膜上皮细胞的肿瘤,瘤体常位于脊髓中央,沿脊髓长轴呈中心性纵行生长,是成人最常见的脊髓内肿瘤,约占 60% ,以 30~50 岁多见,男性略多于女性。好发部位以颈髓最为常见,胸髓次之,胸髓远端和马尾或终丝少见。MRI影像学表现为 T_1WI 呈等或低信号,T_2WI 呈较高信号;由于慢性出血,含铁血黄素沉积,在 T_2WI 上肿瘤的两边出现低信号环——"帽"征。强化特点为血供丰富,实质性部分增强扫描明显均匀强化,边缘较清楚,似"腊肠样";囊性部分为坏死液化所致,增强无强化改变;肿瘤的上下方可见继发性脊髓空洞形成。

4. **脊髓星形细胞瘤**　约占髓内肿瘤的 30% ,是儿童最常见的髓内肿瘤。可发生在脊髓的任何部位,但以颈髓或胸髓常见,少数肿瘤可累及全脊髓。常呈膨胀性或浸润性生长,可使脊髓受压膨胀,由于

【知识链接】

ER 1-5-8

脊髓血管母细胞瘤

肿瘤呈浸润性生长,多数肿瘤表现为边界不清,继发囊变、出血、空洞常见。信号强度因分化程度而异,T_1WI 大部分为不均匀低信号,T_2WI 为高信号,信号强度不均匀;偏心性生长,增强呈明显不均匀强化,并有延迟强化现象。

第六节 类肿瘤样病变

病例 1-6-1

【临床病史】

女性,51 岁,发现头部肿物 10 余天,无触痛,头皮局部无红肿。

【影像学检查】

影像学检查见图 1-6-1。

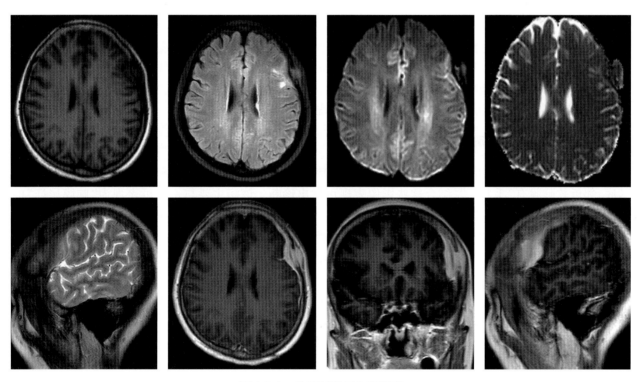

图 1-6-1 头部 MRI 平扫及增强

【影像征象】

左侧额颞部头皮下及颅骨见不规则异常信号肿块,呈长 T_1、等 T_2 信号,弥散受限,颅骨内外板及板障均累及,相邻左侧额颞部硬脑膜广泛不均匀性增厚强化,以额颞交界处为著,增强示肿块及增厚的硬脑膜均匀明显强化,邻近脑沟可见软脑膜短条状强化,呈"毛刺征";相邻脑实质受压,可见少许斑片状水肿信号。

【印象诊断】

罗萨伊-多尔夫曼病(Rosai-Dorfman disease,RDD)。

【相关知识】

RDD 又被称为窦组织细胞增生伴巨大淋巴结病,是一种病因不明、少见、非肿瘤性的良性组织细胞增生性疾病,属于非朗格汉斯细胞组织增生症的一种。1969 年由 Rosai 和 Dorfman 详细研究并命名。发病原因及机制仍不明确,可能与病毒感染或免疫紊乱有关。

儿童、青少年多见,男性稍多于女性。最常见受累部位为淋巴结,以颈部淋巴结最常受累,表现为双侧颈部淋巴结无痛性肿大,可伴有发热、体重减轻等症状,腋窝、纵隔及腹股沟淋巴结也可受累。也可出现淋巴结外 RDD 表现,受累器官包括皮肤、软组织、鼻腔、眼眶、胃肠道及泌尿生殖系统等,结外 RDD 患者占全部患者的 43% 左右,其中仅约 5% 发生于中枢神经系统,较罕见。颅内原发 RDD 缺乏特异性临床表现,患者症状与病变生长部位有关,多表现为头痛、癫痫及神经功能障碍,病变体积较大时可有颅内高压表现。

病理学特征为组织细胞增生,增生的组织细胞核大,呈空泡状,胞质丰富,淡染或透明,可呈泡沫状,且胞质内可见吞噬的淋巴细胞、浆细胞及中性粒细胞。免疫组化显示组织细胞表达 S-100、CD68、波形蛋白(vimentin)及 α1 抗胰蛋白酶(α1-AT),不表达 CD1a、抗平滑肌抗体(SMA)、CD34。

【影像特征分析】

脑实质外单发或多发肿块,与硬脑膜、大脑镰及小脑幕等结构相连。CT 表现为边界清楚、高密度的肿块,以硬脑膜为基底,骨质改变少见,可有侵袭性破坏,无骨质增生,无钙化,邻近脑实质水肿。MR 成像 T_1WI 呈等信号,T_2WI 呈等或低信号,增强明显强化,见"脑膜尾征",边缘可见"毛刺征",提示软脑膜破坏;T_2WI 病灶中心可有低信号影,可能与巨噬细胞释放的氧自由基有关。

【影像诊断思路与鉴别诊断要点】

本例发生于脑外,跨颅骨内外间隙生长,边界清楚,增强明显强化,骨质有破坏,颅内病变以硬脑膜为基底,邻近软脑膜有"毛刺征",结合这些影像表现可做出诊断。该病主要与一些可表现为"脑膜尾征"的病变相鉴别。

1. **脑膜瘤**   发病年龄平均约 50 岁,女性多见;脑外均匀半球形病灶,可出现钙化;病灶与硬脑膜广基底相连,瘤周脑膜呈细、短、规则样强化;邻近骨质增生硬化。

2. **血管外皮细胞瘤**   常以窄基底与脑膜相连,病灶内可见血管流空效应,无钙化,可有邻近骨质侵犯。

3. **淋巴瘤**   原发性硬脑膜淋巴瘤少见,肿瘤细胞密度高,CT 平扫表现为高密度,T_2WI 为等或低信号,明显均匀强化,也可不均匀强化;肿块常与脑组织边界不清,边缘常可出现"毛刺征";无钙化、颅骨增厚表现。

【知识链接】

ER 1-6-1

罗萨伊-多尔夫曼病

第七节   感染性病变

病例 1-7-1

【临床病史】

男性,46 岁,头痛伴发热 1 周余,加重 2 天。

【影像学检查】

影像学检查见图 1-7-1。

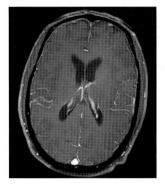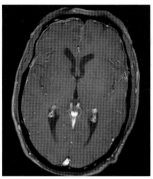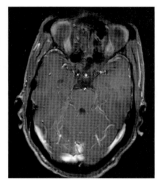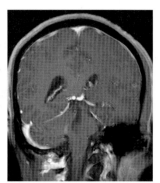

图 1-7-1　头部 MRI 增强

【影像征象】

右额部、左颞部柔脑膜较对侧稍增厚、强化,两侧侧裂池及小脑幕脑沟可见线样强化。脑室系统稍扩张。

【印象诊断】

化脓性脑膜炎。

【相关知识】

化脓性脑膜炎是由化脓性细菌引起的急性颅内感染,病变部位主要在柔脑膜(蛛网膜、软脑膜、蛛网膜下腔)。致病菌主要有脑膜炎球菌、肺炎球菌、流感嗜血杆菌、金黄色葡萄球菌、大肠埃希菌、铜绿假单胞菌等。病变主要有 3 种感染方式:①由心肺及其他脏器感染而导致的血行感染;②邻近组织器官感染,如中耳炎、乳突炎;③直接感染,如鼻窦、乳突、颅骨骨折、神经外科手术等。

致病细菌经血液循环侵入蛛网膜下腔后,中性粒细胞进入中枢神经系统,诱发一系列软脑膜炎性病变。软脑膜及大脑浅表血管扩张充血,蛛网膜下腔大量脓性渗出物覆盖脑表面,并沉积于脑沟及脑基底池。脓性渗出物阻塞蛛网膜颗粒或脑池,影响脑脊液的吸收和循环时,引起交通性或梗阻性脑积水。邻近软脑膜的脑皮质水肿,重者并发动脉炎、静脉炎或血栓形成。

临床表现可以为发热、寒战、上呼吸道感染等感染症状,脑膜刺激征阳性,头痛、呕吐、视神经乳头水肿、意识障碍等颅内压增高症状,以及偏瘫、失语等局灶性神经功能损害症状。年龄越小,发病率越高,1 岁以下占 1/3~1/2,3 个月以内的婴幼儿及新生儿临床表现常不典型。

脑脊液检查是确诊的主要依据。脑脊液常规检查:压力升高、外观米汤样、白细胞数升高。脑脊液生化检查:蛋白升高、糖降低、氯化物降低。涂片或染色、药敏培养寻找病原菌。

【影像特征分析】

早期 CT 通常无异常,也可因蛛网膜、软脑膜血管扩张充血致脑皮层肿胀,脑沟受压变浅或消失,密度可轻微增高。由于蛋白含量增多,MRI 表现为脑沟 FLAIR 及 DWI 信号增高,但这并非为脑膜炎特异性表现。约 50% 的患者增强扫描可见血脑屏障破坏所致的柔脑膜异常强化,脑沟线样强化是化脓性脑膜炎的影像表现。

急性脑炎期可表现为局限性或弥漫性 T_1WI 低、T_2WI 高信号影,边界不清,增强扫描脑表面出现细条样、脑回样异常强化影。化脓期表现为 T_1WI 呈不规则低信号,包括化脓性病灶本身及水肿的脑组织,

T_2WI 呈高信号,若病灶中心散在点状液化坏死灶,则有利于脑脓肿的早期诊断。包膜形成期在炎症局限的同时,脓腔及炎症区周围的肉芽组织纤维化,变成了分界明确的脓肿包膜,腔内充满脓液,DWI 弥散受限,增强呈明显环形强化,包膜完整、均匀光滑,厚度可达 3~6mm,外周常伴有水肿带。

脑室膜炎是婴幼儿化脓性脑膜炎常见的一种并发症,成人少见。典型影像表现包括受累脑室壁条状强化或脑室内有分隔、侧脑室扩大、脑室周围水肿。

硬膜外和硬膜下积脓均表现为环形强化,但硬膜下积脓更容易引起并发症,如血栓性静脉炎、脑炎,需要紧急神经外科手术干预。

【影像诊断思路与鉴别诊断要点】

临床症状为头痛伴发热,结合蛋白、白细胞数明显增高的脓性脑脊液结果,以及脑膜炎的影像表现,首先考虑化脓性脑膜炎。需与病毒性、结核性及真菌性脑膜炎进行鉴别。

1. **病毒性脑膜炎**　影像表现与化脓性脑膜炎相似,临床症状相对较轻,脑脊液改变表现为糖和氯化物接近正常、外观清亮、蛋白轻度增高、白细胞正常或轻度增高且以淋巴细胞为主。脑脊液可检出病毒特异性抗体。

2. **结核性脑膜炎**　亚急性起病,缓慢进展,出现低热、盗汗、消瘦等结核病特有体征,脑外结核灶、纯蛋白衍生物(PPD)或 T 细胞斑点试验(T-spot)试验阳性有助于诊断。脑脊液改变表现为糖降低、外观毛玻璃样、蛋白明显增高、白细胞轻度增高且以单核细胞为主,涂片抗酸染色可找到结核分枝杆菌。影像表现以基底池脑膜受累为主,并可见多发粟粒状结节灶;脑实质内亦可见多个粟粒状强化结节灶;基底池周围常见爆米花样营养不良性钙化;间接征象包括脑积水、脑萎缩和脑梗死等改变。

【知识链接】

ER1-7-1

化脓性脑膜炎

3. **真菌性脑膜炎**　临床症状以肢体无力和视力下降的发生率较高。脑脊液改变表现为压力高、外观毛玻璃样、蛋白增高、白细胞增高、糖减低、氯化物可减低,真菌培养可发现真菌。弥漫性脑膜明显强化,可呈典型铸型强化,部分轻度强化,邻近脑实质可受累。脑实质内病灶呈多灶性、多态性损害,可并发脑梗死、脑出血、脑脓肿,脓肿壁厚且不规则、不连续,"开环征"为其特征表现。

病例 1-7-2

【临床病史】

男性,51 岁,头痛伴发热 5 天,意识丧失 1 天。

【影像学检查】

影像学检查见图 1-7-2。

【影像征象】

两侧外囊、海马、海马旁回、两侧岛叶皮层及两侧额叶内侧皮层可见对称性多发条片状异常信号影,T_1WI 呈等低信号,T_2WI 及 FLAIR 呈高信号,部分于 DWI 及 ADC 呈弥散受限征象,部分边缘稍模糊,基底节区不受累,呈"刀切征",增强扫描未见明显强化。

【印象诊断】

单纯疱疹病毒性脑炎(脑脊液单纯疱疹病毒 I 型 IgG 抗体阳性)。

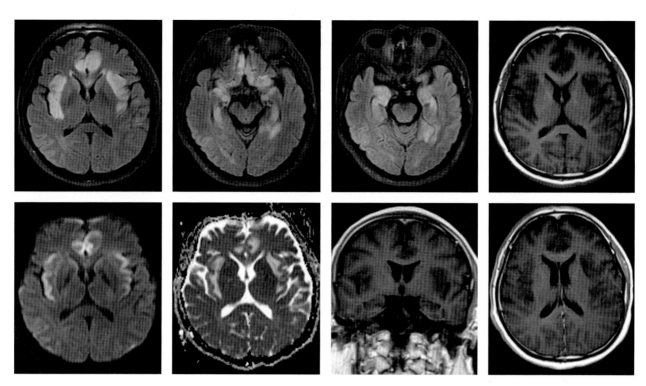

图 1-7-2 头部 MRI 平扫及增强

【相关知识】

又称急性坏死性脑炎、急性包涵体脑炎,由单纯疱疹病毒(HSV)直接侵犯中枢神经系统所引起的脑实质或脑膜急性感染性疾病,是散发性、致命性脑炎最常见的原因。HSV-1 型多见,以成人为主。HSV-2 型多见于新生儿。

HSV-1 脑炎是成人中最为常见的病毒性脑炎,一般被认为是潜伏于三叉神经节或者嗅神经的单纯疱疹病毒重新激活逆行感染至中枢神经系统所致。主要起于颞叶内侧区域逐渐向额叶及海马等边缘系统扩展,所以病变先累及颞叶,单侧或双侧,分布不对称,部分病例可向额叶或枕叶发展,但单独发生于额叶或枕叶者非常少见。

脑脊液改变:糖和氯化物接近正常、外观清亮、蛋白轻度增高、白细胞正常或轻度增高且以淋巴细胞为主,特异性抗体增高,可分离出病毒。

【影像特征分析】

HSV-1 型:CT 表现为颞叶及岛叶低密度区,急性期及亚急性期主要表现为水肿,慢性期表现为软化灶。MRI 较 CT 更为敏感。起病后 1 周内 MRI 的敏感性可达 90%;病灶分布多不对称,可从颞叶内侧面、额叶眶面延续累及扣带回、岛叶,而基底节区通常不受累,形成典型的"刀切征"。DWI 对于急性期病灶的检测最敏感,多表现为 DWI 高、ADC 低信号,亚急性期 ADC 值逐渐升高。

HSV-2 型:多见于新生儿,影像表现不同于 HSV-1 型。可经由生殖产道感染导致严重的新生儿脑炎。多表现为脑内弥漫病灶,慢性期表现为多发软化灶。多器官累及(眼睛、皮肤);预后较 HSV-1 型差。

【影像诊断思路与鉴别诊断要点】

本例病变主要累及颞叶内侧面、额叶眶面,向海马等边缘系统扩散,而基底节区不受累,形成典型的"刀切征"。结合患者头痛、发热的临床表现以及脑脊液白细胞、葡萄糖、蛋白质升高,符合单纯疱疹病毒性脑炎诊断。需与急性脑梗死、多发性硬化、线粒体脑病等鉴别。

1. **急性脑梗死**　病变呈三角形或楔形,病变部位与闭塞的动脉供血区一致,梗死灶 CT 表现为低密度,MRI 呈 T_1WI 低、T_2WI 高信号影,增强扫描病变内和周围出现脑回样、线状强化。

2. **多发性硬化**　好发于 20~40 岁,女性多见,视神经炎可为首发症状,典型病变部位为胼胝体、U 形纤维、颞叶、脑干、小脑和脊髓等。MRI 可见"直角脱髓鞘征",增强扫描强化灶与非强化灶共存。

3. **线粒体脑病**　母系遗传,可伴高乳酸血症,首发症状主要表现为运动不耐受、卒中样发作、偏轻瘫、失语等。病变主要累及大脑后部的枕、顶、颞叶,皮质及皮质下白质,呈脑回样分布,不按解剖学血管支配分布,MRI 呈 T_1WI 等、低信号,T_2WI、FLAIR 及 DWI 呈高信号,增强扫描均无明显强化。

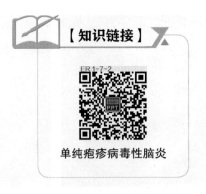

【知识链接】

ER 1-7-2

单纯疱疹病毒性脑炎

第八节　外伤性病变

病例 1-8-1

【临床病史】

女性,32 岁,外伤后意识障碍 17 小时收入院。患者入院前 17 小时被面包车撞倒后出现意识障碍,呼之不应,无恶心、呕吐,无肢体抽搐。查体:神志不清,格拉斯哥昏迷评分(GCS)6 分,双侧瞳孔不等大,左:右 = 2.0mm : 5.0mm,左侧对光反射存在,右侧对光反射消失,刺痛无睁眼,无言语,刺痛可躲避,右侧肢体活动差。四肢肢体肌张力无明显增高,肌力检查不合作,生理反射存在,右侧病理征阳性,左侧病理征未引出。

【影像学检查】

影像学检查见图 1-8-1。

【影像征象】

CT:左侧额叶、基底节区及颞叶皮层下可见斑片状高密度影,部分脑沟内可见少许稍高密度影。右侧脑室及第三脑室内可见斑片状高密度影。右侧额顶部头皮肿胀伴血肿形成。

MRI:双侧半卵圆中心、中脑右侧区域、胼胝体压部、双侧额叶、左侧基底节区、左侧额叶深部可见多发异常信号影,呈长 T_1、长 T_2 信号,部分病灶 FLAIR 中心低信号,边缘高信号;DWI 呈高或低信号,ADC 呈稍低信号。第三脑室可见条片状 FLAIR 高信号。右侧额顶部头皮软组织肿胀。

【印象诊断】

弥漫性轴索损伤(diffuse axonal injury,DAI)。

【相关知识】

弥漫性轴索损伤(DAI)是指闭合型颅脑外伤,头部在旋转剪切力的作用下,脑结构发生了以脑深部神经轴索发生肿胀、断裂为特征的一系列病理学变化。DAI 是导致患者死亡、植物性生存和严重神经功能障碍的最主要原因,病死率高达 42%~62%。

病理机制:在加速/减速性损伤时,由于脑组织的不易屈性,以致突然的加速或减速运动形成一种瞬间剪切力和张力,损伤神经元轴索,使神经元轴索回缩、肿胀,形成轴索"回缩球",其中钙离子的超内流对轴索肿胀离断起重要作用,与此同时邻近组织常伴有撕裂伤,小血管损伤后导致小出血灶。DAI 好发于脑灰白质交界区、胼胝体、内囊、基底节区和脑干上端等中线区域,这些部位是神经元轴索在走行中改变解剖方

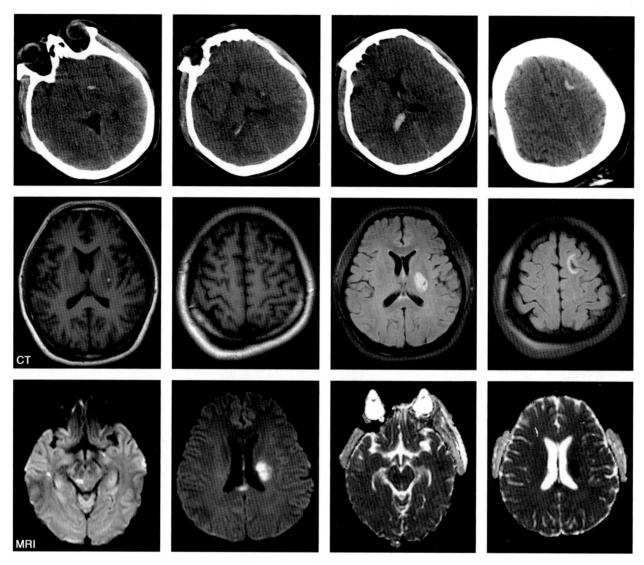

图 1-8-1　头部 CT 和 MRI 图像

向的部位,也是不同组织之间以及脑白质纤维上下走行与剪切力方向垂直的部位。

损伤分级:Adams 等依据损伤部位将 DAI 分为 3 级。①Ⅰ级,大脑半球、胼胝体、脑干白质有镜下的弥漫轴索损伤;②Ⅱ级,除上述区域,胼胝体出现局灶性出血坏死;③Ⅲ级,除有Ⅱ级表现外,脑干也出现局灶性出血坏死。

DAI 临床诊断标准:①有头部加速或减速外伤史;②在受伤后即刻昏迷,并且昏迷持续的时间超过 6 小时;③患者经 CT 或 MRI 检查,确诊其大脑灰白质交界区、脑干、基底节等区域存在散在性出血灶或非出血性病灶;④患者的颅内压未明显增加;⑤对于死亡患者,经解剖可发现其存在 DAI 的病理学特征;⑥在患者发病的数个月或 1 年后,经影像学检查可发现其存在弥漫性脑萎缩及不同程度的神经功能障碍后遗症,部分患者可呈持续的植物生存状态。

【影像特征分析】

CT 表现:双侧幕上半球多脑叶弥漫性脑水肿及肿胀,灰质和白质界限不清,表现为弥漫性白质密度减低,双侧脑室和脑池受压、变窄或消失,部分可见蛛网膜下腔出血、脑室内出血或少许硬膜下出血;脑灰白质交界区、胼胝体、脑干、基底节区等部位多发或单发小出血灶;脚间池出血、中线区出血征象可反映预后不良,尤其是脚间池出血是脑干受损的可靠标志;对于临床症状严重,而头部 CT 未发现异常或改变轻者,要考虑到 DAI 的可能。

MRI 表现:①出血性病灶,急性期 T_1WI 呈等或稍低信号,T_2WI 及 FLAIR 呈低信号,周围可见水肿信号,DWI 上呈低信号;亚急性期及慢性期出血信号强度随时间而异;②水肿性非出血灶,T_1WI 上呈等或稍低信号,T_2WI 及 FLAIR 上主要表现为稍高或高信号,DWI 上急性期表现为高信号,亚急性及慢性期呈等信号,少数 T_2WI 及 FLAIR 上显示为高信号的水肿灶在 DWI 显示为等信号。DWI 和 T_2-FLAIR 是最敏感的序列,对病灶显示清晰。DAI 微出血灶在 SWI(磁敏感加权成像)上形态学具有一定的特征性,呈甩鞭样或串珠状改变,是 SWI 诊断 DAI 的一个较为可靠的征象;SWI 分辨水肿的能力有限,因而对于非出血性轴索损伤,特别是轻度水肿或小水肿灶的检出有一定的限制。

【影像诊断思路与鉴别诊断要点】

本例病变一般具有明确的外伤史,影像学主要表现为大脑灰白质交界区、脑干、基底节等区域存在散在性出血灶或非出血性病灶;结合患者脑部弥漫性损伤表现及外伤史,需主要与外伤后脂肪栓塞综合征鉴别。

脂肪栓塞综合征(fat embolism syndrome,FES)是血液循环内的脂肪栓塞导致的以神经系统异常、呼吸衰竭及斑点状皮疹为主要表现的综合征,最常见的栓塞部位有肺、脑及皮肤,常并发于创伤性长骨多发骨折、骨折术后。脑部脂肪栓塞的病理改变包括血管周围出血及出血性梗死,主要是脂肪栓塞后继发的改变。

临床特点:呼吸功能障碍、中枢神经系统功能障碍和皮疹,但并非所有患者均会出现上述症状,临床症状通常在创伤后 24~72 小时内出现,呼吸功能障碍是 FES 的早期表现。

影像学特点:CT 检查早期缺乏敏感性;MRI 上 T_1WI 呈等或低信号,T_2WI 可表现为点状或斑片状的高信号,边界不清,FLAIR 上可见较小的、斑片状或融合成片的高信号区。脂肪栓塞因其所致的急性脑微梗死在 DWI 上表现为典型的"满天星征",即在脑实质低信号的背景上表现为弥漫点状高信号,相应病变处 ADC 值降低;DWI 表现早于 T_2WI,是脑部脂肪栓塞早期敏感的检查方法。SWI 上表现为小的、模糊斑点状低信号灶,病灶主要在皮质、皮髓质交界处、侧脑室旁、胼胝体压部、基底节区和脑干。

【知识链接】

ER 1-8-1

弥漫性轴索损伤

鉴别要点:脑脂肪栓塞综合征微出血更多,汇合延伸到白质,经常累及灰质;血管源性水肿和细胞毒性水肿更广泛;微出血灶较 DAI 病灶明显更小。

病例 1-8-2

【临床病史】

女性,67 岁,头部外伤 15 小时,突发意识不清 2 小时;2 小时前出现剧烈头痛不适、喷射性呕吐、意识不清。查体:左侧肢体刺痛无反应,肌张力低,左侧瞳孔直径 3.0mm,对光反射迟钝,右侧瞳孔直径 4.5mm,对光反射消失。

【影像学检查】

影像学检查见图 1-8-2。

【影像征象】

右侧额顶颞部颅板下广泛新月形高密度影,右侧大脑半球脑回受压,向内推移,右侧侧脑室受压变窄,中线结构偏左约 2cm。

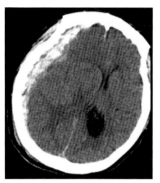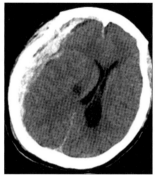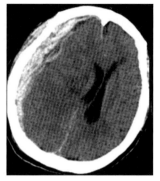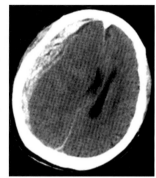

图 1-8-2　头部 CT 平扫

【印象诊断】

右侧额顶颞部广泛硬膜下血肿伴大脑镰下疝。

【相关知识】

脑疝:颅骨内的总容积是固定的,大脑、脑脊液和颅内血液的体积之和是恒定的,当颅内容积变化超过代偿机制时,脑组织可以通过先天性的空间(解剖空间)或后天性的空间(如去骨瓣开颅),从一个空间移动到另一个空间中,从而形成脑疝。

颅骨是一个坚硬的拱形结构,包含三个主要内容物:脑实质、脑脊液和血液。它们被颅骨骨性结构和硬膜反折隔开。硬膜反折主要是大脑镰和小脑幕,它们将颅腔分为左右大脑半球和颅后窝,分隔幕上和幕下,双侧小脑幕围成小脑幕裂孔。脑水肿、肿瘤或出血导致颅内容积增加及颅内压增高,从而导致脑疝形成;此外,颅内压降低也可以产生脑疝。

脑疝可分为两大类,颅内疝和颅外疝;颅内疝根据部位分为大脑镰下疝、小脑幕裂孔疝和小脑扁桃体疝。

【影像特征分析】

大脑镰下疝,即扣带回滑至大脑镰下,故也称扣带回疝,是最常见的颅内疝类型;大脑镰下疝常发生在大脑镰前方,因为大脑镰后部比大脑镰前部更宽更僵硬。少数情况下,大脑镰下疝可将大脑前动脉挤向大脑镰,导致脑梗死,最常见的临床表现是对侧腿部无力;也可堵塞室间孔,引起对侧脑室内脑脊液潴留从而引起脑积水。测量方法:轴位图像上通过室间孔水平上画一条中心线,并测量这条线与移位的透明隔之间的距离,小于 5mm 预后良好,大于 15mm 预后不良。

小脑幕裂孔疝是第二常见的颅内疝,因颅内容积增加导致脑组织移位过小脑幕裂孔形成,分为下行性小脑幕裂孔疝与上行性小脑幕裂孔疝。下行性小脑幕裂孔疝(颞叶钩回疝)导致颞叶内侧(钩回)经小脑幕切迹向内下侧移位,从而压迫脑干及邻近结构。上行性小脑幕裂孔疝是小脑蚓部疝至小脑幕上,由颅后窝的占位效应引起。主要的并发症是中脑导水管受压所致的梗阻性脑积水,因为小脑蚓部向上突出,小脑上池和第四脑室闭塞,四叠体池的正常凹形结构变形,呈现平坦或凸起的形态。脑积水由中脑导水管受压而出现。小脑上动脉分支以及大脑后动脉可能受压,导致小脑半球上部和枕叶的缺血性梗死。

小脑扁桃体疝,小脑扁桃体向下移位进入枕骨大孔压迫延髓,最严重的情况为延髓呼吸中枢受压导致死亡,最常见的原因是幕下肿块向下的占位效应,也可能是继发于幕上肿块伴下行性小脑幕裂孔疝,可分先天性(Chairi 畸形)和后天性(肿瘤占位)。常见的征象

【知识链接】

ER 1-8-2

颅内疝

是枕骨大孔以下可见小脑扁桃体,脑干向前移位,周围脑脊液消失,第四脑室可能受到压迫,产生阻塞性幕上脑积水,突出的小脑扁桃体压迫小脑后下动脉可致小脑梗死。评价标准:McRae 线(枕骨大孔线),不同年龄组枕骨大孔下方扁桃体的正常位置不同。10 岁前,小脑扁桃体超过枕骨大孔下方 6mm 以上是异常表现;10~30 岁,5mm 以上是异常;40~80 岁,4mm 以上是异常;80 岁以上,3mm 以上被视为异常。

第二章　头　颈　部

第一节　肿瘤性疾病

病例 2-1-1

【临床病史】

女性,32 岁,因"发现右侧颈部包块并进行性增大 1 个月余"入院。

【影像学检查】

影像学检查见图 2-1-1。

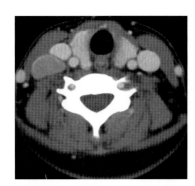
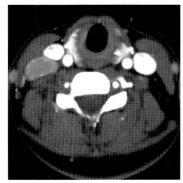
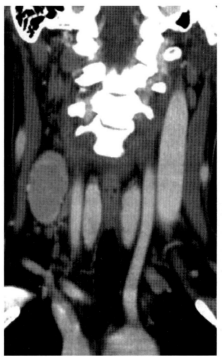
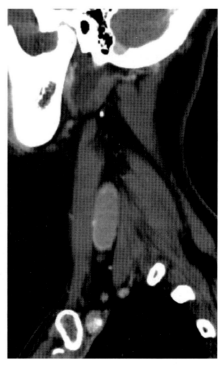

图 2-1-1　颈部 CT 增强

【影像征象】

右侧颈部甲状腺水平颈血管鞘后方见一类圆形肿块影,边界清楚,增强呈明显强化,内部密度均匀,周围结构轻度受压改变,余未见明显异常。

【印象诊断】

右侧颈部巨大淋巴结增生症［卡斯尔曼（Castleman）病］。

【相关知识】

巨大淋巴结增生症是一种少见的以不明原因淋巴结肿大为特征的慢性淋巴组织增生性疾病，又称Castleman病、血管淋巴滤泡增生症和淋巴样错构瘤等。病因和发病机制不清，可能与病毒感染如 EB 病毒、人类疱疹病毒 8 型（HHV-8）、血管增生、细胞因子调节异常如 IL-6 表达增加等有关。

根据病理学特征分为透明血管型、浆细胞型和混合型。透明血管型占 80%～90%，主要由增生的淋巴结细胞呈同心圆样排列，淋巴滤泡内见大量管壁玻璃样变性的小血管。浆细胞型占 10%～20%，增生淋巴滤泡内伴大量浆细胞，血管增生不如透明血管型明显。混合型兼有两者的特点。

根据临床特点分为单中心型（局灶型）和多中心型（弥漫型）。单中心型多无自觉症状，为体检偶然发现，主要表现为局部淋巴结肿大，可伴有局部压迫刺激症状，可见于任何年龄，发病高峰为 30～40 岁，女性约为男性的 4 倍，95% 以上为透明血管型，最常累及纵隔及肺门淋巴结（60%～70%），其次为颈部、腹部、腹膜后、腋窝、腹股沟、骨盆。多中心型常表现为弥漫性病变，并多伴发全身症状如发热、贫血及丙种球蛋白升高等，可见于任何年龄，发病高峰为 40～50 岁，女性约为男性的 2 倍，多为浆细胞型，预后较差。

【影像特征分析】

局灶型巨大淋巴结增生症 CT 平扫表现为淋巴结分布区域圆形、类圆形或分叶状孤立软组织肿块，伴或不伴卫星灶，边界多清楚锐利，具完整包膜，密度均匀，内部一般无坏死液化或出血，部分病灶中央可见弧形、分支状或簇状钙化，可能是由于增生毛细血管壁增厚，且伴有玻璃样变性、纤维化变性等，钙质沿着退变的小血管壁沉积形成。典型强化方式为动脉期明显强化，CT 值高达 114～196Hu，门静脉期、延迟期持续强化，与主动脉强化程度相当，灶内或/和灶周见粗细不等的血管影。

弥漫型巨大淋巴结增生症表现为纵隔、肺门或腹膜后多组淋巴结肿大，CT 平扫呈稍低密度，增强后动脉期呈轻、中度强化，静脉期及延迟期持续均匀强化；肺实质内淋巴细胞间质性肺炎，主要表现为肺内弥漫分布毛玻璃样、气腔实变、边缘模糊并呈小叶中心性分布的小结节、支气管血管束增厚、小叶间隔增厚以及薄壁肺气囊；胸腔积液；肝脾肿大。

【影像诊断思路与鉴别诊断要点】

本例为局灶型颈部 Castleman 病，系淋巴结病变，主要鉴别包括颈动脉体瘤、神经鞘瘤以及其他淋巴结病变。

1. **颈动脉体瘤**　颈动脉体发生的非嗜铬性副神经节肿瘤，临床表现为颈部及下颌角胸锁乳突肌区前缘无痛性、界限清楚的肿块，扪诊具有搏动性，少数可合并迷走神经或交感神经压迫症状，CT 表现为颈动脉分叉处圆形或椭圆形稍低密度肿块影，边界清，颈内、外动脉之间分叉角度呈杯状扩大；增强后肿瘤呈均匀或欠均匀明显强化，常接近动脉血管密度，MRI 上特征性表现为"胡椒盐"征。

2. **神经鞘瘤**　常起源于迷走神经和交感神经，迷走神经位于颈内、外动脉和颈内静脉之间，迷走神经来源的神经鞘瘤常使颈内或颈总动脉与颈内静脉分离（>120°），颈内或颈总动脉移位于肿瘤的前内方；交感神经位于颈内、外动脉或颈总动脉和颈内静脉的内后侧，交感神经来源的神经鞘瘤往往使颈内、外动脉或颈总动脉受压向前或前外移位，颈内动、静脉分离<60°。影像表现为椭圆形实质性肿块，长轴与神经走行一致，一般包膜完整，边界清楚光滑，密度不均，易囊变，实性成分不均匀明显强化，边缘无迂曲肿瘤血管。

3. **淋巴结病变**　淋巴瘤一般双侧多发,密度或信号均匀,轻、中度均匀强化,血管被包绕呈漂浮征,MR DWI 弥散受限。淋巴结转移与其引流区域及原发肿瘤组织病理相关,淋巴结肿大,形态不规则,环状强化的淋巴结伴有中心斑片状坏死区,为颈部转移性淋巴结的特征性表现。甲状腺癌颈部淋巴结转移具有甲状腺组织学特征,血供丰富且具有摄碘功能,呈明显强化。淋巴结结核中青年女性多见,常伴肺内结核表现;淋巴结表现为形态消失,平扫密度不均,增强中等程度厚壁不均环状强化,内见强化分隔,周围脂肪间隙模糊、邻近结构浸润。

【知识链接】

ER 2-1-1

巨大淋巴结增生症

病例 2-1-2

【临床病史】

男性,63 岁,因"双侧嗅觉减退 2 个月余"入院。

【影像学检查】

影像学检查见图 2-1-2。

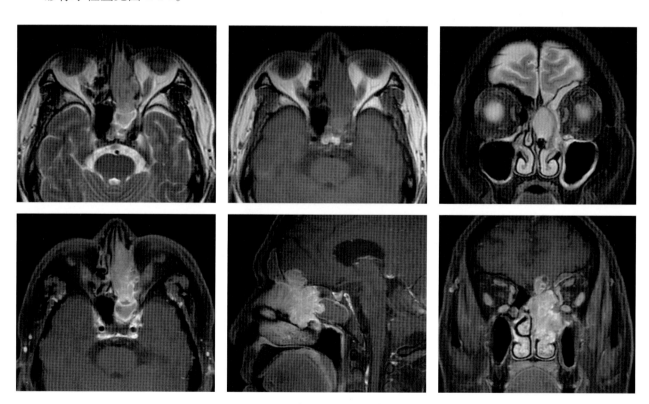

图 2-1-2　鼻旁窦 MRI 平扫+增强

【影像征象】

左侧鼻腔及前组筛窦内可见软组织信号影,T_1WI 呈等信号,T_2WI 呈稍高信号,增强呈不均匀明显强化,肿块以嗅区为中心,左侧筛窦气房、中鼻甲受侵,左侧眼眶及蝶窦受累,向上侵犯颅内,呈典型"哑铃征"表现。

【印象诊断】

嗅神经母细胞瘤。

【相关知识】

嗅神经母细胞瘤是起源于筛板或鼻腔嗅区的嗅神经上皮的恶性肿瘤。嗅神经上皮分布于鼻甲上方及鼻中隔上方 1/3 的嗅黏膜区,经筛孔入颅,向上终止于嗅球的前端,因此,肿瘤中心多位于上鼻腔及前组筛窦,偶可见位于上颌窦、鼻咽及筛窦等部位,系嗅神经上皮异位所致。

临床少见,占全部鼻腔恶性肿瘤的 3%~5%,好发年龄为 10~20 岁及 40~60 岁,男女发病率相近。好发于鼻腔顶部,生物学行为不一,可发展迅速,也可缓慢生长,局部侵袭性强,可侵犯鼻窦、颅前窝及眼眶,可累及颈部及咽后淋巴结。临床表现主要有鼻塞、鼻出血、嗅觉减退,晚期可有突眼、复视、头痛、面部疼痛及视力减退等,缺乏特征性。

【影像特征分析】

形态多样,大小不一,可呈结节状、分叶状、哑铃状。肿瘤较小时,局限于鼻腔内,密度/信号多均匀,CT 呈软组织密度,MRI 呈等 T_1、稍高 T_2 信号;肿瘤较大时中央可见小点状坏死、钙化,密度/信号不均匀;增强呈中度至明显不均匀强化。

骨质改变及周围侵犯:肿块较小无周围侵犯及骨质破坏;较大多有膨胀性、浸润性骨质破坏,常侵入单侧或双侧筛窦,向上可破坏筛板或沿嗅神经向颅内扩展侵犯颅前窝,浸润脑实质,向外可破坏筛窦纸板侵入眼眶,也可通过眶上裂侵入眼眶,累及视神经;肿瘤阻塞鼻窦时可见黏液潴留,呈 T_2WI 高信号,侵犯颅内时常见瘤周囊肿。需注意颈部及咽后淋巴结有无肿大。

【影像诊断思路与鉴别诊断要点】

需与鼻腔鼻窦常见占位性病变相鉴别。

1. **鼻息肉**　由炎性肿胀的鼻窦黏膜增生而成;好发于筛窦和中鼻道内,以水肿型最为常见,分为单发性和多发性。单发者常发生在上颌窦,并沿扩大的上颌窦开口延伸至鼻腔,向后可至鼻咽部,多呈低密度;多发则呈双侧鼻腔鼻窦多发软组织密度肿块;息肉大且病史长者易致邻近骨质吸收破坏。MRI 信号混杂,增强后多表现为周边黏膜波浪状或锯齿状强化,而中央内容物常无明显强化。

2. **内翻性乳头状瘤**　鼻腔及鼻窦黏膜上皮组织的边缘性肿瘤;多见于 40 岁以上,50~60 岁发病率最高,单侧多见;易复发,可恶变。常见于鼻腔中鼻道后部外侧壁,沿中鼻甲长轴生长,呈分叶状,可蔓延至周围鼻窦内。CT 表现为等密度软组织肿块,边界较清,密度较均匀,邻近骨质可增生、受压、吸收或破坏;小波浪状边缘是特征性表现;MR T_1WI 呈等或低信号,T_2WI 呈混杂高信号,增强呈卷曲"脑回样"强化。影像应提示肿瘤起始部位,以便手术干预,减少复发。

3. **嗅沟脑膜瘤**　中年女性多见;位于嗅沟或蝶骨平台的脑膜瘤约占 10%,常表现为嗅觉缺失,影像学特征与其他脑膜瘤相同,较嗅神经母细胞瘤位置偏高,一般不累及鼻窦。CT 上多为边缘清晰的高密度肿块,可见钙化,增强呈明显均匀强化及脑膜尾征;周围骨质可增厚。MRI 上 T_1WI 多呈等信号,T_2WI 多呈等或高信号(高信号见于微囊型、分泌型等),钙化及纤维成分呈低信号,可见占位效应,周围脑实质水肿。

4. **鼻腔及鼻窦癌**　多见于老年人;多发生于上颌窦,其次为筛窦、鼻腔。浸润性生长,形态不规则;邻近骨质明显破坏;肿瘤坏死明显,其密度、信号混杂不均,强化程度一般较低。如果鼻腔顶-筛窦的肿瘤具有恶性征象,尤其是向上破坏,有沿嗅神经蔓延的趋势或破坏筛板向颅内侵犯,而坏死少、强化明显者要考虑嗅神经母细胞的可能。

【知识链接】

ER2-1-2

嗅神经母细胞瘤

5. 鼻腔鼻窦淋巴瘤 以非霍奇金淋巴瘤多见,中国以 NK/T 细胞淋巴瘤多见。发生于一侧或双侧鼻腔,多位于鼻腔前部,可局限于鼻前庭,常可累及鼻翼、面颊及眼睑部皮肤软组织,可透过鼻中隔或经鼻后孔累及对侧鼻腔,可向周围蔓延。CT 平扫呈等密度软组织影,邻近骨质破坏情况不显著;MRI 上 T_1WI、T_2WI 为等或稍高信号;DWI 明显弥散受限;增强多呈均匀性轻至中度强化。

第二节 颈部囊性疾病

病例 2-2-1

【临床病史】

女性,26 岁,无意中发现右颈部包块 3 个月。

【影像学检查】

影像学检查见图 2-2-1。

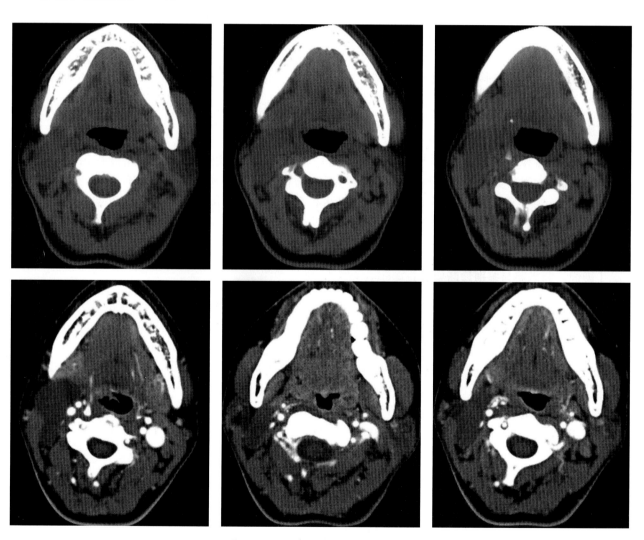

图 2-2-1 颈部 CT 平扫及 CT 增强
颈部增强为 CT 平扫检查结束后约 4 个月完成

【影像征象】

右侧颈部胸锁乳突肌内侧、颈动脉鞘外侧可见梭形异常密度影,密度尚均,边界尚清,CT值11~24Hu,增强扫描未见明显强化,右侧颈动脉鞘受压向内侧稍移位。

【印象诊断】

第二鳃裂囊肿(branchial cleft cyst)。

【相关知识】

鳃裂囊肿是儿童和成人均可见的先天性囊肿,是由胚胎发育期中的鳃裂残余上皮组织发生的一种先天性畸形。在发育过程中各个鳃弓互相融合形成面下部和颈部的各个结构和器官后,鳃裂消失。如果鳃裂没有完全消失,有上皮组织残留就可以形成囊肿和瘘,视鳃弓发育情况分为四型。

第一鳃裂囊肿为第一鳃裂残留胚胎痕迹,即从外耳道至颌下三角,常常不形成明显的囊性肿块,而是形成瘘管,瘘管可与外耳道相通,临床上表现为耳前区反复发作的脓肿或其他形式的感染。第二鳃裂囊肿最为常见,占90%~95%,典型位置是位于一侧颈前三角,胸锁乳突肌的前内侧,颈动脉间隙的外侧和颌下腺的后方,一般为无痛性,有波动感,呈圆形或椭圆形,生长缓慢,感染后可突然肿大。第三、第四鳃裂囊肿很罕见,第三鳃裂囊肿位于颈总和颈内动脉的后方,如果病变是相通的瘘,可以穿过甲状舌骨膜与梨状窝相通。第四鳃裂起源于梨状隐窝和舌骨骨膜,沿气管、食管鞘下降至纵隔,由于都与梨状隐窝相连,故鉴别第三、第四鳃裂囊肿十分困难,一般位置较高为第三鳃裂畸形,较低为第四鳃裂畸形。

【影像特征分析】

第二鳃裂囊肿CT表现为与胸锁乳突肌前缘密切相邻的囊性肿块,边缘清楚,密度均匀,周围结构被推压、移位,增强后无强化。囊肿边界模糊,与周围结构间隙欠清晰,囊壁增厚不规则,囊内密度稍高,提示感染可能。第一鳃裂囊肿CT表现为外耳道口和腮腺上极周围软组织不规则低密度影,未能显示瘘管;MRI平扫见外耳道区和腮腺上极长条状和囊状影像,呈长T_1和长T_2信号,边界不清楚,与外耳道平行。

【影像诊断思路与鉴别诊断要点】

第二鳃裂囊肿最为常见,多位于胸锁乳突肌的前内侧、颈动脉间隙的外侧和颌下腺的后方是其特征。该病需要与一些表现为颈部其他囊性疾病相鉴别。

1. **囊性转移瘤** 多有原发病灶,也位于颈动脉间隙,常多发,囊性转移瘤一般是由肿瘤的囊变所致。因此,病灶周边有软组织成分、结节或囊壁较厚,增强后病灶周边或软组织成分有强化。

2. **神经鞘瘤囊变** 位于颈动脉间隙的神经鞘瘤常来源于脑神经或交感神经链,也为颈动脉间隙肿块。神经鞘瘤坏死囊变,但应有实性成分,部分可出现钙化,病灶实性部分可强化,肿瘤造成颈内动、静脉的移位可揭示肿瘤的来源。

3. **囊性淋巴管瘤** 常见于2岁的儿童,囊肿可为单囊或多囊,呈匍匐性生长,部分较鳃裂囊肿位置低,典型者位于颈后三角,囊肿常向邻近的肌肉延伸。

【知识链接】

FB 2-2-1

颈部囊性病变

病例 2-2-2

【临床病史】

女性,54 岁,无意中发现颏下肿物 1 年。

【影像学检查】

影像学检查见图 2-2-2。

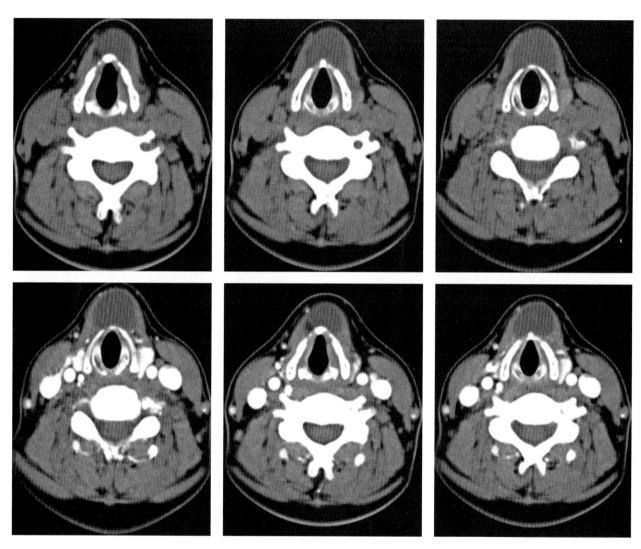

图 2-2-2 颈部 CT 平扫及增强

【影像征象】

甲状软骨前方可见椭圆形低密度影,边界清,大小约 2.3cm×1.8cm,CT 值为 20Hu,增强后未见强化。

【印象诊断】

甲状舌管囊肿(thyroglossal duct cyst,TDC)。

【相关知识】

在胚胎发育第 3 周时,咽底中央凹陷形成甲状舌管,其下端形成甲状腺,胚胎第 5 周该管自行退化闭塞,其上端在舌根部形成一盲孔,如果退化不全,就可形成囊肿。该囊肿可以发生于舌盲孔至胸骨上切迹之间、颈前部中线的任何部位。最多见于舌骨和甲状腺之间,舌骨上下发生较多,大部分位于颈部中线,部分稍偏离中线。甲状舌管囊肿为颈前区最常见的先天性疾病。位于颈正中线、与舌骨关系密切是甲状舌管囊肿最为显著的特点。

甲状舌管囊肿多见于儿童和青少年,多见于 15 岁以下,1/3 患者在出生后即存在。临床查体多表现为颈部中线逐渐增大的肿物,活动性好,质软,随吞咽动作而上下移动;当有感染时,肿块快速增大,局部皮肤红肿。

【影像特征分析】

TDC 的典型 CT 特征为颈前边界清楚的低密度病变,常呈圆形或椭圆形,少数表现为不规则形。增强扫描多无强化,合并感染时,囊壁增厚常呈环状明显强化。MRI 呈长 T_1 及长 T_2 信号,合并感染或出血时因囊内含高蛋白内容物可呈等或短 T_1 及稍长或长 T_2 信号。

【影像诊断思路与鉴别诊断要点】

典型的甲状舌管囊肿有位于颈正中线、与舌骨关系密切等特点,诊断多不困难。该病需与颈部其他囊性病变进行鉴别。

1. **鳃裂囊肿**　多居于颈部一侧胸锁乳突肌与颈内、外动脉之间,不随吞咽运动,主要与偏于一侧的甲状舌管囊肿鉴别,前者通常位于颌下间隙与颈动脉间隙之间,并可将胸锁乳突肌向后方或后外侧推移,根据其部位基本可鉴别。

2. **皮样囊肿及表皮样囊肿**　是先天性的,而且也位于颈部中线,但其多与皮肤粘连,在吞咽及伸舌时不活动,前者囊内含有角化物和复层上皮,CT 值多为水样密度,也可为负值。后者囊内可含有皮脂腺、毛发、毛囊等皮肤结构,CT 值常为负值。

【知识链接】

ER 2-2-2

异位甲状腺及甲状舌管
囊肿的影像表现

3. **颏下淋巴结炎**　淋巴结的炎症若突破淋巴结包膜与其周围的组织发生粘连时,需与甲状舌管囊肿合并感染鉴别。颏下淋巴结炎为实质性包块,而甲状舌管囊肿为囊性肿物,行穿刺细胞学或 B 超检查均能鉴别;甲状舌管囊肿有蒂穿过舌骨中段达舌盲孔,而颏下淋巴结炎与舌骨仅为炎性粘连,无蒂。

第三节　颌骨囊性病变

病例 2-3-1

【临床病史】

男性,23 岁,因"发现上颌骨占位 2 周余"入院。

【影像学检查】

影像学检查见图 2-3-1。

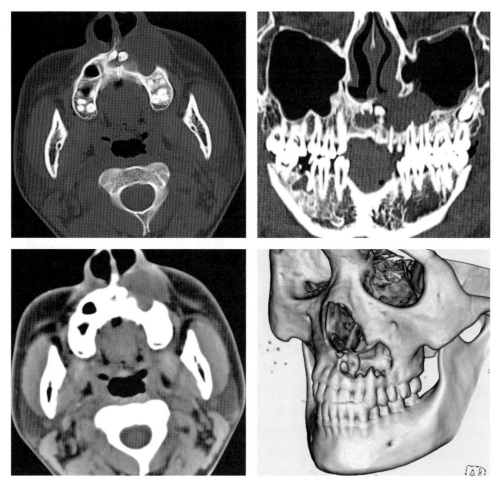

图 2-3-1 颌骨 CT 平扫

【影像征象】

左侧上颌骨偏内侧见一膨胀性生长病变,CT 值约 26Hu,邻近牙槽骨及牙根尖骨质吸收破坏,无硬化边,病变局部突向左侧上颌窦。

【印象诊断】

上颌骨造釉细胞瘤。

【相关知识】

造釉细胞瘤是最常见的牙源性肿瘤,为良性肿瘤,但具有局部侵袭性生长的特点,部分具有潜在或低度恶变倾向,术后易复发。造釉细胞瘤多见于 20~40 岁青壮年,男多于女;80%~90% 发生于下颌骨,其中约 70% 位于下颌骨磨牙区和升支部,10% 发生于上颌骨,还可发生于口腔软组织。

组织学来源于颌骨内牙源性上皮残余增生而成,部分尚可来源于牙源性囊肿和口腔黏膜上皮。根据 2017 WHO 牙源性囊肿/肿瘤分类分为多囊型、实体型、单囊型、周边型、转移性(恶性)造釉细胞瘤。

【影像特征分析】

造釉细胞瘤好发于下颌骨下颌磨牙及升支,倾向于向颌骨颊侧膨胀突出。单囊型造釉细胞瘤呈膨胀性,类圆形或分叶状;多囊型则呈皂泡状或蜂窝状,分房大小不等,可见完整或不完整骨性间隔。邻近骨质破坏明显,骨质无或仅有轻微硬化缘;可侵及邻近上颌窦等重要结构。肿块内可含牙或不含牙,所含牙常为未萌出的下颌第三磨牙,牙根吸收多呈截断或锯齿。

CT上造釉细胞瘤囊性部分呈低密度,实性部分呈等密度。MRI上多呈囊实混合性,囊壁较厚,内壁常见乳头状突起,囊性部分呈长T_1、长T_2信号,实性部分呈等信号;增强后实性部分、囊壁及乳头状突起明显强化。

【影像诊断思路与鉴别诊断要点】

本例系上颌骨牙源性囊性病变,主要鉴别包括牙源性角化囊肿、根尖囊肿和含牙囊肿。

1. **牙源性角化囊肿**   多源于牙板残余或原始牙滤泡,组织学特点为不全角化的复层鳞状上皮衬里,并具有潜在的侵袭性和浸润性生长的生物学行为,易沿颌骨长轴的髓腔方向膨胀性生长,舌侧膨胀明显。20~30岁年轻人多见。病变好发于下颌磨牙及下颌角;也可多发,常累及上、下颌骨,有时呈4个象限的H形分布;多发性角化囊肿与基底细胞痣综合征有关。牙源性角化囊肿可分为单囊光滑、单囊分叶、多房型;含牙率高。影像学上,病变呈单囊或者多囊,以单囊多见,囊壁边缘清晰并伴有硬化边;多囊型中分房大小相近,房间隔完整;因病变内含有角化物,平扫时密度/信号不均匀;增强后囊内无强化,无壁结节强化;牙根的吸收以斜面状为主。

2. **根尖囊肿**   颌骨最常见的炎症性牙源性囊肿;通常由牙根炎症、肉芽肿或脓肿发生变性、坏死、液化形成囊肿。多见于上颌骨,主要继发于龋齿、畸形牙等病原牙。典型CT表现为包绕病原牙牙根部的类圆形均匀低密度影,且大部分直径均小于1cm,边缘有比较清楚的硬化边;合并感染时囊壁可不完整,囊腔内密度也不均匀或含气。

3. **含牙囊肿**   又名滤泡囊肿,是最常见的发育性牙源性囊肿,系因牙胚胎期在缩余釉上皮和牙冠之间,或缩余釉上皮之间出现液体聚积所致。好发于青少年。早期常无症状,较大时可致颌骨隆起,仅发生于恒牙,上颌、下颌第三磨牙及下颌管常受累及。影像学上,囊肿多为单房性;囊腔含一个或多个牙,可以是阻生牙也可以是多生牙,囊内为低密度,没有实性成分;囊壁及内容物不强化;牙冠朝向囊腔内,囊壁常包绕在牙的冠根交界处。

【知识链接】

ER 2-3-1

颌骨常见牙源性囊性病变

第四节   唾液腺病变

病例 2-4-1

【临床病史】

男性,55岁,因"发现右侧颌下肿块半年余"入院。

【影像学检查】

影像学检查见图2-4-1。

【影像征象】

右侧颌下腺体积增大,可见一不规则软组织肿块影,形态不规则,边界不光整,平扫呈均匀实性,增强动脉期明显强化,内可见血管影,静脉期呈不均匀强化,右侧正常颌下腺组织显示不清,左侧颌下腺未见明显异常。

【印象诊断】

右侧颌下腺黏液表皮样癌。

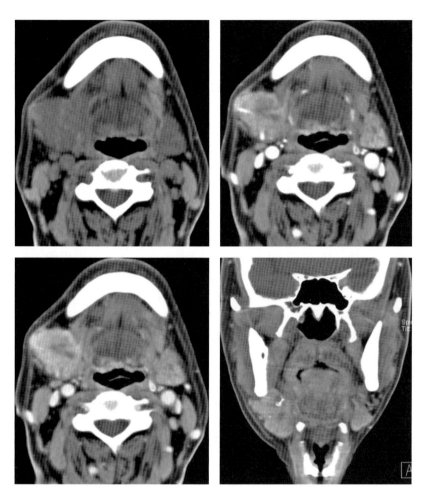

图 2-4-1 颈部 CT 平扫及增强

【相关知识】

颌下腺是第二大唾液腺,大小约为腮腺的一半,位于颌下三角内,分浅叶与深叶,浅叶为下颌舌骨肌浅面的部分,深叶为绕过下颌舌骨肌游离缘紧贴在舌骨舌肌表面的部分。

颌下腺相关病变主要分为良性和恶性,良性包括涎石症、颌下腺炎、多形性腺瘤、淋巴管瘤、IgG$_4$ 相关性疾病、干燥综合征等,恶性包括黏液表皮样癌、腺样囊性癌、淋巴上皮癌、鳞癌、多形性腺瘤恶变、淋巴瘤等。

黏液表皮样癌是成人最常见的原发性唾液腺恶性肿瘤,多见于 40~70 岁,女性较多见;约 53% 发生在大唾液腺,其中腮腺占 45%,颌下腺占 7%,舌下腺占 1%;临床主要表现为固定不活动的无痛性肿块。

病理分级方面,黏液表皮样癌为导管上皮来源,由表皮样细胞、中间细胞和黏液细胞以不同比例混合构成,根据不同比例划分为低、中、高级别。低级别以黏液样细胞和表皮样细胞为主,中间细胞较少,肿瘤内见囊腔,囊内容物为丰富浓稠的黏液,常含少许黏液细胞、炎性细胞和细胞碎片;高级别黏液表皮样癌是实性肿瘤,大体边界不清,有浸润,以表皮样细胞和中间细胞为主,伴少量黏液细胞,常有神经侵犯、肿瘤坏死和数量不等的核分裂象。

【影像特征分析】

颌下腺黏液表皮样癌多表现为形状不规则、边界不清的软组织肿块,大部分没有包膜。CT 平扫,黏液亲水性强密度偏低,表皮样细胞、中间细胞及细胞间质为等密度;低度恶性平扫以稍低密度为主,中高度恶性以等密度为主,囊变坏死明显;增强后实质部分大部分呈不均匀中度至明显强化,提示肿瘤血供丰富。

可伴有邻近结构侵犯、骨质破坏及淋巴结转移。

【影像诊断思路与鉴别诊断要点】

本例为颌下腺恶性肿瘤，诊断和鉴别诊断的关键在于良、恶性的判别。颌下腺病变 CT 良、恶性鉴别要点中，提示恶性的特征包括：较大；形态不规则，密度不均匀，边界不清；多呈明显不均匀强化，可见增粗迂曲血管影；多呈浸润性生长，与周围血管分界不清；常伴有颈部肿大淋巴结，不均匀强化。

本例主要鉴别包括颌下腺多形性腺瘤以及恶性多形性腺瘤。

1. **颌下腺多形性腺瘤** 起源于颌下腺上皮组织，最常见的颌下腺良性肿瘤，发病年龄以 30~50 岁最为多见，女性稍多。常为单发肿瘤，多生长缓慢，病程长者可发生恶变，临床多表现为颌下无痛性肿块，触诊表现为圆形或类圆形包块，病变质韧或硬，有活动。CT 典型表现为颌下腺内类圆形或分叶状稍低密度影，边界清，增强轻至中度较均匀强化，具有渐进性强化的特点，强化程度较正常腺体低；不典型表现为腺体外型，可呈等或稍高密度，体积较大时可有囊变；钙化少见。多形性腺瘤提示恶变征象包括：突然增大；形态不规则；无包膜；粗大钙化；不均匀强化；周边浸润。

2. **恶性多形性腺瘤** 包括癌在多形性腺瘤中、癌肉瘤和转移性多形性腺瘤，癌在多形性腺瘤中为最常见的类型。癌变组织类型以腺癌、未分化癌、黏液表皮样癌多见，癌变成分为鳞癌较少见，主要病理表现是存在良性多形性腺瘤的组织特点和上皮成分恶性改变。当长期存在的肿块在短时间内出现迅速增大时，应该高度怀疑存在多形性腺瘤恶变的可能性。颌下腺良、恶性多形性腺瘤 CT 鉴别要点包括：①形态及密度，恶性多形性腺瘤多形态不规则，边缘不清晰，病变密度多不均匀，增强后不均匀强化；②钙化，恶性多形性腺瘤钙化较多见，且主要为粗钙化和混合钙化；良性以微钙化为主；③包膜，恶性无包膜，易侵犯和破坏邻近的组织结构；良性多有包膜，包膜不完整易复发；④恶性伴肿大淋巴结。

【知识链接】

ER 2-4-1

颌下腺病变 CT 随访

病例 2-4-2

【临床病史】

男性，84 岁，因"发现右耳前肿物 7 年"入院。

【影像学检查】

影像学检查见图 2-4-2。

【影像征象】

平扫示双侧腮腺区可见类圆形软组织影，右侧较大，增强后呈明显不均匀强化，内可见囊变区；两侧腮腺肿块旁可见血管贴边征。

【印象诊断】

腮腺腺淋巴瘤［沃辛（Warthin）瘤］。

【相关知识】

腮腺是人体中最大的唾液腺，每个腮腺可分为浅叶、深叶，两者之间没有筋膜作为明显的边界，浅叶略呈三角形，上达颧弓，下至下颌角，前至咬肌后 1/3 的浅面，后续腺体的深部；深叶伸入下颌支与胸锁乳突肌之间的下颌后窝内。外科医生以面神经及其分支平面为界来划分浅叶和深叶，但由于面神经在影像学

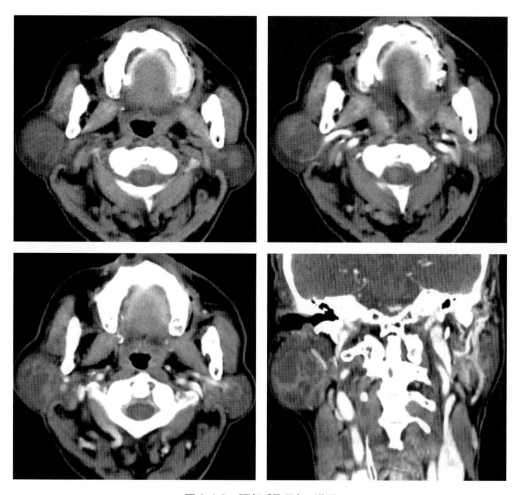

图 2-4-2 颈部 CT 平扫+增强

上通常不显示,放射科医生用下颌后静脉作为边界进行划分。

腮腺腺淋巴瘤又名沃辛(Warthin)瘤或乳头状淋巴囊腺瘤,是腮腺第二常见的良性肿瘤,约占所有腮腺肿瘤的 10%,双侧发病达 15%。好发于老年男性,吸烟是一个危险因素,恶性演变风险小于 1%,绝大多数发生于腮腺,其他部位如颌下腺、鼻咽部偶可发生。腺淋巴瘤是来源于腺体内的淋巴结或残存于淋巴结构内的异位唾液腺组织的肿瘤,而腮腺内淋巴结多集中在浅叶后下方,腺淋巴瘤发生的位置较固定,好发于腮腺浅叶后下部。腮腺腺淋巴瘤生长缓慢,临床表现为耳下无痛性肿块,表面光滑,质地软,有弹性感。

【影像特征分析】

肿块多位于腮腺浅叶后下方,圆形、椭圆形,边界清楚,大部分呈实性或囊实性。病灶多发性是本病的一大特点,可以表现为双侧单发或多发,也可以表现为单侧多发。病灶继发感染时表现为边界模糊,周围可有淋巴结反应性增生。

CT 平扫多呈高密度,囊变是 Warthin 瘤的一个特点,多表现为囊实性肿块,囊性成分表现为囊腔样、分隔状、"裂隙"征。

MRI 平扫信号多欠均匀,信号不均者在 T_1WI 或 T_2WI 上均呈混杂信号,主要与囊内容物成分有关;包膜在 T_1WI 及 T_2WI 上呈环状低信号;由于含大量的淋巴组织和蛋白囊腔,肿瘤水扩散受限,ADC 值明显降低。

增强后,肿块表现为不均匀明显强化,呈"快进快出"的强化特点,"贴边血管"征或"包绕血管"征是本病的另一特点,表现为肿块内部及边缘有小血管影,提示肿瘤血供丰富。

【影像诊断思路与鉴别诊断要点】

本例主要需与腮腺常见肿瘤相鉴别,包括多形性腺瘤、基底细胞腺瘤、黏液表皮样癌。

1. **腮腺多形性腺瘤**　最常见的腮腺肿瘤,来源于唾液腺上皮,并含有腮腺组织、黏液和软骨样组织的腮腺肿瘤,故又称混合瘤。占腮腺肿瘤的 65%~70%,单发多见,多见于 30~50 岁青壮年女性。病理上肿瘤有黏液组织、软骨组织及骨组织,所以影像上肿瘤内可见囊变、沙砾状钙化或骨化影。临床表现为耳下区韧性肿块,表面呈结节状,边界清,有移动,无压痛,一般无明显自觉症状,肿瘤生长缓慢,病程可达数十年之久。恶变率 2%~5%,恶变多见于 60 岁以上的老年人,存在的时间越久,恶变风险就越大。

CT 上,病变好发于腮腺浅叶,但位置不固定,边界清楚,呈圆形、类圆形或分叶状,病灶较小时多表现为均匀稍高密度,病灶较大时密度可不均匀,其内可见囊变或钙化灶。MRI 上,肿瘤内由上皮组织、黏液和软骨样间质构成,典型表现为 T_2WI 不均匀高信号,多数可在 T_2WI 序列见低信号包膜,少数可见包膜不完整;肿瘤内水分子弥散受限不明显,ADC 值高于恶性肿瘤和腺淋巴瘤。增强扫描多呈不均匀强化或周边强化,且呈"慢进慢出"的特点。

2. **腮腺基底细胞腺瘤**　少见的唾液腺上皮性良性肿瘤,仅占腮腺良性肿瘤 1%~3%,多见于中老年女性,50~60 岁发病率最高。组织学上肿瘤分成 4 种亚型:实体型、管状型、梁状型和膜性型,膜性型复发率高,且较其他型更容易恶变。临床主要表现为腮腺区无痛性肿块,少数可伴有腮腺疼痛不适,皮肤表面无异常,一般无全身症状;肿块生长缓慢,病程一般较长;触诊肿块边界清楚,活动度可。大约有 4% 可恶变为基底细胞腺癌及腺样囊性癌。好发于腮腺浅叶,特别是邻近腮腺包膜下,多表现为单侧单发类圆形结节,病灶一般较小,多在 3cm 以下。

病灶边界清晰,包膜完整,一般不累及周围组织,由于基底细胞腺瘤含有丰富的线样内皮血管和小静脉,易发生出血,引起坏死、囊变,囊变一般发生在结节的中心,也可呈散在小片状、裂隙样分布,病灶内囊变区与病灶大小无关,即使较小的病灶内也可以出现囊变。CT 和 MRI 表现为混杂密度/信号,增强扫描明显强化,病变实质部分强化显著,延迟期病变可见持续强化。

3. **腮腺黏液表皮样癌**　是最常见的腮腺恶性肿瘤,主要来源于腺管上皮细胞,占所有唾液腺肿瘤的 3%~15%,在大唾液腺肿瘤中占 5%~10%,其中 62% 发生于腮腺。各年龄段均可发病,是儿童、青少年最常见的唾液腺恶性肿瘤;在成人好发于中青年,高峰年龄在 30~50 岁,女性多于男性。临床常表现为一侧腮腺中缓慢生长的无痛性肿块,少数肿瘤生长较快,质地较硬,可伴有面部疼痛及面麻、面瘫症状,病程长短不一,几个月至数年不等。好发于腮腺浅叶,单侧多见;病灶常为单发,肿瘤大小差异较大。

肿瘤较小时,生长相对缓慢,推挤周围组织形成假包膜,以及各个方向上生长速度不一,病灶可以表现为边缘光整但有分叶的软组织结节或肿块,形态上与腮腺良性肿瘤表现类似。较大肿瘤没有包膜或肿瘤突破假包膜呈浸润性生长,影像上多数表现为蟹足状、边界不清的软组织肿块,可侵犯邻近的组织结构。CT 平扫病灶呈等密度或稍低密度,一般无钙化,肿瘤呈实性或囊实性,以囊实性居多,病灶中心或边缘部分常见不同形态的囊腔形成。肿瘤细胞丰富,间质中含有较多的血管,增强扫描肿瘤强化明显。

【知识链接】

ER 2-4-2

腮腺腺淋巴瘤

第五节　海绵窦区疾病

病例 2-5-1

【临床病史】

男性,42 岁,因"左眼发胀 1 年余,加重伴头疼 1 个月"入院。

【影像学检查】

影像学检查见图 2-5-1。

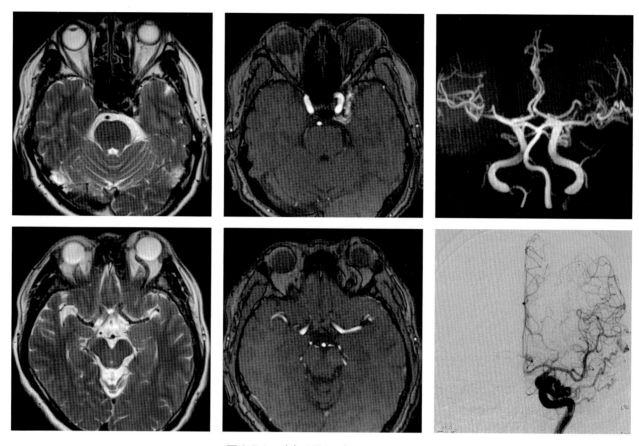

图 2-5-1 头部 MRI 平扫+MRA+DSA

【影像征象】

MRI+MRA 表现:左侧眼球较右侧稍突出,左侧眼上静脉扩张,左侧海绵窦区扩大,可见迂曲、增粗的血管流空信号影。

DSA 表现:左侧眼动脉增粗,分支与左海绵窦形成瘘,经眼静脉及脑浅表静脉至横窦引流,左脑膜中动脉与海绵窦形成间接瘘。

【印象诊断】

右侧颈内动脉海绵窦瘘。

【相关知识】

海绵窦为一对重要的硬脑膜窦,位于蝶窦和垂体的两侧,前达眶上裂内侧部,后至颞骨岩部的尖端,上内侧抵中床突与后床突的连线,下外侧距圆孔与卵圆孔内缘连线 4~6mm;窦内包含脑神经、颈内动脉等诸多重要结构。两侧海绵窦通过窦间静脉相交通,其他与海绵窦交通的静脉包括眼上静脉、眼下静脉、蝶顶窦、翼静脉丛、脑膜中静脉、岩上静脉窦、岩下静脉窦以及基底静脉丛。

颈内动脉海绵窦瘘(carotid-cavernous fistula,CCF)指颈动脉或其分支破裂,与海绵窦之间形成异常交通的一种较常见的神经眼科综合征。症状和体征几乎均表现在眼部,80%以上的患者首先就诊于眼科,临床表现包括颅内血管杂音、搏动性眼球突出、眼外肌麻痹、眼球表面血管怒张("红眼")、眼球震颤、结膜水肿、眼睑水肿、高眼压、眼底改变、视力下降、复视、头痛。

颈内动脉海绵窦瘘临床分类按病因分：头部外伤，如车祸、坠落、撞击，占 80% 以上；自发性，颈内、外动脉及其分支的硬化动脉瘤以及其他的动脉壁病变，自发形成裂隙或破裂，主干或分支血液直接流入海绵窦；先天性，颈内动脉与海绵窦间存在着胚胎动脉或动静脉交通畸形，出生后即可发现症状；也有先天性动脉壁薄弱，不能耐受高动脉压而自发破裂。根据颈内动脉海绵窦瘘的供血动脉解剖来源分：A 型，颈内动脉海绵窦瘘，常见于外伤；B 型，颈内动脉脑膜支海绵窦瘘；C 型，颈外动脉脑膜支海绵窦瘘；D 型，颈内外动脉脑膜支海绵窦瘘。其中 A 型为直接型，B~D 型为间接型。

【影像特征分析】

CCF 影像学表现：患侧海绵窦扩大，CT 密度增高，MRI 示海绵窦内及其外侧大量呈簇状迂曲粗大、走行紊乱的血管流空信号影；眼上静脉扩张，呈自眼眶内前上方走行至眶尖的蚓状影，直径>4mm，CT 呈等密度，增强强化，MRI 表现为 T_1、T_2 呈血管流空信号；患侧眼球突出、眼外肌增厚及眶内软组织肿胀；颅底骨折，最常出现于颅中窝底、眼眶壁等部位，尤以蝶窦壁骨折多见；蝶窦内等密度影：假性动脉瘤或海绵窦蝶窦疝可能，需进一步行 CTA 诊断。

CTA 表现：患侧海绵窦于动脉期早期显影、扩张，与颈内动脉同期显示、密度一致，部分严重患者可通过海绵间窦累及对侧海绵窦；患侧眼上静脉扩张、早显，面静脉扩张；通过多平面重建及曲面重建可显示颈内动脉与海绵窦间的直接瘘口；假性动脉瘤形成，由于血液从颈内动脉裂口处进入血管周围间隙形成的假腔，周围无正常血管壁组织，为机化血栓或纤维包裹；海绵窦血栓形成，表现为海绵窦内充盈缺损。

DSA 表现：目前仍是诊断 CCF 的"金标准"，DSA 可以提供供血动脉的来源、瘘口的位置和大小、静脉的引流方向、脑动脉的盗血情况和对侧脑动脉的代偿情况，且在造影同时可以进行病变的治疗。

【影像诊断思路与鉴别诊断要点】

本例主要鉴别诊断包括：海绵窦区动脉瘤、眼眶动静脉畸形，以及以眼部症状为主时需与格雷夫斯眼病（Graves'ophthalmopathy）鉴别。

1. **海绵窦区动脉瘤**　发病年龄多为中老年，女性多见，多伴有高血压，可同时伴有马方（Marfan）综合征、动脉狭窄等先天性疾病。最常见的临床症状为疼痛或复视，症状的轻重、多少依动脉瘤的起源部位、生长方向及大小而异，可无明显症状，也可因瘤体压迫局部而产生一系列的神经功能障碍；瘤体很少发生破裂，一旦破裂，通常出现颈内动脉海绵窦瘘或少见的鼻出血症状。MRI 表现为颈内动脉海绵窦段异常增粗或肿瘤样流空信号，瘤体较小者诊断困难；MRA 或 DSA 可直接显示动脉瘤部位、形态和大小，为确定诊断提供可靠依据。

2. **眼眶动静脉畸形**　一种眼眶少见的血管畸形；多无外伤史和海绵窦早显及沟通等表现。由于眼眶动静脉之间的高流量分流，可出现搏动性眼球突出、血管杂音、眼球表面血管扩张等相同的临床表现，亦可出现眼上静脉扩张等影像学征象，易与 CCF 混淆。主要影像学征象为：眼眶内不规则的团块状影和眼上静脉扩张；DSA 可发现血管团块及粗大的供血和引流血管（CCF 的主要影像学征象为眼上静脉扩张和海绵窦膨大；DSA 可显示破裂的动脉位置和流量）。

3. **Graves 眼病**　多见于甲状腺功能亢进症（约 90%）或有甲状腺功能亢进史者，也可见于自身免疫性甲状腺功能减退症（约 5%）和甲状腺功能正常者（约 5%）。常见临床表现为突眼、眼睑挛缩、结膜充血水肿，眼外肌功能障碍引起的眼球活动受限、复视等，角膜暴露引起的畏光、流泪、沙砾感、疼痛等。影像学表现包括：①眼球突出；②眼外肌肿大，表现为肌腹呈梭形对称性肿大、增粗，边缘轮廓清晰，而肌腱及其附着点正常；最常见受累的眼外肌为内直肌；③球后脂肪密度增高；④眶周受压改变。

【知识链接】

ER 2-5-1

颈动脉海绵窦瘘

病例 2-5-2

【临床病史】

女性,63 岁,因"头晕伴视物旋转 1 周"入院。

【影像学检查】

影像学检查见图 2-5-2。

【影像征象】

左侧海绵窦区可见一囊实性肿块影,实性部分 T_1WI、FLAIR 呈等信号,囊性部分呈长 T_1、长 T_2 信号,DWI 未见明显弥散受限;增强肿块实性部分呈明显强化,囊性部分无强化。

【印象诊断】

右侧海绵窦区(动眼神经)神经鞘瘤。

【相关知识】

海绵窦为一对重要的硬脑膜窦,位于蝶窦和垂体的两侧,前达眶上裂内侧部,后至颞骨岩部的尖端,上内侧抵中后床突的连线,下外侧距圆孔与卵圆孔内缘连线 4~6mm;窦内包含脑神经、颈内动脉等诸多重要结构,其内走行的脑神经包括动眼神经(Ⅲ)、滑车神经(Ⅳ)、三叉神经眼支(Ⅴ1)、三叉神经上颌支(Ⅴ2)和外展神经(Ⅵ)。

临床表现:根据病变不同可伴有相应症状;海绵窦综合征指由海绵窦病变引起的一系列症状,包括眼肌麻痹(Ⅲ、Ⅳ、Ⅵ)、感觉障碍(Ⅴ)、同侧眼球突出和结膜充血水肿。

【影像特征分析】

海绵窦区神经鞘瘤多为三叉神经鞘瘤,其次为动眼神经鞘瘤。多沿相应脑神经生长,源于梅克尔憩室的常以梅克尔憩室为中心且同时累及海绵窦和桥小脑角区,较大可骑跨于颅中窝、颅后窝,呈哑铃状。

CT 上多呈等或稍低密度,可有囊变、钙化,周围骨质可吸收变薄;MRI T_1WI 呈等或低信号、T_2WI 多呈混杂高信号(Antoni B 区和 Antoni A 区),可伴出血,偶见液平;增强呈明显不均匀强化。

【影像诊断思路与鉴别诊断要点】

本例主要需与海绵窦区肿瘤进行鉴别,包括脑膜瘤、海绵状血管瘤、表皮样囊肿、鼻咽癌侵犯、转移瘤等。

1. **脑膜瘤**　主要起源于海绵窦外侧壁,呈宽基底与硬脑膜相连,或作为蝶骨嵴、眶部、颅中窝等处大型脑膜瘤的一部分,肿瘤呈球形或弥漫性生长,可侵袭邻近骨质及脑神经,压迫垂体和垂体柄。CT 呈稍高密度,20%~30% 可见钙化,周围骨质增生。MRI 上 T_1WI 呈等或稍低信号,T_2WI 呈等或稍高信号(高信号见于微囊型、分泌型等),钙化及纤维成分呈低信号;增强后明显强化,可见"脑膜尾征";病灶常包绕颈内动脉致其狭窄;周围脑组织水肿。

2. **海绵状血管瘤**　多见于 50~60 岁女性,表现为窦内凸向鞍内呈横向生长,以前后床突为界,呈葫芦状。CT 呈均匀稍高密度,钙化少见,周围骨质受压改变;MRI T_1WI 呈稍低信号,T_2WI 及 FLAIR 呈明显高信号,增强后呈渐进性强化;可包绕颈内动脉,轻度推移。

3. **表皮样囊肿**　颅中窝为次常见部位;呈"塑形"或"填充式"生长。按与海绵窦结构的关系分为 3 类:海绵窦外起源,侵犯或压迫海绵窦;起源于海绵窦侧壁,位于海绵窦两侧硬膜之间;真性海绵窦内表皮样囊肿,包绕颈内动脉和脑神经。CT 表现为脑脊液样密度,MRI T_1WI 信号取决于内部成分,囊内富含高

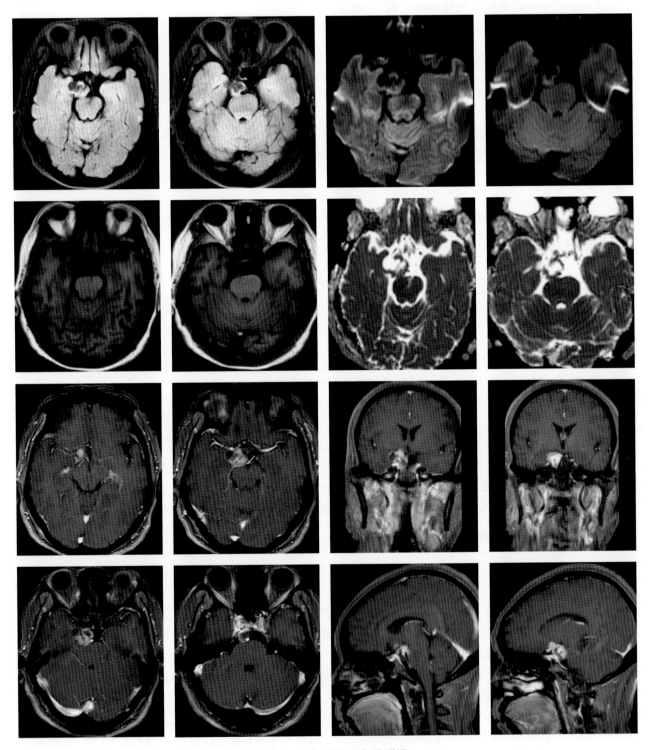

图 2-5-2 头部 MRI 平扫及增强

蛋白成分时呈高信号，T_2WI 呈高信号，DWI 呈高信号，增强无强化。

4. **鼻咽癌侵犯**　鼻咽癌是最常见的侵犯海绵窦的原发性颅外肿瘤，多起源于咽隐窝；早期临床症状不明显，多表现为鼻塞、鼻出血或耳聋，侵犯海绵窦则可表现为海绵窦综合征。可直接沿颅底骨侵犯海绵窦或沿三叉神经周围转移至海绵窦，前者又可经岩枕结合和破裂孔侵犯海绵窦或经颈动脉管进入海绵窦而不侵犯骨质（少见）。CT 上可见边缘不规则的骨质破坏；颈部淋巴结肿大。MRI 上，与肌肉相比，T_1WI 呈等信号，T_2WI 呈等高信号，增强呈不均匀强化，可伴中耳积液。

【知识链接】

FR 2-5-2

海绵窦区病变影像诊断

5. **转移瘤**　除了头颈部恶性肿瘤直接侵犯外，颅外的原发肿瘤也可为血源性途径转移至海绵窦，原发肿瘤常为肾细胞癌、胃癌、甲状腺癌、肺癌及乳腺癌。CT 和 MRI 表现为海绵窦增大、外凸，梅克尔憩室被软组织影代替，肿瘤呈均匀强化，结合原发瘤病史可做出诊断。

第六节　外耳道疾病

病例 2-6-1

【临床病史】

女性，50 岁，因“左耳反复疼痛 2 个月”入院。

【影像学检查】

影像学检查见图 2-6-1。

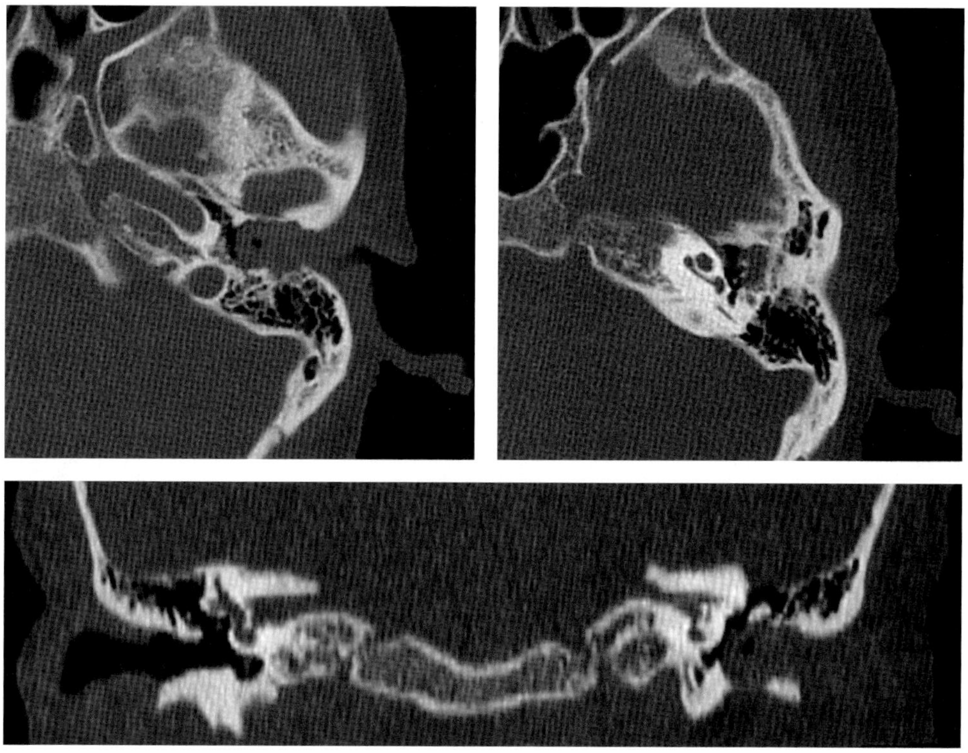

图 2-6-1　乳突 CT 平扫

【影像征象】

左侧外耳道内软组织增厚,局部呈肿块样,外耳道呈"内宽外窄"表现,邻近外耳道前壁、后壁及下壁可见骨质侵蚀、破坏,残余骨壁边缘尚光整,病变向鼓室内延伸。

【印象诊断】

左侧外耳道胆脂瘤。

【相关知识】

外耳道呈轻微 S 形,外 1/3 为软骨部,内 2/3 为骨部。整个外耳道覆盖皮肤,仅软骨部的皮下组织有毛囊、皮脂腺及耵聍腺,皮肤与软骨膜及骨膜紧贴,感染肿胀时易使末梢神经受压而引起剧痛。

外耳道病变主要分为:先天性(如外耳道闭锁、第一鳃裂囊肿),外伤性(如骨折、异物),感染性(如坏死性外耳道炎),肿瘤和肿瘤样病变(骨来源,骨瘤、外生骨疣、骨纤维肉瘤;良性软组织肿瘤,血管瘤、胆脂瘤、乳头状瘤、阻塞性角化病;恶性软组织肿瘤,基底细胞瘤、鳞癌),耵聍栓塞。

外耳道胆脂瘤不是真性肿瘤,是一种外耳道皮肤脱屑、胆固醇结晶堆积、上皮包裹所形成的囊状团块,可伴发骨膜炎及邻近骨侵蚀。好发于中老年,多为单侧,可分为原发性和继发性,后者与外耳道炎、外伤、手术史有关。临床症状包括耳痛、流脓、传导性听力下降、耳鸣等。

【影像特征分析】

早期局限性肿块:单侧外耳道内实性软组织肿块,特征性表现为软组织内微小骨碎片和骨壁侵蚀,残余骨壁边缘多光整,当伴有骨坏死及骨膜炎时亦可不规则,下壁和后壁常受累,鼓膜多完整;骨性外耳道表现为内宽外窄的"烧瓶"状扩大。

进展期多结构侵犯:破坏鼓膜,突入上鼓室,形成上鼓室胆脂瘤,鼓室盾板呈由外向内的进展性破坏,听小骨可受累;破坏外耳道后壁或上壁,累及乳突及面神经管乳突段,可伴发乳突阻塞性炎症;破坏外耳道前壁或下壁,累及颞下颌关节。

【影像诊断思路与鉴别诊断要点】

本例主要需与外耳道肿瘤及肿瘤样病变鉴别,如阻塞性角化病、乳头状瘤、鳞癌,其他如坏死性外耳道炎、耵聍栓塞。

1. **外耳道阻塞性角化病**　外耳道内大的脱屑角蛋白栓的聚集所致。常有慢性鼻窦炎及支气管扩张病史,双耳多见(约50%),多发生于 40 岁以下,表现为急剧耳痛及双侧听力下降。影像表现为外耳道内软组织病变,外耳道弥漫性扩大,可有外压性改变,但无局部骨质侵蚀。

2. **外耳道鳞状上皮乳头状瘤**　外耳道是乳头状瘤的罕见发病部位,但耳部乳头状瘤多见于外耳道(约95.2%);国外报道罕见,国内南方人中多见(可能由于"采耳"所致);与人乳头状瘤病毒-6(HPV-6)、人乳头状瘤病毒-11(HPV-11)感染相关;可恶变。影像学表现为外耳道皮肤表面圆形/卵圆形、扁平丘疹样病灶、宽基底,可阻塞外耳道,邻近骨质可呈外压性改变。

3. **外耳道癌**　是发生于外耳道上皮系统的恶性肿瘤,少见,占头颈部恶性肿瘤的 0.2% ~ 0.7%,主要包括鳞状上皮癌、腺样囊性癌、耵聍腺癌、黏液上皮癌等,其中鳞癌最常见。多见于中老年人,常有外耳道慢性炎症病史,临床表现有传导性耳聋、外耳道分泌物、剧烈耳痛等。影像学主要用于评估病变范围,表现为软组织肿块以及侵袭性、溶骨性骨质破坏,周围软组织侵犯,耳郭前后、腮腺、颈部淋巴结转移。

4. **坏死性外耳道炎**　又称恶性外耳道炎,为外耳道严重、侵袭性、感染性疾病,可快速向邻近组织播散,可累及至颈部和颅底。多见于老年糖尿病患者、免疫抑制或免疫功能低下人群。临床表现为外耳道持续性疼痛、分泌物及传导性耳聋,晚期可造成面神经麻痹;可致颅底骨髓炎;颅内播散可致乙状窦血栓形成、脑膜炎及颅内积脓。CT 有助于显示病变累及的范围及骨质破坏情况,MRI 有助于识别邻近组织侵犯相关并发症。早期表现为外耳道黏膜增厚肿胀,晚期表现为外耳道软组织肿胀和邻近深部间隙蜂窝织炎或脓肿,以及骨质破坏。

5. **外耳道耵聍栓塞** 外耳道耵聍积聚为生理性过程,只有当阻塞外耳道引起症状或影响听力才能称为耵聍栓塞。主要是由于分泌过多,如外耳道炎、湿疹、粉尘环境、挖耳等局部刺激导致;或排出受阻,如外耳道狭窄、瘢痕、肿瘤、异物存留、下颌关节运动障碍等导致,经常挖耳亦将耵聍推至深部影响正常排出。

【知识链接】

ER 2-6-1

外耳道病变影像诊断

第七节 眼 眶 疾 病

病例 2-7-1

【临床病史】

女性,54 岁,因"右眼球突出半年"入院。

【影像学检查】

影像学检查见图 2-7-1。

【影像征象】

CT 表现:右侧眼眶外上象限见不规则肿块影,累及泪腺及右侧外直肌呈等密度,轻度强化,内可见不规则钙化灶,邻近骨质未见明显异常。左侧眼眶未见明显异常。

MRI 表现:右侧眼眶外上象限见不规则肿块影,T_1WI 呈等信号,T_2WI 抑脂呈等、低信号,内可见不规则更低信号,增强示肿块可见强化,病变累及上睑、泪腺及外直肌。左侧眼眶未见明显异常。

【印象诊断】

右侧眼眶淀粉样变性。

【相关知识】

淀粉样变性是由淀粉样物质在脏器细胞间浸润、沉积而引起的一种少见病,淀粉样物质是一种无定形、玻璃样透明的,由正常血浆蛋白类构成的纤维物质。根据 Symmers 分类法,分为原发性、继发性、与多发性骨髓瘤相关及遗传性或家族性淀粉样变性;可为全身性或局部累及。

全身性淀粉样变性常见受累脏器依次为肾脏、心脏、皮肤、消化系统和骨髓。

头颈部淀粉样变性最常累及部位是喉,其次是舌根、甲状腺、唾液腺、气管、咽、鼻腔鼻窦、眼眶等。

眼眶淀粉样变性常累及眼睑,其次是结膜、泪腺,眼外肌及骨质受累少见。各年龄均可发病,以中老年人常见,男性较女性多见(泪腺淀粉样变性多见于女性),多为单侧。局部眼眶淀粉样变性常位于眼眶上部,表现为无痛、可触及的肿块。全身性淀粉样变性累及泪腺可引起眼干燥症。

眼眶淀粉样变性确诊靠组织病理活检。病理表现为沉积在组织中的无定形、透明的淀粉样变物质,苏木精-伊红染色(HE 染色)呈浅粉色团块,刚果红染色呈砖红色团块,偏光显微镜下呈苹果绿色双折光物质,皮肤结晶紫染色呈阳性反应,电镜下可见淀粉样纤维。

【影像特征分析】

眼眶淀粉样变性 CT 上表现为泪腺、眼睑或结膜肿胀,等密度软组织肿块,轻至中度强化,内可见形状

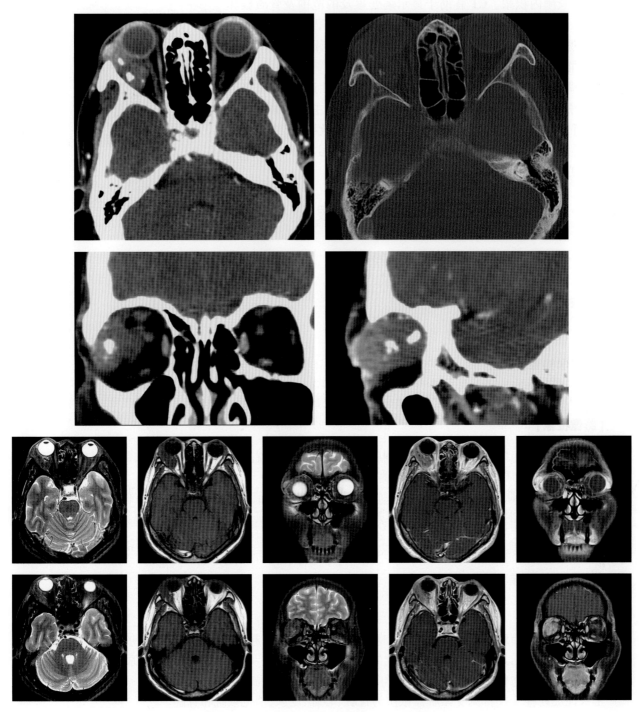

图 2-7-1   眼眶 CT 增强、眼眶 MRI 平扫+增强

不规则的钙化;骨质侵蚀、骨质吸收或骨质增生少见。

MRI 上表现为累及泪腺、眼睑或结膜软组织肿块,T_1WI 等信号,T_2WI 低信号,增强呈轻至中度强化。

【影像诊断思路与鉴别诊断要点】

本例影像上具有一定特点,如病变累及泪腺、病变内含钙化灶、病变 T_2WI 呈低信号,因此主要需与泪腺来源病变鉴别,如泪腺混合瘤、腺样囊性癌、炎性假瘤、IgG_4 相关性眼病、淋巴瘤。

1. **泪腺混合瘤**   又称良性混合瘤,是泪腺上皮性肿瘤中最常见的一种。多见于中年女性,病程较长,表现为单侧进行性眼球突出及眼球向下移位,无触痛,可多发。多源于泪腺眶部,少数发生于泪腺睑部或异位泪腺。术后易复发和恶变。

影像学表现:位于眼眶前外上象限的圆形或椭圆形肿块,可有分叶,边界清楚。CT 呈不均匀等密度,可有囊变,骨质可受压凹陷或变薄;MRI 呈长 T_1、长 T_2 信号,信号不均匀;增强后实性部分明显强化。当出现以下 3 种情况时,考虑为多形性腺癌(恶性混合瘤):长期的泪腺肿块突然增大;有疼痛、骨质侵蚀和肿瘤增长迅速;既往已切除的泪腺多形性腺瘤突然复发。

2. 泪腺腺样囊性癌 泪腺最常见的恶性上皮性肿瘤,大多数腺样囊性癌起源于泪腺的眶部,睑部较少见,但就诊时多已累及整个泪腺。多见于中青年女性;典型的临床表现为眼球突出并向内下方移位、眶区疼痛及压痛,也可出现麻木、上睑下垂、复视等。

CT 上,病变侧正常泪腺轮廓消失,相应区域可见长圆形、扁平形或不规则形的高密度肿块影,少数伴有点或结节状钙化,增强后中至高度强化,部分病灶强化不均匀,内可见未强化的囊变坏死区,邻近眶壁多伴有虫蚀样骨质破坏,病变边缘常不规则,呈锯齿状。MRI 上,与正常眼外肌比较,肿块 T_1WI 呈低或等信号,T_2WI 多呈高信号,多数信号不均匀,中度至明显强化。MRI 能更清楚显示病变与眼外肌、视神经的关系,以及向邻近结构蔓延的范围,尤其发现病变沿神经周转移更敏感、更准确,以增强扫描联合脂肪抑制技术显示效果最佳。

3. 炎性假瘤 眼眶炎性假瘤又称特发性眼眶炎症,根据累及部位分为眶隔前炎型、肌炎型、泪腺炎型、巩膜周围炎型、视神经束膜炎型、弥漫型、眶尖型 7 型。临床表现为急性炎性假瘤,起病急,可有眼周不适或疼痛、眼球转动受限等;亚急性及慢性症状和体征持续时间长;激素治疗有效但易复发。

CT 上,泪腺炎型表现为泪腺弥漫性增大,可凸出于眶缘,常无局部骨质破坏;肌炎型表现为一条或数条眼外肌增粗,以上直肌和内直肌多见,典型者为肌腱和肌腹同时增粗,边缘多模糊、不整齐。MRI 上,淋巴细胞浸润型炎性假瘤 T_1WI 呈低信号,T_2WI 呈高信号,较明显强化;硬化型炎性假瘤 T_1WI 和 T_2WI 呈低信号,较明显强化。

4. IgG$_4$ 相关性眼病 是以血清 IgG$_4$ 水平升高及 IgG$_4$ 阳性浆细胞浸润泪腺、眼外肌、眶下神经等眼部附属器为特征,而且经常是全身系统性病变的首发症状。IgG$_4$ 相关性眼病诊断标准:影像学检查发现眼附属器受累的证据,IgG$_4$ 阳性浆细胞/IgG 阳性浆细胞 ≥40% 或 IgG$_4$ 阳性细胞>50/高倍视野,血清 IgG$_4$ 水平增高(≥1.35g/L)。

影像学方面,泪腺病变表现为双侧泪腺弥漫性对称性肿大,眶内病变可表现为眶内软组织肿块,伴有眶内脂肪、眶周及上睑提肌弥漫性受累;眼外肌病变表现为双侧眼外肌增粗,各眼外肌均可受累,多呈弥漫性管状增粗;周围神经主要累及三叉神经及其分支,如眶上/下神经、额神经和下牙槽神经均可受累或单独发生,以眶下神经受累最常见,还可沿神经及其分支向周围蔓延。MRI 上病灶信号改变主要依靠病变组织内浸润的淋巴浆细胞和纤维化成分之间的比例决定;T_1WI 多呈均匀等或低信号,T_2WI 为均匀低或等信号;以短 T_2 信号多见,T_2WI 呈低信号被认为是该病较为特征性的改变;增强后多表现为轻度至明显均匀的强化,动态增强呈渐进性延迟强化。

5. 泪腺恶性淋巴瘤 多见于老年女性;可以是全身淋巴瘤的眼部表现,也可单发于眼眶,30% 以上原发性眼眶淋巴瘤最终发展为全身淋巴瘤。多为非霍奇金淋巴瘤,以黏膜相关淋巴组织淋巴瘤为多见。临床表现为眼眶颞上部无痛性缓慢生长的肿块。

影像学表现为单侧多见,泪腺弥漫肿大,可同时累及泪腺眶部和睑部,呈带凹面的扁圆形,与周围结构轮廓一致,包绕眼球铸型生长;CT 呈等密度,骨质破坏少见;MRI 呈等 T_1、等 T_2 信号,增强后呈轻至中度均匀强化;DWI 弥散明显受限。

【知识链接】

ER 2-7-1

淀粉样变性

病例 2-7-2

【临床病史】

女性,63 岁,因"右眼球突出 1 周"入院。

【影像学检查】

影像学检查见图 2-7-2。

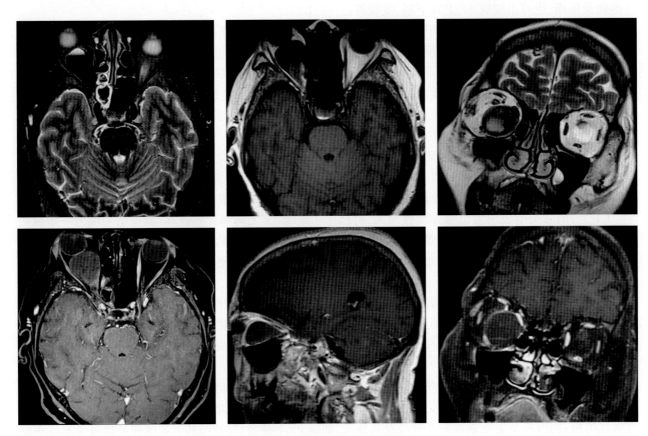

图 2-7-2　眼眶 MRI 平扫+增强

【影像征象】

右侧眼眶球后肌锥内可见一类圆形异常信号影,T_1WI、T_2WI 以稍低信号为主,内可见片状稍高信号;T_2WI 抑脂可见液-液平,上方见片状高信号;增强后肿块内轻度强化。左侧眼眶未见明显异常。

【印象诊断】

右侧眼眶海绵状血管瘤(瘤内出血伴含铁血黄素沉积)。

【相关知识】

眼眶海绵状血管瘤是成人最常见的眼眶良性肿瘤和血管性肿瘤,好发于中年女性,其本质为低流量静脉畸形。早期症状无特异性,随后可表现出渐进性眼球突出、部分视力减退等症状;生长缓慢,可压迫视神经及眼球,破坏眼球外观及视功能,因此需早期诊断并及时干预;青春期、妊娠期或激素水平改变可加速肿块生长。

【影像特征分析】

CT表现为边界清晰,密度均匀的卵圆形肿块,多位于球外肌锥内间隙,可挤压眼外肌、视神经等导致其移位,偶可见骨皮质受压变薄,但不会导致骨质破坏及溶解;钙化少见。

MRI上,T_1WI上较眼外肌呈等信号或略低信号,T_2WI呈高信号。文献报道认为T_2WI低信号可能由含铁血黄素沉积引起,而较低的或不均匀强化可能是由部分血栓形成所致。

动态增强呈典型"渐进性强化"。

【影像诊断思路与鉴别诊断要点】

本例主要鉴别诊断包括眼眶静脉性血管瘤、海绵状淋巴管瘤、神经鞘瘤、炎性假瘤。

1. **眼眶静脉性血管瘤** 病理学上是一种由较成熟的静脉血管构成的血管瘤,其中可包括毛细血管、纤维组织,与静脉曲张和海绵状血管瘤不完全相同,并常与淋巴管瘤伴发。主要发生于青少年和青年时期,女性略多于男性。临床表现多为患侧眼球慢性进行性突出,颈静脉加压时以及情绪激动、哭闹时症状可加重,少数无明显眼球突出,只表现为眼部胀感。

影像学表现为不规则或分叶状占位,病变较大者沿眼球后壁生长,与眼球呈铸型;病变呈蔓延生长,可累及肌锥内外间隙,与视神经和眼外肌关系紧密,向前至眶周软组织,向后累及眶尖致眶尖脂肪消失,部分可沿眶上裂进入颅腔,累及同侧海绵窦。CT上静脉石多见,病变及其邻近组织的长期压迫会导致眶骨的重塑,引起眶腔扩大;眶上裂扩大提示病变有向颅内蔓延的可能。MRI上,病变信号多不均质,与眼外肌相比,T_1WI上多呈低或等信号,T_2WI上以高信号为主,其内可见不规则线样低信号;肿瘤内部或周边可见血管流空。常有眼眶自发性出血,这是因为静脉性血管瘤瘤体内血流缓慢,易形成血栓。

2. **眼眶海绵状淋巴管瘤** 由淋巴管和静脉形成,临床、影像学、血流动力学和病理学表现具有混合性淋巴管和静脉的特征性表现,因此称为混合性静脉淋巴管畸形。根据临床特点可分为眼睑型、眶内型和混合型,眼睑型位置表浅,主要由多发清亮的囊性结构构成,可混杂黄色或含部分血液的囊液;眶内型淋巴管瘤常由于病变内自发性出血而表现为突发性眼球突出;混合型同时累及眶内和眼睑,可通过眶上裂累及颅内或发育时就伴颅内血管畸形。

影像学上,病变多发生在肌锥外间隙,和海绵状血管瘤一样都有海绵状腔及纤维间隔,表现为"渐进性强化"征象,但一部分海绵状淋巴管瘤纤维间隔较厚并且纤维间隔内有发育不良的小血管。文献报道,与海绵状血管瘤相比,动态增强扫描显示肿瘤强化范围扩大较快,则提示肿瘤可能是海绵状淋巴管瘤而非海绵状血管瘤。

3. **眼眶神经鞘瘤** 为眼眶最常见的神经源性肿瘤,肿瘤增长缓慢,包膜完整、光滑,临床主要表现为无痛性眼球突出,偶有视力下降等症状。此病可见于任何年龄,以20~50岁多见。源于眶上神经、滑车上神经和泪腺神经的神经鞘瘤位于肌锥外间隙,而源于三叉神经眼支的鼻睫神经的神经鞘瘤位于肌锥内间隙。

MRI信号特点取决于Antoni A区和B区成分的多少,Antoni A区呈等T_1、等T_2信号,Antoni B区信号与黏液类似,呈长T_1、长T_2信号。增强后病变实性部分(Antoni A区)明显强化,囊变区(Antoni B细胞分布区)无强化或轻度强化。

4. **眼眶炎性假瘤** 急性炎性假瘤一般发作急,可有眼周不适或疼痛、眼球转动受限、眼球突出、球结膜充血水肿、眼睑皮肤红肿、视力下降等;亚急性病例的症状和体征可于数周至数月内慢慢发生;慢性病例的症状和体征可持续数月或数年。分为弥漫型、肿块型、泪腺炎型、肌炎型、眶隔前炎型、巩膜周围炎型、视神经束膜炎型等。

MRI上,淋巴细胞浸润型炎性假瘤T_1WI呈低信号,T_2WI呈高信号,较明显强化;硬化型炎性假瘤T_1WI和T_2WI呈低信号,较明显强化。

【知识链接】

ER 2-7-2

眼眶海绵状血管瘤

第八节　鼻咽部疾病

病例 2-8-1

【临床病史】

男性,36 岁,因"咽痛 3 个月,加重 10 天"入院。

【影像学检查】

影像学检查见图 2-8-1。

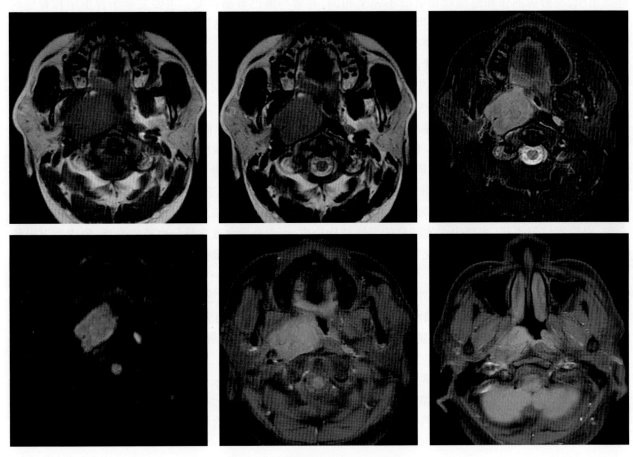

图 2-8-1　鼻咽部 MRI 平扫+增强

【影像征象】

鼻咽部及口咽部右侧见不规则团块状异常信号影,大小约 5.2cm×4.0cm×2.7cm,T_1WI、T_2WI 呈等、稍高信号,T_2WI 抑脂呈高信号,增强后呈稍不均匀轻、中度强化,鼻咽腔及口咽腔明显受压、变形,向左侧移位,右侧咽鼓管圆枕及咽后壁软组织增厚,右侧咽隐窝及咽鼓管咽口闭塞。

【印象诊断】

鼻咽癌。

【相关知识】

鼻咽癌是鼻咽部最常见的恶性肿瘤,世界上约80%的病例发生在我国,以广东省为首;男女比例约为3:1,40~60岁为高发年龄段。主要与EB病毒感染、饮食、遗传因素、环境因素(包括化学致癌物)有关。以低分化鳞癌最常见。好发于咽隐窝和顶壁。临床早期症状多不明显,主要为鼻塞、涕中带血、头痛、分泌性中耳炎所致耳鸣、耳闭塞感、听力下降等;晚期因肿瘤侵犯范围不同而表现各异,可表现为颈部淋巴结肿大(约60%为始发症状),脑神经损害症状(视力下降、复视、声嘶、面瘫等)。

【影像特征分析】

CT早期表现为鼻咽腔形态、结构不对称,单侧咽隐窝变浅或消失,咽后壁、侧壁软组织增厚,咽鼓管圆枕肿胀,咽鼓管咽口闭塞,分泌性中耳炎。中晚期,鼻咽腔内见软组织肿块,呈等密度,轻、中度不均匀强化;可伴有颅底骨质破坏,多为溶骨性,颅底骨性孔道扩大或破坏,当侵犯颅内时,硬膜增厚,颅内肿块,并明显强化,常出现淋巴结转移,远处器官转移。

鼻咽癌细胞结构较致密,胞质少,所以在T_1WI上多为等信号,T_2WI上呈略高信号,但较正常鼻咽腔黏膜信号略低,鼻咽癌原发灶向周围组织结构的侵犯及转移增大的淋巴结均显示明显强化。

【影像诊断思路与鉴别诊断要点】

本例发生于年轻人,主要鉴别包括原发鼻咽淋巴瘤及鼻咽部良性淋巴组织增生。

1. **原发鼻咽淋巴瘤**　为原发于咽淋巴组织的非上皮源性恶性肿瘤。影像表现为鼻咽壁对称性增厚或不规则软组织肿块,密度较均匀,多无囊变及坏死,不累及咽旁间隙,多无颅底及相邻骨质破坏,增强扫描轻度强化,颈部淋巴结肿大常见,且密度、信号多均匀。

2. **鼻咽部良性淋巴组织增生**　又称鼻咽黏膜慢性炎伴淋巴组织慢性反应性增生,发病年龄通常<30岁,男女无明显差异,常见于儿童,由口腔接触抗原。影像上,双侧对称性鼻咽顶后壁软组织广泛增厚,表面不整齐,鼻咽腔变小,也可为咽淋巴环增厚,黏膜线完整。

【知识链接】

EB 2-8-1

鼻咽癌

病例 2-8-2

【临床病史】

男性,18岁,因"反复双侧鼻腔出血13天余"入院。

【影像学检查】

影像学检查见图2-8-2。

【影像征象】

鼻咽部两侧可见不规则软组织肿块影,累及鼻咽侧壁及顶后壁,T_1WI、T_2WI呈等信号,T_2WI抑脂呈稍高信号。DWI示肿块呈明显弥散受限,右侧咽后小淋巴结可见。增强示肿块呈轻度强化。各序列显示肿块内信号尚均匀。病变向前阻塞两侧后鼻道。两侧上颌窦及中耳乳突腔黏膜增厚伴液性信号影。

【印象诊断】

鼻咽部淋巴瘤[伯基特(Burkitt)淋巴瘤]。

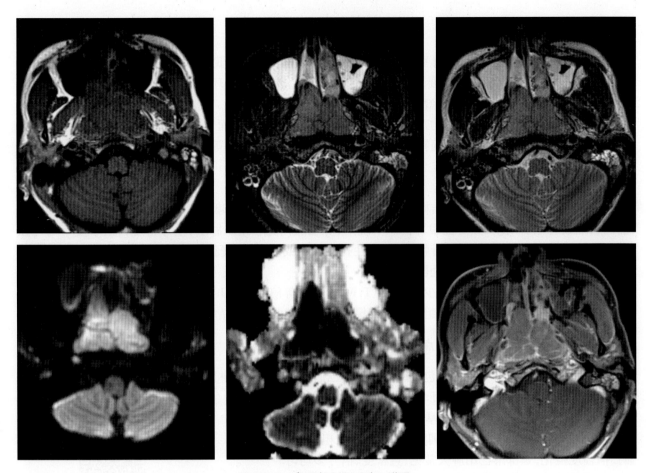

图 2-8-2 鼻咽部 MRI 平扫+增强

【相关知识】

鼻咽部淋巴瘤约占鼻咽部恶性肿瘤的 20%,大多数为 B 细胞性非霍奇金淋巴瘤。低级别肿瘤可表现为阻塞性肿块,而高级别肿瘤表现为不愈合的溃疡,伴有脑神经紊乱、面部肿胀、鼻出血和疼痛。鼻咽部淋巴瘤的诊断由于早期疾病(即鼻涕、梗阻和鼻出血)中的非特异性症状而被延迟,这些疾病与鼻腔鼻窦炎症相同。血清乳酸脱氢酶(LDH)水平可用于评估治疗反应。

【影像特征分析】

典型影像学表现:对称性累及鼻咽壁;T_1WI 呈等或低信号,T_2WI 呈稍高信号;DWI 明显弥散受限;增强后轻至中度强化;可侵入口咽、鼻腔、扁桃体、鼻旁窦,而不累及咽旁间隙和颅底骨质。双侧颈部广泛淋巴结肿大。

鼻咽部淋巴瘤对邻近组织和颅底骨质侵犯少。与周围结构分界清,多无颅底和邻近骨质破坏。鼻咽腔内肿块明显,但咽旁间隙较清晰,或只有受压改变,或延伸到呼吸道和扁桃体。

【影像诊断思路与鉴别诊断要点】

本例发生于年轻人,以鼻出血为主要症状,因此主要鉴别包括青少年鼻咽血管纤维瘤、鼻咽癌及横纹肌肉瘤。

1. **青少年鼻咽血管纤维瘤** 是少见的良性但具有局部侵袭性的血管源性肿瘤,约占头颈部肿瘤的 0.5%,但是是鼻咽部最常见的良性肿瘤;几乎均发生于男性青少年,平均年龄约 15 岁。目前多认为肿瘤起源于蝶腭孔区;肿块呈粉红色、暗红色、表面有扩张的血管,临床主要表现为反复发作的顽固性鼻出血、进行性鼻塞、咽鼓管咽口堵塞可致慢性中耳炎。影像检查至关重要（明确诊断+分期），活检应避免。

CT 表现为以蝶腭孔为中心的软组织肿块，边界清楚，无包膜，呈分叶状，增强后明显强化。对周围骨质改变评估有优势，常为吸收、重塑，蝶腭孔、翼腭窝、翼上颌裂增宽，可突入鼻腔、侵入颞下窝，向前致上颌窦后壁扭曲（Holman-Miller 征）；向后可致翼板侵蚀；向上可累及蝶窦、眼眶；可侵犯颅内、海绵窦、鞍区。

MRI 表现为 T_1WI 上肿块较邻近肌肉呈等或低信号，T_2WI 呈等或高信号，其中 T_2WI 低信号代表纤维成分，可见血管流空影，典型者呈"盐和胡椒征"；增强后明显强化；MRI 评估颅内侵犯有优势。

DSA 有利于发现供血动脉并进行术前栓塞；常见的供血动脉为颈外动脉及其分支，如上颌动脉/咽升动脉、腭动脉。

2. **鼻咽癌** 影像学表现为软组织肿块，早期即向周围深层结构及颅底侵犯，咽旁间隙模糊或侵犯。向任何方向延伸，侵蚀颅底并通过咽鼓管、圆孔、卵圆孔，或直接通过骨进入斜坡、海绵窦和颞骨。颈部淋巴结肿大多发生于颈动脉鞘和咽后淋巴结。转移淋巴结容易发生坏死和包膜外侵犯，增强后肿块和淋巴结转移通常表现出明显不均匀强化。

3. **鼻咽部横纹肌肉瘤** 占所有儿童恶性肿瘤的 3%~4%，是最常见的实性肿瘤。35%~40% 累及头颈部，发病双峰为 2~4 岁和 12~16 岁，约 60% 见于 6 岁以下。小儿横纹肌肉瘤的两种组织学分型是胚胎亚型和肺泡亚型。肿块可很大并有颅内侵犯，通过血行或淋巴结转移，确诊时约 23% 发生远处转移。

CT 上表现为侵袭性软组织肿块，增强强化各异，偶尔有中心坏死，钙化少见。MRI 上，T_1WI 低信号，T_2WI 信号多变，多为等或低信号；DWI 呈弥散受限，增强不均匀强化。MRI 有助于评估肿块对周围侵犯情况及是否存在颈部淋巴结转移。

【知识链接】

ER 2-8-2

鼻咽部淋巴瘤

第九节 喉部疾病

病例 2-9-1

【临床病史】

男性，75 岁，因"声嘶 1 个月"入院。

【影像学检查】

影像学检查见图 2-9-1。

【影像征象】

会厌至甲状软骨水平可见团块样软组织肿块影，最大层面范围约 3.5cm×2.0cm，增强后强化尚均匀，向下累及双侧声带，声带结构显示不清，喉腔狭窄，会厌前间隙及声门旁脂肪间隙消失。

【印象诊断】

喉癌（声门上型）。

【相关知识】

喉癌是耳鼻喉科最常见的恶性肿瘤之一，仅次于鼻咽癌及鼻腔鼻窦癌；好发于 50~70 岁男性。与吸

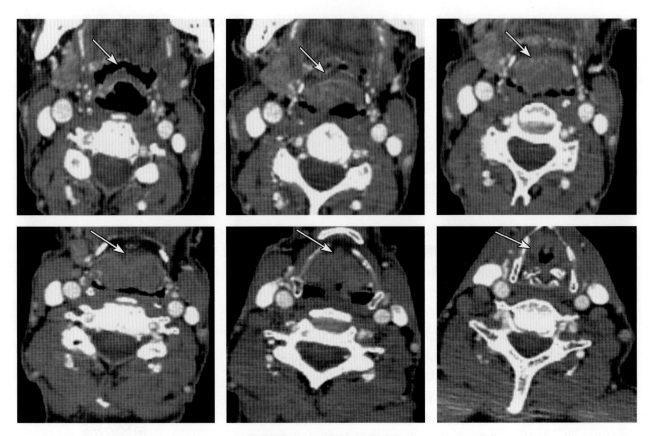

图 2-9-1　喉部 CT 增强

烟、酗酒及声带过度疲劳等关系密切。组织学上以鳞癌最常见，约占 90%，而腺癌、未分化癌及肉瘤等少见。临床表现为声音嘶哑、咽部异物感、呼吸困难、咽喉痛、颈部淋巴结肿大等，发生溃烂者常有咽喉痛和痰中带血。

【影像特征分析】

按发生部位分为声门上型、声门型、声门下型和跨声门型。

声门上型癌：喉前庭结构不对称，局限性增厚或形成不规则软组织肿块；会厌癌最常见，表现为会厌喉面不规则的软组织增厚、僵硬，肿块边界不清，平扫时病灶密度较正常会厌密度稍高，增强扫描病灶明显强化，可侵犯杓状会厌襞和会厌前间隙，较大者破坏软骨或造成其硬化，易发生淋巴结转移。

声门型癌：原发于声带或前联合，以声带前、中 1/3 处最常见；早期局限于声带内，仅见两侧声带不对称，一侧声带毛糙、增厚、外形不规则，或局限的软组织结节，增强扫描有强化。肿瘤易侵犯前联合，然后向对侧声带浸润，前联合厚度超过 2mm 为受累表现。当环杓关节受累时，可影响声带活动。

声门下型癌：原发声门下型癌极少，表现为声门下区喉腔内软组织不规则增厚，或出现软组织肿块影则提示异常。

跨声门型癌：为喉癌晚期表现，肿瘤跨越声门区。表现为喉腔内充满软组织肿块，肿瘤易穿破软骨（甲状软骨多见）向喉外生长，并累及甲状腺等邻近结构，易发生颈部淋巴结转移。

【影像诊断思路与鉴别诊断要点】

本病主要需与喉头水肿、喉乳头状瘤及声带息肉鉴别。

1. **喉头水肿**　为喉部松弛处（会厌、杓状会厌襞等）的黏膜下有大量组织液积聚所致。病因有急性喉炎、急性会厌炎等感染性因素和心脏病、肾炎、过敏等非感染性因素两大类。影像表现为黏膜弥漫性增厚，边缘光滑，两侧对称，增强扫描无异常强化。

2. **喉乳头状瘤**　为来自黏膜上皮的良性肿瘤,但其生长活跃,部分可发生癌变。临床症状以声音嘶哑和呼吸困难为主,无声带运动障碍。影像表现为单个或多个局部乳头状隆起,边界较清楚,一般不侵及喉旁间隙,但若其发生癌变时,病灶向周围浸润则可见喉旁脂肪间隙狭窄或消失。

3. **声带息肉**　发生于声带边缘前、中1/3,常为单发结节,表现为一侧声带前、中游离缘带蒂结节或难以显示,其密度与声带相仿,结节边缘常光整。CT难以区别声带息肉与早期喉癌,鉴别要点为无喉旁间隙侵犯,声带活动自然。

【知识链接】

ER 2-9-1

喉癌

第三章　胸　　部

第一节　呼吸系统炎症与感染性疾病

病例 3-1-1

【临床病史】

女性,67 岁,咳嗽、咳痰 7 年,右侧胸痛 3 天。

【影像学检查】

影像学检查见图 3-1-1、图 3-1-2。

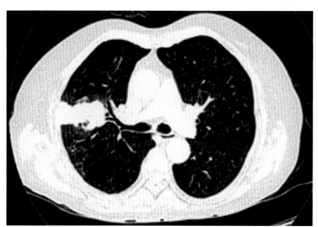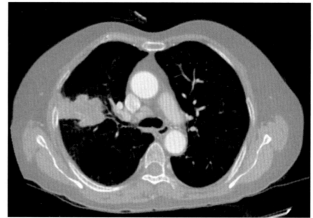

图 3-1-1　胸部 CT 增强

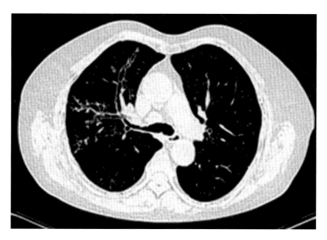

图 3-1-2　2 年后复查 CT

【影像征象】

初诊 CT 表现:右肺上叶可见团片状高密度影,病灶大体边界清晰,邻近可见点絮状渗出,邻近近端支气管阻塞。

复查 CT 表现:右肺上叶可见支气管扩张,管壁增厚,管壁周围可见斑点状高密度影。

【印象诊断】

变应性支气管肺曲菌病(allergic bronchopulmonary aspergillosis,ABPA)。

【相关知识】

肺曲菌病是肺真菌感染中的一种,曲菌通过呼吸道吸入后,具有以下多种病变类型及相应临床影像表现:

(1) 腐生型肺曲霉球:肺空腔内软组织团块。

(2) 变应性支气管肺曲菌病(ABPA):支气管扩张伴管腔内黏蛋白填充。

(3) 慢性坏死性肺曲菌病:肿块、空洞、菌球。

(4) 细支气管炎:小叶中心结节,树芽征。

(5) 阻塞性支气管肺曲菌病:类似 ABPA,弥漫性下叶实变。

(6) 血管侵袭性肺曲菌病:结节伴晕征,胸膜相连楔形实变影。

根据曲菌毒力、数量及患者自身免疫状态情况,从过敏性疾病到侵袭性疾病各有其特点。

以气道过敏表现为特征的肺曲菌病,其临床特点为慢性哮喘,可以反复发作,伴有低热及咳嗽、咳痰症状。血液内 IgE、IgG 水平升高,相应肺组织内嗜酸性粒细胞浸润,伴有支气管扩张。

【影像特征】

ABPA 的影像特征总结起来就是以两肺上叶分布为主的扩张支气管内管状均匀密度影,呈指套征表现,对应的病理生理改变为扩张支气管内大量黏液分泌及纤毛运动下降,导致黏液栓阻塞气道。该例患者有支气管扩张、既往多次手术史,实验室检查总 IgE 测定为 311IU/ml(升高),右上肺叶前段活检标本显示肺组织及支气管黏膜、肺泡上皮增生;部分肺泡腔内见组织细胞聚集;支气管周围见炎症细胞浸润。

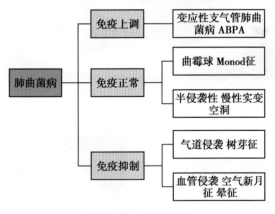

图 3-1-3 思维导图

【影像诊断思路与鉴别诊断要点】

影像诊断思路与鉴别诊断要点见图 3-1-3。

1. **腐生型肺曲霉球** 肺囊腔内软组织团块,包含真菌菌丝、黏液、细胞碎屑,表现为无侵袭性团块影,通常继发于先前存在的肺空洞或囊状支气管扩张腔隙内,一般患者都有潜在基础疾病如结核病、结节病、支气管囊肿、肺隔离症、肺气囊等。曲霉球可随体位变换而发生变化,影像特征表现为莫诺(Monod)征,患者可以长期无症状,如发生大咯血时,则需手术干预。

2. **慢性坏死性肺曲菌病** 半侵袭性肺曲菌病、肺组织坏死、肉芽肿性炎症,类似于继发性肺结核表现,患者常存在糖尿病、营养不良、酗酒、高龄、长期应用皮质类固醇、慢性阻塞性肺疾病(COPD)。临床表现为慢性咳嗽、咳痰(数月至数年)、发热、全身症状。影像表现为气管、支气管壁增厚、阻塞,管腔内团块形成,受累肺段、叶阻塞性炎症/不张,肺门亦可见团块影。

3. **侵袭性肺曲菌病** 分为气道侵袭性肺曲菌病及血管侵袭性肺曲菌病,常见于免疫抑制人群如 AIDS、中性粒细胞减少、大剂量化疗后、器官移植后及自身免疫性疾病等。患者表现为咳嗽、咳痰、发热、新发哮喘、低氧血症等症状或体征。气道侵袭性改变的影像表现为树芽征、实变、类似 ABPA 征象(下叶),血管侵袭性改变的影像表现为结节伴晕征、胸膜相连楔形实变影(出血性肺梗死)及空气新月征(代表恢复期表现,通常在治疗后 2~3 周会出现)。侵袭性肺曲菌病延误诊治死亡率可达 65% ~90% ,而痰培养阳性率仅为 10% ,且组织活检禁忌多,所以 CT 影像特征及转归变化对于治疗方案选择及预后判断尤为重要!

其他需要注意鉴别的疾病:①肺脓肿,液化空洞形成是其特征表现;②肿瘤伴空洞形成,肿瘤坏死或肿瘤浸润气道并形成活瓣;③肺结核假性动脉瘤,拉斯穆森(Rasmussen)肺动脉瘤,注意 CT 增强鉴别空洞内是否形成动脉瘤可能;④肉芽肿性多血管炎,韦格纳肉芽肿病;⑤肺包虫囊肿,新月形气腔。

【知识链接】

ER 3-1-1

肺曲菌病

病例 3-1-2

【临床病史】

女性,22 岁,"寒战、高热 1 周余"。

【影像学检查】

影像学检查见图 3-1-4、图 3-1-5。

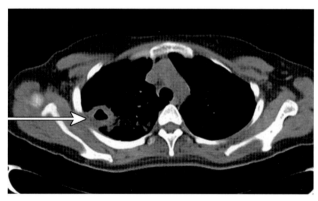
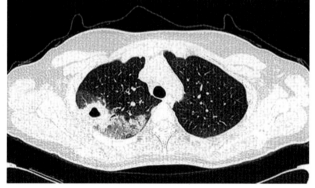

图 3-1-4 胸部 CT 平扫

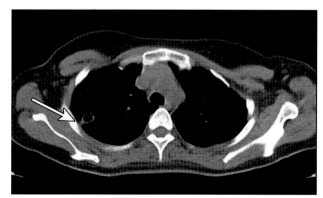
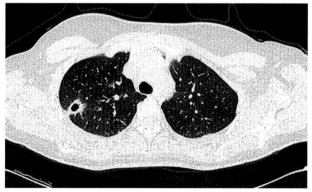

图 3-1-5 治疗 1 周后复查

【影像征象】

右肺上叶尖段见类圆形高密度影,其内可见空洞影,壁厚不均匀,周围可见斑片状高密度影。治疗 1 周后复查可见右肺上叶空洞灶范围明显缩小,内壁薄而光整,周围片絮影吸收。

【印象诊断】

肺脓肿。

【相关知识】

肺脓肿是多种化脓性细菌所引起的破坏性疾病,早期呈化脓性肺炎,继之发生液化坏死形成脓肿。
按病程及病变演变常分为急性肺脓肿和慢性肺脓肿。

急性肺脓肿:起病急,可有畏寒、高热,伴咳嗽、咳黏液、脓痰,可引起胸痛、气急;如治疗不及时、不彻底,可渐转为慢性;可破向胸腔形成脓气胸或支气管胸膜瘘。

慢性肺脓肿:慢性咳嗽、咳脓痰、反复咯血、继发感染和不规则发热等,常呈贫血、消瘦等慢性消耗病态。

体征与肺脓肿的大小和部位有关。

【影像特征分析】

病变早期表现为较大片状高密度影,多累及一个肺段或两个肺段的相邻部位;病灶胸膜侧密度高而均匀,肺门处密度多较淡且不均匀,病灶邻近叶间胸膜处边缘清楚锐利,其余边缘则模糊;病灶坏死液化呈低密度,呈圆形或卵圆形厚壁空洞,内可见气-液平或液-液平;新形成的空洞内壁多不规则,慢性肺脓肿壁增厚,内壁光滑;增强示病灶内未坏死部分有不同程度的强化,脓肿壁呈环形强化。慢性肺脓肿周围可有广泛纤维条索影和胸膜增厚,支气管走行不规则,可有支气管扩张及肺气肿表现。

【影像诊断思路与鉴别诊断要点】

肺脓肿主要表现为厚壁空洞灶,结合临床病史,可做出相应诊断。该病需要与一些影像表现为肺内空洞性病变的疾病相鉴别。

1. **空洞型肺结核**　空洞病灶周围有较多的条索状致密影,常见钙化,伴牵拉性支气管扩张;病变同侧和对侧肺野内可见新旧不一的结节状支气管播散病灶,其密度有较大差别;纵隔向患侧移位,常伴有明显的胸膜增厚及相应部位的胸廓塌陷。

2. **癌性空洞**　具有恶性肿瘤的边缘征象,如分叶征、毛刺征、胸膜凹陷征、远侧阻塞性改变、血管集束征等;空洞壁厚薄不均,内壁凸凹不平,不规则,有壁结节;多为厚壁空洞,壁厚≥5mm 居多;空洞内径多较大;空洞可见与支气管相通征象;增强可见空洞壁和壁结节增强。

3. **真菌感染性空洞**　空洞壁外周"晕征";空洞内"新月征"及"气环征"。

【知识链接】

ER 3-1-2

肺脓肿

病例 3-1-3

【临床病史】

男性,24 岁,因"发热伴咳嗽、咳痰 6 天"入院。

【影像学检查】

影像学检查见图 3-1-6。

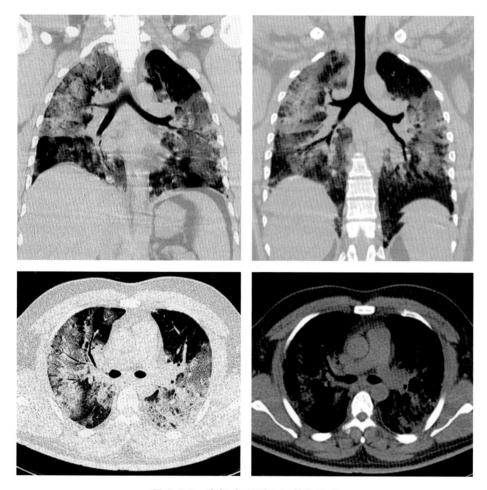

图 3-1-6　胸部 CT 平扫、冠状位重建

【影像征象】

两肺透亮度减低,可见广泛片状、絮状密度增高影,边界不清,其内可见充气支气管征,受累肺实质内可见网格影,局部呈实变表现;最大密度投影(MIP)重建示气道通畅。两侧胸膜增厚。

【印象诊断】

甲型 H1N1 流行性感冒病毒(H1N1 influenza virus)感染;支气管镜肺活检示支气管肺组织见肺泡腔内纤维素渗出,间质中性粒细胞为主的炎细胞浸润伴出血,考虑为炎症性病变。特殊染色结果:阿利新蓝染色(AB)(-),六胺银(GMS)(-),高碘酸希夫反应(PAS reaction)(-)。

【相关知识】

呼吸道病毒种类包括:流感病毒、麻疹病毒、汉坦病毒、腺病毒、疱疹病毒、水痘-带状疱疹病毒、巨细胞病毒、EB 病毒等(表 3-1-1)。

近年来新发或暴发流行的病毒种类:

人偏肺病毒(human metapenumovirus,hMPV),2001

严重急性呼吸综合征冠状病毒(severe acute respiratory syndrome coronavirus,SARS-CoV),2002

表 3-1-1　常见病毒种类

免疫正常	免疫抑制	免疫正常	免疫抑制
流感病毒	单纯疱疹病毒	EB 病毒	巨细胞病毒
汉坦病毒	水痘-带状疱疹病毒	腺病毒	麻疹病毒 腺病毒

甲型 H1N1 流行性感冒病毒(H1N1 influenza virus),2009

中东呼吸综合征冠状病毒(Middle East respiratory syndrome coronavirus,MERS-CoV),2012/2015

2019 新型冠状病毒(2019-novel coronavirus,2019-nCoV),2019

被呼吸道病毒感染后,患者的临床症状及体征严重程度,往往与其年龄、免疫状态相关;还应结合流行病学特点、社区流行暴发(冬春季)情况来进行判断;应当仔细询问病史,以了解症状发生/持续时间、皮疹等特点,最终还是要结合多重反转录聚合酶链反应(MRT-PCR),以确定是何种病原体感染。

【影像特征】

总体表现为斑片或弥漫磨玻璃密度影伴或不伴有实变、网格状改变。多种 CT 表现互相重叠,如模糊小叶中心结节、沿小叶分布磨玻璃密度、肺段实变、弥漫分布磨玻璃密度伴小叶间隔增厚。

病理变化基础:弥漫肺泡破坏(肺泡水肿、纤维蛋白沉积、细胞浸润伴透明膜),肺泡内出血,间质细胞浸润。

【影像诊断思路与鉴别诊断要点】

气管支气管炎:病理表现为气道壁充血、管壁单核细胞浸润→急性期无明显表现,上皮细胞退变、脱落→影像表现为多年后支气管扩张。

毛细支气管炎:常见于儿童。病理表现为上皮坏死、管腔内中性粒细胞渗出物、管壁单核细胞浸润→影像表现为小气道部分阻塞、扩张、边缘模糊的小结节。

肺炎:常见于老人/免疫抑制状态患者。病理表现为终末细支气管、呼吸性细支气管、肺实质肺泡破坏伴间质淋巴细胞浸润,气道出血、水肿及纤维素Ⅱ型肺泡上皮细胞增生、透明膜形成→影像表现为边缘模糊小结节、实变,支气管周围斑片状磨玻璃密度。

1. **腺病毒**　双链 DNA 病毒,有 50 多种血清型,占儿童呼吸道感染病因的 5%~10%,其中血清型 14 腺病毒可导致社区暴发(高危人群:老年人、有慢性疾病者、低淋巴细胞计数者)。

主要病理变化为呼吸道上皮溶解,累及远端终末支气管,临床症状主要表现为咽炎、喉气管支气管炎、细支气管炎、支气管肺炎。

免疫正常患者——轻症肺炎(白细胞计数可达 20 000 左右),主要为上呼吸道感染相关症状;重症肺炎,可以出现单核细胞减少、多肺叶浸润、胸腔积液表现。免疫抑制患者——可以出现严重感染,继发急性呼吸窘迫综合征(ARDS)。

影像表现:支气管肺炎表现为双侧多发沿叶、段分布的磨玻璃影(GGO),斑片状实变影(类似细菌性肺炎);肺叶膨胀、支气管扩张(婴幼儿常见);后遗症包括支气管扩张、闭塞性细支气管炎、单肺透亮度增高。

2. **疱疹病毒**　大 DNA 病毒,可以表现为急性、慢性、潜伏感染状态。疱疹病毒肺炎常见于免疫抑制状态或气道受损患者(AIDS、恶性肿瘤、器官移植、气管插管、烟雾吸入、吸烟);严重时可出现败血症。

3 种病理变化:坏死性气管支气管炎、坏死性肺炎、间质性肺炎。

影像表现:胸片可见双侧斑片实变影,沿肺小叶、肺段、亚段分布的 GGO,网格状影;CT 表现为多发段或亚段分布的 GGO,实变相对少;出现胸腔积液时常合并细菌感染。

3. **巨细胞病毒**　正常人群多为无症状性感染或轻度流感样症状,免疫抑制人群可发生致命性肺部感染(器官移植后 30~100 天、长期应用糖皮质激素患者为高危人群)。

影像表现:移植患者——小结节、实变、GGO,例如,移植患者术后早期常见的感染病原体:巨细胞病毒、侵袭性曲霉菌、卡氏肺孢菌肺部感染患者可出现以上影像病变特征;免疫抑制患者——双侧不对称分布 GGO、不规则小叶间隔增厚实变、模糊小叶中心结节、支气管扩章或管壁增厚。

4. **流感病毒**　单链 RNA 病毒,通常累及上呼吸道,也包括气管、主支气管(季节性区域性流行);老年人、免疫抑制、二尖瓣狭窄、妊娠、糖尿病等高危人群中,可以出现暴发性肺炎流行。根据内膜抗原和核蛋白抗原分为 A 型(甲型)、B 型(乙型)、C 型(丙型)3 型;A 型(甲型)流感病毒根据表面蛋白血凝素(hemagglutinin)、神经氨酸酶(neuraminidase)不同,分为不同亚型,包括 H1N1、H1N2、H2N1、H3N1、H3N2、H2N3/H5N1 和 H7N9。

【知识链接】

ER 3-1-3

病毒性肺炎

临床及病理表现为:早期——气道壁充血,管壁单核细胞浸润;晚期——弥漫肺泡破坏(肺泡内水肿、出血)、上皮细胞退变、脱落。

影像表现:斑片状实变,由 1~2cm 范围迅速融合,提示双重感染可能;如退热后再次发热;小叶实变提示继发细菌感染;CT 表现为弥漫磨玻璃影(GGO)、网格状影伴或不伴实变,较多分布于下叶;当出现小叶中央型小结节时,可考虑肺泡出血,胸腔积液少见。

第二节　弥漫性肺疾病

病例 3-2-1

【临床病史】

男性,65 岁,反复咳嗽、咳痰、气喘 1 年余,加重 2 个月。

【影像学检查】

影像学检查见图 3-2-1。

【影像征象】

两肺纹理增多、紊乱,呈网格状及蜂窝状改变,以肺野外周带及下肺为著,两肺部分支气管牵拉扩张,管壁增厚,周围见片絮状模糊密度影,两侧肺门结构未见异常,纵隔内可见多个淋巴结影。双侧胸膜局部增厚。

【印象诊断】

普通型间质性肺炎(usual interstitial pneumonia,UIP)。

【相关知识】

1. **肺实质**　肺内支气管的各级分支及其终末的大量肺泡,主要是指支气管及肺泡上皮和肺泡腔。
2. **肺间质**　由位于肺泡之间的组织所组成,为肺泡间隔、终末气道上皮以外的支持组织,包括结缔组织及血管、淋巴管、神经等。
3. **实质细胞**　指一个器官内承担该器官功能的细胞,间质细胞是实现辅助功能的细胞。

间质性肺疾病(ILD)是由于气体交换障碍和限制性通气障碍而形成的,以进行性加重的呼吸困难为主要临床表现的一组弥漫性肺疾病的统称。主要侵犯周边肺组织、肺泡、肺泡间隔、邻近的小气管和小血管(图 3-2-2)。

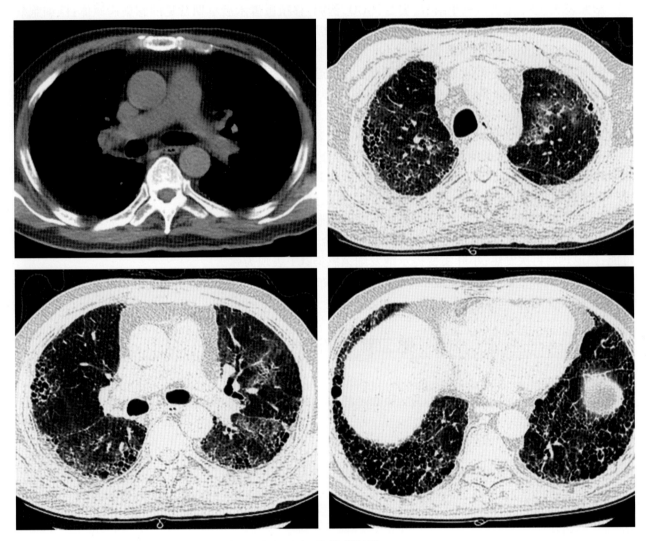

图 3-2-1　胸部 CT 平扫

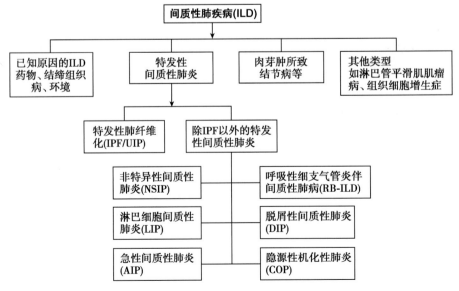

图 3-2-2　思维导图

高分辨率 CT(HRCT)技术在间质性肺疾病中的应用:对有临床症状、肺功能异常而常规胸片无明显征象的患者,HRCT 可以比较敏感和准确地发现病变。可发现间质性肺疾病的特征性表现,如磨玻璃影、网格状影、蜂窝状影等;有助于确定病变的范围及病变有无进展、可逆性和不可逆性等;可显示间质性肺疾病的分布、范围和程度,精确引导穿刺活检的部位;能有效地评估病变的进展、治疗效果及愈后状况;动态随访观察;对重点人群(如某些明确的职业接触者、易患因素的人群等)的群防群治有普及和监控意义。

【影像特征】

间质性肺疾病(ILD)HRCT 征象的病理基础是支气管血管束周围间质增厚,即包绕肺小叶核心结构的中轴间质增厚。小叶实质内的间隔纤维常与邻近支气管及肺实质互相牵拉收缩,导致肺小叶多边形轮廓消失;HRCT 表现为血管、支气管管粗,支气管壁增厚,边缘欠光整,边界较模糊等,可有如下影像学征象:胸膜下弧线影、小叶间隔增厚、网格状影、磨玻璃影、斑片状影、蜂窝状影;其他伴随征象有胸膜增厚、牵拉性支气管扩张、肺气肿及肺大疱。

【影像诊断思路与鉴别诊断要点】

已知原因的间质性肺疾病(ILD)包括:药物及与结缔组织病相关和与环境相关的 ILD 等;肉芽肿性间质性肺疾病,如结节病、外源过敏性肺泡炎等;罕见的但具有临床病理学特征的间质性肺疾病,如淋巴管平滑肌瘤病、朗格汉斯细胞组织细胞增生症和肺泡蛋白沉积症等;以及排除上述原因之后的特发性间质性肺炎。

间质性肺疾病的正确临床诊断依赖于 HRCT 及临床、实验室及病理检查等综合结果,建议积极开展间质性肺疾病多学科会诊(MDT),影像科医生应发挥积极诊断的作用。

间质性肺疾病需与肺坠积效应鉴别。肺坠积效应又称肺血容积效应,在仰卧位检查时,由于血流分布及动力等因素,有时在下胸部同一层面可见背侧血管相对粗于腹侧血管,且血管边缘亦相对模糊,一般两侧同时出现。坠积效应产生的直接原因是肺血管的重力作用,肺坠积效应的产生与患者的年龄、心功能状况等有关。

【知识链接】
ER 3-2-1
肺间质性疾病

病例 3-2-2

【临床病史】

女性,52 岁,因"反复双下肢浮肿 5 年,恶心、呕吐 1 周"入院。

【影像学检查】

影像学检查见图 3-2-3、图 3-2-4。

【影像征象】

两肺透亮度略减低,呈弥漫磨玻璃密度改变,两肺见散在囊状透亮影,有薄壁,呈散在分布,囊壁边缘可见小血管影。肺内亦见多发小结节灶。

【印象诊断】

肺淋巴管平滑肌瘤病(pulmonary lymphangioleiomyomatosis,PLAM)。

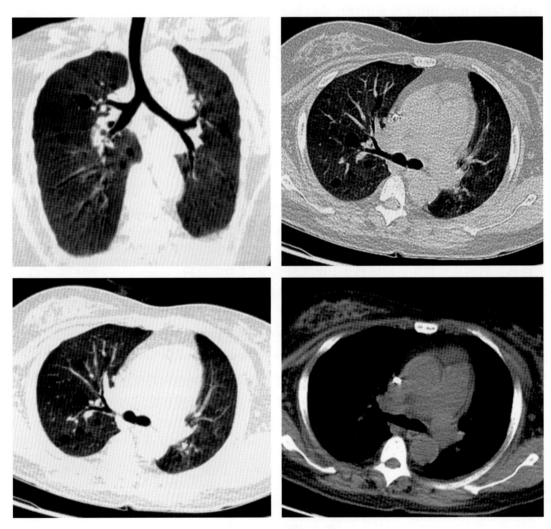

图 3-2-3   胸部 CT 平扫

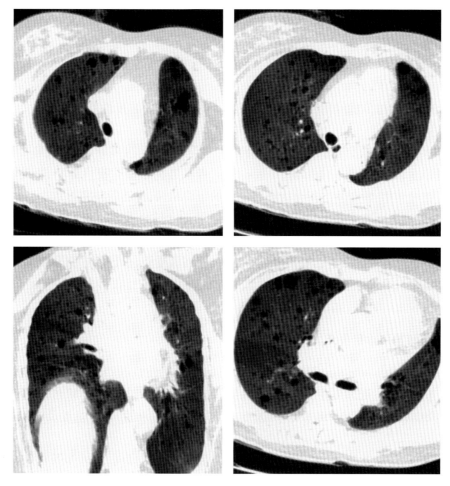

图 3-2-4　肺部 CT 肺窗重建

【相关知识】

肺淋巴管平滑肌瘤病是一种罕见的以肺淋巴管旁不典型平滑肌细胞广泛增生为主的弥漫性肺部疾病。本病病因不明,几乎均见于生育期的妇女,部分病例月经及妊娠期间病情加重,有子宫肌瘤及口服避孕药史,故推测此病是一类性激素相关性疾病。本病最常累及肺、纵隔及腹膜后,偶尔也可累及下肢淋巴管、肾脏和输尿管等。患者均有不同程度的气短,且呈进行性加重;约60%患者出现乳糜胸;约40%合并气胸;30%~40%患者咯血或血丝痰。

肺间质淋巴管、血管及细支气管周围平滑肌不典型增生,形成结节或肿块,引起局部管道结构的狭窄或阻塞;当淋巴管或胸导管阻塞后可引起淋巴回流障碍,甚至淋巴管破裂而致乳糜胸;肺小静脉的阻塞可致远端管腔淤血扩张,甚至破裂出血,引起患者咯血;小气道的局限狭窄可使远端气腔空气潴留,而致远端肺泡扩大,融合成囊腔,囊壁由增生的类平滑肌细胞覆盖,当胸膜下囊腔破裂可出现气胸。

肺淋巴管平滑肌瘤病病理分型为2种:

Ⅰ型是以囊状改变为主要表现;肺部含气小囊的直径为0.2~2.0cm,呈圆形,有均匀薄壁,周围有正常肺组织围绕,无融合,血管影位于囊状影的边缘;分布以中下肺野为主;含气小囊张力较高,气胸或胸腔积液压迫下,胸膜下区小囊仍能保持其饱满形态。

Ⅱ型是以未成熟平滑肌增生导致肺小叶间隔增厚,两肺弥漫浸润为主要表现;小囊在肺部纤维化区域形态不规则,可能是受周围纤维组织牵拉所致;但在其他无肺间质纤维化区域,其含气小囊仍具有Ⅰ型的特征性表现。

临床表现为无症状或进行性呼吸困难、咯血、反复发作的气胸、乳糜胸、呼吸衰竭;易被误诊为哮喘或慢性阻塞性肺疾病;肺功能测定表现为混合性通气功能障碍;部分可伴发腹部其他脏器肿物,如肾或肝血管平滑肌脂肪瘤、腹膜后淋巴管肌瘤和子宫肌瘤等;血管内皮生长因子 D(VEGF-D)与淋巴管新生功能相关,血清 VEGF-D 水平可以反映疾病严重程度与治疗效果。

【影像特征】

X 线表现为细网状或结节状间质性浸润,最初发生于肺底,进而弥漫性均匀累及全肺,肋膈角受累,进一步发展可表现为蜂窝肺。

CT 表现为肺体积增大;多发圆形薄壁囊腔,囊的大小可均匀,也可差异较大,直径 2~5mm,大多数囊状影<10mm;囊壁厚度较薄,很少超过 4mm,一般<1mm;囊状透亮影呈弥漫性分布,即使早期患者也是如此,肺底肋膈角区也可受累;囊和囊之间可为相对正常的组织结构,淋巴管梗阻可致小叶间隔增厚扭曲;小叶中央动脉位于囊腔边缘而非中央;另外还可见肺出血、肺泡含铁血黄素沉着、肺小叶间隔增厚、气胸、乳糜胸及纵隔淋巴结肿大。

肺外影像表现:纵隔及腹膜后淋巴管平滑肌增生,淋巴回流受阻,淋巴管扩张形成淋巴管肌瘤(腹膜后淋巴管肌瘤、子宫肌瘤);淋巴结被未成熟的平滑肌细胞浸润引起淋巴结肿大;异常的血管平滑肌增生形成肾脏、肝脏或腹膜后肿块(肾或肝血管平滑肌脂肪瘤)。

【影像诊断思路与鉴别诊断要点】

结节性硬化症(tuberous sclerosis,TSC)是一种少见的显性遗传性神经皮肤疾病,以脑、眼、心、肾及皮肤多发的良性结节为特征。通常发生于婴幼儿,且约 75% 死于成年之前。LAM 可以是散发的,也可以发生于遗传性疾病 TSC 患者(TSC-LAM;LAM 可发生于 30%~40% 女性 TSC 患者及 10%~15% 男性 TSC 患者)。

淋巴管平滑肌瘤病与结节性硬化症的鉴别主要依靠后者有遗传倾向,肺外多器官病变,肺部受累范围小,无胸导管扩张、无乳糜胸腹水等。

临床表现及病理改变与淋巴管平滑肌瘤病相似,但结节性硬化症主要累及血管平滑肌而极少侵犯淋巴管和淋巴结,因此乳糜胸罕见,但肾、肝的血管平滑肌脂肪瘤(AML)多见。TSC-LAM 患者中,肺细胞小结节样增生,两肺散在良性非钙化的小叶中心肺结节。

LAM 诊断思路:具有 LAM 特征性的肺部 HRCT 表现,以及以下条件之一,血管平滑肌脂肪瘤(肾);乳糜胸或乳糜腹水;淋巴管平滑肌瘤或淋巴结侵犯;结节性硬化症;血浆 VEGF-D 水平升高。

CT 表现为肺内多发囊性透亮区的病变还需与下列疾病进行鉴别:

1. 小叶中心型肺气肿　呼吸性细支气管的肺泡扩张,周围部分不受累,病变位于小叶中心。与吸烟密切相关,男性患者多见。CT 表现为小圆形含气低密度区,但无明确的壁,分布不均匀,多见于上肺,囊一般较小,部分融合成团。薄层 CT 上低密度区中可见小叶中央动脉血管影。

2. 肺间质纤维化末期　呈广泛蜂窝状阴影,但囊壁厚,形状不规则,多呈灶性分布,且以下肺野胸膜下分布为主,囊间纤维化明显,肺内小叶间隔增厚及肺结构扭曲。

肺淋巴管平滑肌瘤病的气囊影有明确均匀的薄壁,含气囊腔呈两肺弥漫分布,血管影位于囊影的边缘。结合性别、年龄有助鉴别。

3. 肺朗格汉斯细胞组织细胞增生症(PLCH)　多见于青壮年(小于 40 岁);与吸烟相关;无性别倾向;无症状或气短、咳嗽、气胸、皮疹、体重减轻、尿崩症;年轻吸烟患者 HRCT 提示,肺泡灌洗液免疫组化染色 CD1a 阳性细胞>5% 或病理活检确诊。气道周围的朗格汉斯细胞及免疫细胞形成小结节,结节一般 1~3mm,边缘不规则,可伴空洞,进展形成厚壁囊肿,最终为薄壁空洞。主要位于上叶及中叶,肋膈角不受累;疾病早期以结节为主,晚期以囊肿为主;囊腔形态各异,壁厚薄不一,与 LAM 圆形囊腔鉴别;胸膜下囊腔破裂产生气胸;多细胞的星形瘢痕组成纤维灶(图 3-2-5)。

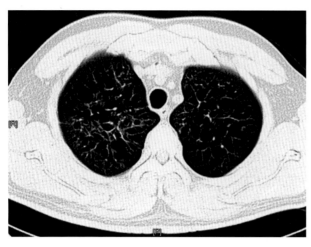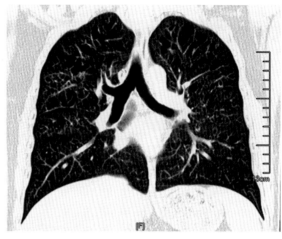

图 3-2-5　肺朗格汉斯细胞组织细胞增生症

4. **淋巴细胞性间质性肺炎（LIP）**　最常见于 Sjögren 综合征（干燥综合征），也可与 AIDS、原发性胆汁性肝硬化、巨大淋巴结增生症及自身免疫性甲状腺疾病相关。病理显示淋巴细胞及浆细胞弥漫性间质性增殖，淋巴管周围间质包括支气管血管周围间质、小叶间隔及胸膜均受累。HRCT 显示磨玻璃样密度，边界不清的小叶中心结节及胸膜下结节；基底部的薄壁囊泡，囊泡较大可达 3cm，数量少于 LAM 及 LCH。HRCT 还可显示支气管血管周围间质、小叶间隔增厚，淋巴结肿大并融合。

5. **伯特-霍格-杜布综合征（Birt-Hogg-Dubé syndrome，BHD）**　为常染色体显性遗传疾病；常见于 30～50 岁；皮肤上可见分布在面部、颈部、上部躯干的纤维毛囊瘤或丘疹；肾脏肿瘤（囊肿、良性、恶性）、结肠息肉、视网膜疾病；大泡性肺气肿；小的薄壁囊泡，边缘为正常肺组织，囊泡以分布于基底部、胸膜下为特征，面积小于 30% 肺体积，囊泡内可有小分隔；约 75% 患者中出现气胸。

【知识链接】

ER 3-2-2

肺淋巴管平滑肌瘤病

病例 3-2-3

【临床病史】

男性，30 岁，因"活动后气喘、干咳 1 个月余"入院，抗感染治疗后症状未缓解。

【影像学检查】

影像学检查见图 3-2-6。

【影像征象】

两肺弥漫分布絮状及磨玻璃影，沿胸膜下及支气管血管束周围分布，并可见小叶间隔增厚，以两下肺为著。双侧肺叶、段支气管形态未见异常，两侧肺门及纵隔结构未见异常。双侧胸膜未见异常。

【印象诊断】

肺泡蛋白沉积症（pulmonary alveolar proteinosis，PAP）。

【相关知识】

肺泡蛋白沉积症是一种原因未明的慢性肺部疾病，其特征是肺泡和细末支气管内大量过碘酸希夫（PAS）染色阳性的磷脂蛋白样表面活性物质沉积。

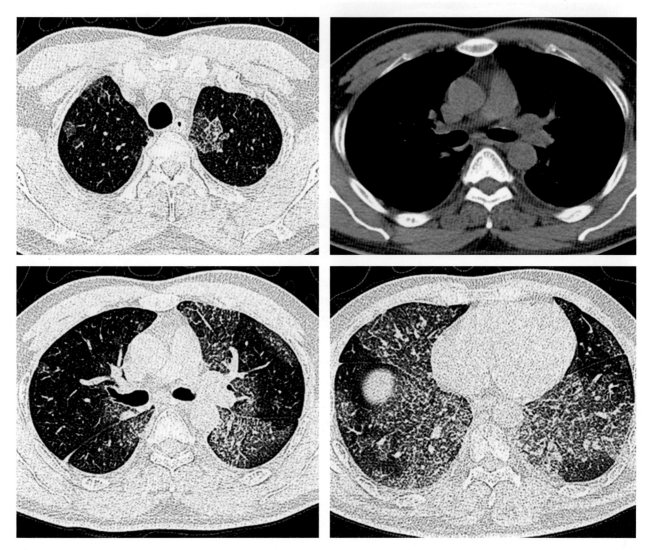

图 3-2-6　胸部 CT 平扫

　　PAP 是一种罕见疾病,好发于 20~50 岁,与吸烟密切相关,吸烟者中男女发病比例 2：1。患者大多起病隐匿,呼吸症状无特异性,最主要的临床症状是渐进性呼吸困难及干咳无痰。

　　血清学检查:血液及支气管肺泡灌洗液中抗粒细胞-巨噬细胞集落刺激因子(GM-CSF)抗体阳性对诊断 PAP 具有高度敏感性(92%~100%)及特异性(98%~100%)。

　　病理学特点:肺泡及细支气管内有 PAS 强阳性物质填充,是 Ⅱ 型肺泡细胞产生的表面活性物质磷脂与免疫球蛋白的结合物。肺泡巨噬细胞是表面活性物质稳态的关键,受 GM-CSF 调控。GM-CSF 获得性自身免疫现在被认为是成人 PAP 最常见的原因。支气管肺泡灌洗液呈米汤样或豆腐渣样白色混浊物,静置后有沉淀,是其典型特征。

　　临床分型:①特发性 PAP,占 90% 以上,患者体内存在较高滴度的 GM-CSF 自身抗体,使得肺泡巨噬细胞清除肺泡表面活性物质的能力减低。②继发性 PAP,占 5%~10%,与各种潜在的致病因素或基础疾病密切相关,主要见于职业有害物质吸入史患者,或见于恶性血液系统疾病、免疫缺陷病患者。③先天性 PAP,约占 2%,主要见于新生儿,被认为是一种常染色体遗传病,与相关基因的缺失有关。

【影像特征】

　　X 线表现为双侧对称分布的实变影,病变常自肺门区向肺外带延伸,表现为"蝶翼征"改变。PAP 患者很少出现胸腔积液和淋巴结肿大的征象,并且存在影像表现与临床症状不一致的现象,影像表现明显异常而临床症状轻微。

CT 表现为碎石路征,即双肺斑片状磨玻璃影和小叶间隔增厚。病变常以肺小叶为单位,小叶间隔的增厚在一定程度上限制病变的蔓延,使病变周围肺组织相对正常,继而形成地图样改变。病变通常分布于整个肺野,肺内阴影累及的范围、磨玻璃影的密度高低与病情严重程度正相关,严重患者阴影可累及全肺,同时肺内出现大片实变,可见支气管充气征。

【影像诊断思路与鉴别诊断要点】

碎石路征是指在胸部 CT 上看到磨玻璃样密度,伴有小叶间隔增厚。这是一个非典型表现,可以在许多情况下看到(表 3-2-1)。

表 3-2-1 碎石路征常见病因

常见原因	非常见原因
急性呼吸窘迫综合征(ARDS)	药物性肺炎
细菌性肺炎	放射性肺炎
急性间质性肺炎	肺出血/弥漫性肺出血、Goodpasture 综合征(肺出血肾炎综合征)
肺泡蛋白沉积症	慢性嗜酸性细胞性肺炎
	常见普通型间质性肺炎(UIP)伴弥漫性肺泡损害
	肺水肿
	支原体肺炎
	阻塞性肺炎
	结核
	卡氏肺孢子虫肺炎
	隐源性机化性肺炎(COP)
	黏液性细支气管肺泡癌
	结节病,特别是肺泡结节病
	类脂性肺炎
	肺静脉闭塞性疾病

1. **急性呼吸窘迫综合征(ARDS)** 急性发病,以顽固性低氧血症为显著特征的临床综合征。CT 表现:发病 24~96 小时为渗出期,肺内弥漫分布斑片状磨玻璃影,肺叶、段实变时内可有支气管充气征,小叶间隔增厚较少见(图 3-2-7)。

2. **间质性肺炎** 主要累及支气管及血管周围、肺泡间隔、肺泡壁、小叶间隔等肺间质,肺泡很少或不被累及。CT 主要表现为弥漫磨玻璃影或弥漫网格状影和网状小结节,表现为蜂窝肺,病变范围常为双下肺及胸膜下,可有牵拉性支气管扩张改变,常有膈胸膜增厚、粘连(图 3-2-8)。

3. **隐源性机化性肺炎(COP)** 不明原因的机化性肺炎,对类固醇激素治疗敏感,易复发。支气管末端肺泡内肉芽肿组织成分的填充。CT 表现:为胸膜下和支气管血管周围的片状密度增高影,特征性改变:晕征(肿块或结节周围晕状磨玻璃影,低于中央结节,高于正常肺组织)(图 3-2-9)。

4. **肺孢子菌肺炎(PCP)** 现已明确卡氏肺孢菌(*Pneumocystis carinii*)仅感染啮齿动物,耶氏肺孢菌(*Pneumocystis jirovecii*)是特指感染人类的肺孢子菌,PCP 缩写仍用于肺孢子菌肺炎,属于机会性真菌感染,多见于免疫功能缺陷或障碍的人群,CD4$^+$细胞计数减低(<200)。CT 表现:双侧肺门周围广泛或局限性的磨玻璃影,慢性及复发的病例可引起小叶间隔的增厚及网状影,可出现囊性病变、自发性气胸及肺实变影。鉴别要点:实验室检查;临床病史(免疫力低下或缺陷);肺门旁病变为著;易形成气胸及纵隔积气(图 3-2-10)。

【知识链接】

ER 3-2-3

肺泡蛋白沉积症

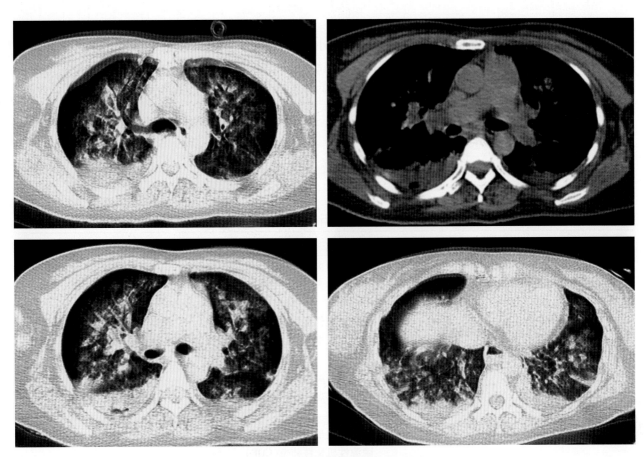

图 3-2-7　急性呼吸窘迫综合征
女性,39 岁,主诉落水后呼吸困难、意识不清 5 小时

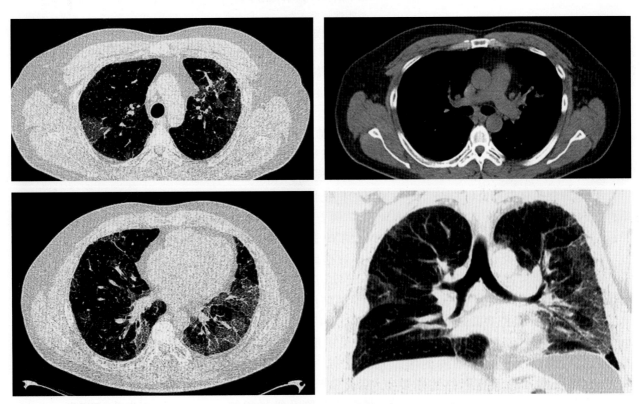

图 3-2-8　间质性肺炎
男性,37 岁,主诉发热咳嗽 10 天,加重伴呼吸困难 10 天

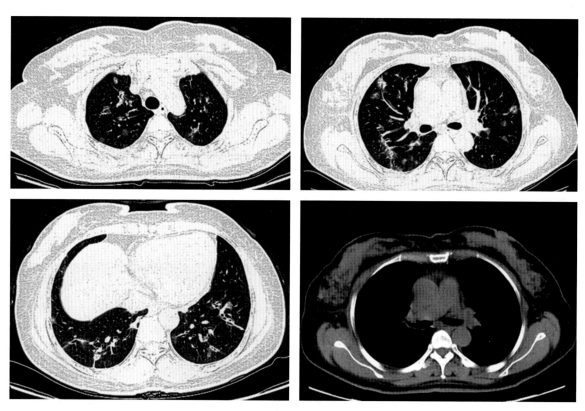

图 3-2-9 隐源性机化性肺炎
女性,52 岁,主诉咳嗽、咳痰 2 个月

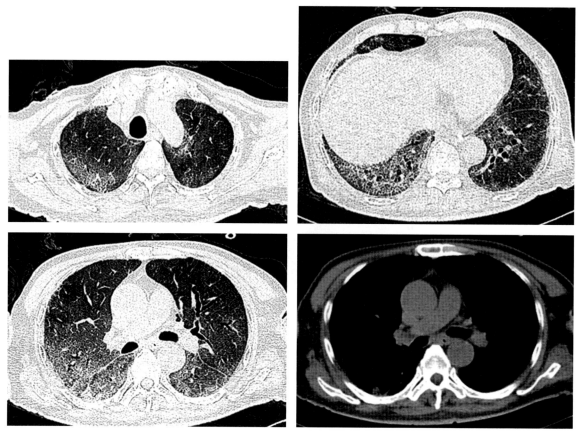

图 3-2-10 肺孢子菌肺炎
男性,64 岁,因"咳嗽、咳痰 2 个月余,呼吸困难 1 个月余"入院。病史:人类免疫缺陷病毒(HIV)阳性

第三节　肺　肿　瘤

病例 3-3-1

【临床病史】

男性,73 岁,因"体检发现肺占位 2 年"入院。

【影像学检查】

影像学检查见图 3-3-1、图 3-3-2。

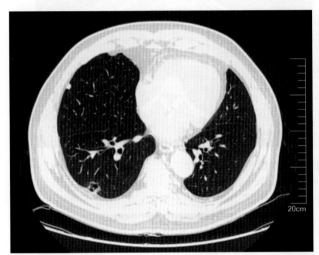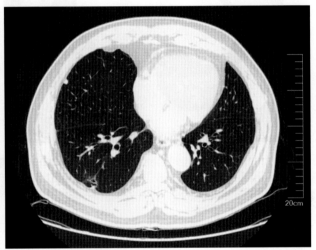

图 3-3-1　胸部 CT

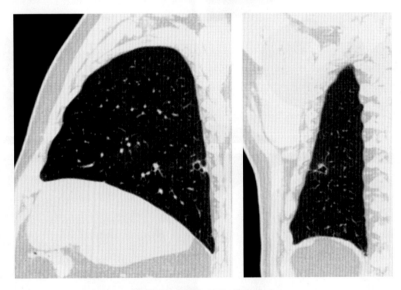

图 3-3-2　胸部 CT 肺窗重建

【影像征象】

　　双肺上叶可见多个类圆形囊泡状薄壁无肺纹理透亮灶,右肺下叶胸膜下见一空洞结节,大小约 1.8cm×1.2cm,邻近支气管及胸膜均可见牵拉征象。余肺内可见多发小结节灶。术中所见:右肺下叶表面可见胸膜皱缩,右肺下叶表面可见一黑色碳沉积样组织。病理组织学分型:右肺下叶肺原位癌伴局部微小浸润(T1mi,N0,M0)。

【印象诊断】

囊腔型肺癌(lung cancer associated with cystic airspaces)。

【相关知识】

(1) 空洞(cavity):含气/液的孤立空腔,根据其内成分的不同(空气、实变、结节、肿块),病灶呈低/高密度,壁厚>4mm。

(2) 囊腔(cystic airspace):类圆形含气空腔,以上皮细胞或纤维壁为界,呈空气或低密度与周围正常肺实质分界清晰。

(3) 肺大泡(bulla):直径>1cm 的气腔,壁薄,厚度≤1mm,边缘锐利,邻近肺常有肺气肿。

(4) 肺大疱(bleb):一小的位于脏层胸膜内或胸膜下肺内含气腔隙,直径≤1cm。

(5) 空腔(air containing space):肺内生理腔隙的病理性扩大。

国际早期肺癌筛查计划(I-ELCAP)中,含囊腔的肺癌发病率为 3.7%。Lung-RADS 和 Fleischner 指南均未对囊腔型肺癌提供详细明确的指导意见。

【影像特征】

囊腔型肺癌的影像特点:

首先,肿瘤细胞于肺泡腔内生长,并逐渐向细支气管内蔓延或直接生长于细支气管内。

其次,细支气管无软骨支撑,肿瘤生长形成单向活瓣,气体于肺泡内聚集,压力过高,肺泡破裂、融合成单个薄壁囊腔。

最后,囊腔随内部压力进一步变大;同时,肿瘤组织也沿着囊腔壁不规则生长,最终导致囊壁的不均匀增厚。

囊腔型肺癌的分类:按照囊腔的形态分为薄壁型、囊腔内生结节型、囊腔外生结节型及厚壁型;按照囊腔伴随结节的密度分为实性密度、磨玻璃密度及部分实性密度;按照囊腔的数量分为单囊型、多囊型。

早期囊腔型肺癌内可出现含气腔隙,其长径>5mm,内部可以出现分隔,薄壁;当病灶继续恶变进展,囊腔内壁逐渐凹凸不平,其内可见分隔及血管穿行,随访过程中病灶实性成分增多,出现软组织密度影,同时囊腔灶可以扩大,也可以缩小,成为典型周围型肺癌的表现。

【影像诊断思路与鉴别诊断要点】

囊腔通常代表肿瘤生长的某一种早期阶段,且大部分囊腔的形成是在磨玻璃密度的生长演变中形成的,病变继续发展,会形成肺内实性结节或肿块,囊腔也可能在肿瘤生长过程中慢慢消失、闭塞,而成为实性软组织影。

肺囊腔型病变分析思路:

1. **病灶是否与气道相通**　空洞、空腔、肺囊肿、囊柱状支扩。

2. **病灶是否位于胸膜下**　肺大疱、间隔旁型肺气肿、蜂窝肺。

3. **囊腔型病灶是否伴有相关其他 HRCT 表现**　实性病灶继发性肺气囊;多发病灶/弥漫分布考虑淋巴管肌瘤病/结节性硬化。

4. **囊腔型病灶是否伴有结节灶**　淋巴细胞性间质性肺炎、淀粉样变性、轻链沉积症、肺朗格汉斯细胞组织细胞增生症。

5. **囊腔型病灶是否伴有磨玻璃密度**　耶氏肺孢子菌肺炎,脱屑性间质性肺炎。

【知识链接】

ER3-3-1

囊腔型肺癌

病例 3-3-2

【临床病史】

女性,57 岁,因"体检发现左肺占位"入院。

【影像学检查】

影像学检查见图 3-3-3。

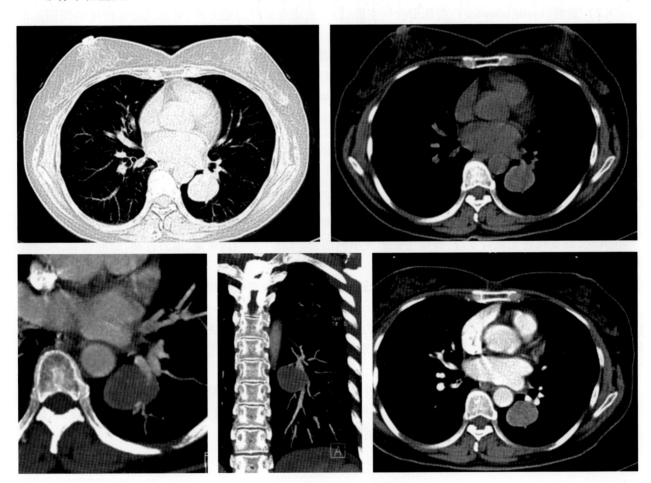

图 3-3-3   胸部 CT 平扫及增强

【影像征象】

左肺下叶近肺门处见一团块影,边缘光整,密度欠均匀,CT 值 32～55HU,最大层面大小约 3.6cm×2.9cm,动脉期增强 CT 值约 70Hu,静脉期达 97Hu,未见明显主动脉分支供血,左肺下叶背段支气管未见狭窄;两侧肺门及纵隔结构未见明显异常。

【印象诊断】

左下肺叶背段肿块:灰红色结节一枚,最大径 4cm,切面暗红色,灶性区灰白色、实性。结合形态学及免疫组化符合硬化性肺细胞瘤(曾称肺硬化性血管瘤),肿瘤未累及胸膜,手术切缘未见肿瘤残留。

免疫组化:肌酸磷酸激酶(CPK)、细胞角蛋白-7(CK7)表面细胞(+)、间质细胞(-);上皮膜抗原

（EMA）、甲状腺转录因子-1（TTF1）、波形蛋白（Vim）表面细胞及间质细胞（+）；孕激素受体（PR）间质细胞（+）、表面细胞（-）；Ki67 约 1%（+）；雌激素受体（ER）、血小板-内皮细胞黏附分子（CD31）、抗黑素瘤特异性单抗（HMB45）表面细胞和间质细胞均（-）。

【相关知识】

硬化性肺细胞瘤（sclerosing pneumocytoma）是一种少见的肺良性肿瘤，在肺良性肿瘤居第二位，仅次于错构瘤，占肺肿瘤 2%~3%。硬化性肺细胞瘤形态学上主要为表面细胞和圆形细胞两种肿瘤细胞成分，是起源于肺泡上皮（Ⅱ型肺泡上皮）的良性肿瘤。

好发于中年女性，临床症状可有咳嗽、咳痰、痰中带血、发热、胸痛等非特异性症状，多由体检发现。肿瘤生长缓慢，极少数可见局部淋巴结转移。

病理学上，肿瘤多呈类圆形或椭圆形实性结节或肿块，表面光滑，覆有纤维包膜，包膜多完整，切面多呈棕黄或棕红色；组织学结构由乳头区、实性区、血管瘤样区和硬化性间质区 4 种组织构型按不同比例混合存在。镜下瘤细胞成分单一、形态一致，无异型性及病理核分裂，有少数肥大细胞和淋巴细胞浸润，间质内可出现钙化。

【影像特征】

硬化性肺细胞瘤在胸片上容易显示，均为结节状，以单结节多见，呈现良性结节特征，病灶为圆形或椭圆形，边缘光滑、清楚，无毛刺征，密度均匀，未见空洞。

CT 表现：位于肺内的孤立性结节或肿块，呈类圆形，境界清楚，可有浅分叶，少数病例可为多发。

CT 密度：多密度均匀，坏死、囊变少见，无空洞，少数硬化性肺细胞瘤伴有钙化，多为斑片状、沙砾状及点状钙化，且多位于病灶周边。

CT 强化特征：均匀或不均匀强化，有学者研究硬化性肺细胞瘤的动态强化特征与病理的相关性发现，以血管瘤样、乳头状结构为主时，微血管密度较高，表现为早期、明显强化；而以实性、硬化结构为主时，微血管密度较低，则表现为缓慢、持续强化，强化程度较低。

特异性 CT 征象：可出现贴边血管征、空气新月征、尾征。贴边血管征表现为血管贴边走行于病灶边缘。空气新月征又称空气潴留征，即病灶边缘新月形无肺纹理透亮区，为硬化性肺细胞瘤较特征性征象，但较少见，可能与未分化的肺泡间质细胞不断增生和透明样变，包绕支气管导致远端的空气腔隙扩大，包膜与肿瘤收缩不一致性及瘤周出血排出有关。尾征表现为病灶边缘发出的尾状结构，且通常偏向肺门一侧，有文献报道可能与硬化性肺细胞瘤对邻近血管有生长趋向性有关。

【影像诊断思路与鉴别诊断要点】

1. **错构瘤**　肺错构瘤是正常的肺组织成分异常组合而成，并非真正的肿瘤，肿瘤的主要组织为软骨，其他成分包括脂肪、平滑肌、纤维结缔组织，在肺孤立结节病变中大约占 5.7%。多发生于成年男性患者。单发多见，偶见多发。好发年龄为 20~60 岁。常见的部位是胸膜下肺实质内，其次为主支气管或肺叶、肺段支气管内。CT 上多表现为边界清楚光滑的圆形或类圆形或不规则形软组织结节影，一般密度较低，可有典型脂肪密度，钙化典型者呈"爆米花样"无强化；边界清楚、无毛刺、无卫星灶、无胸膜凹陷征等；硬化性肺细胞瘤为肿瘤边缘部位沙砾状钙化。

2. **结核球**　多数有结核感染病史；多位于两上肺尖后段及下叶背段；结节直径一般小于 4cm，病灶边缘一般无密集的短毛刺，可有稀疏长毛刺，但病灶密度通常较同等大小周围型肺癌高，且其内多有较大钙化灶，周围可有卫星灶，邻近胸膜可出现胸膜皱缩或胸膜增厚，增强扫描常呈环形强化（图 3-3-4）。

3. **周围型肺癌**　临床症状不典型，常见特征为咳嗽、咳痰、咯血、气促、胸痛、胸闷等，但其病情发展快，如延误治疗，预后较差。形态常不规则，边缘毛糙，可见毛刺及浅分叶，可有空泡征、胸膜凹陷征及血管集束征等，可见肺门、纵隔淋巴结肿大及肺内、外转移肿瘤；增强后强化程度低于硬化性肺细胞瘤（图 3-3-5）。

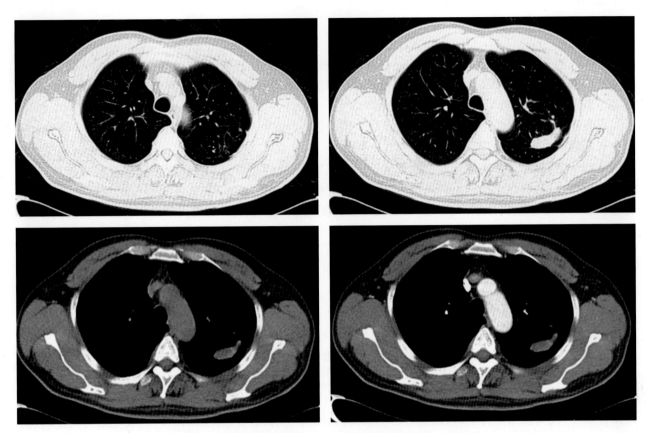

图 3-3-4   男性,44 岁,因"一过性意识丧失查因"发现左肺占位

左肺上叶条片状软组织密度影,边缘光整,周围有点絮状卫星灶,增强病灶实质未见明显强化。大体病理显示为肺坏死性上皮样肉芽肿性炎症,结合特殊染色结果符合结核

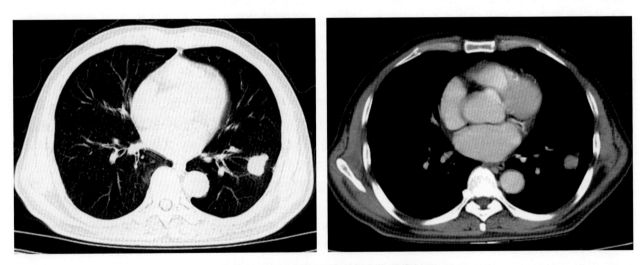

图 3-3-5   男,64 岁,无意中发现左下肺占位

左肺下叶外基底段可见分叶状结节灶,直径约 2cm,边界尚清,周围可见短毛刺,邻近胸膜可见牵拉凹陷,增强可见中度以上均匀强化。大体病理示肺腺癌,病理分期为 I B(T2a,N0,M0)

4. 炎性假瘤 是指某些非特异性炎症增生、机化性肺炎的机化过程进一步发展,在病灶周围有完整的纤维包膜导致的肺内肿瘤样病变。

鉴别要点:①多有肺部感染病史,病灶较大,可有毛刺征、桃尖征、支气管充气征等,病灶密度不均,CT密度较低,边缘不光滑,与胸膜广基相连,强化多较明显。②不吸收,肿块生长多较缓慢,肿物倍增时间可长达数年(图 3-3-6)。

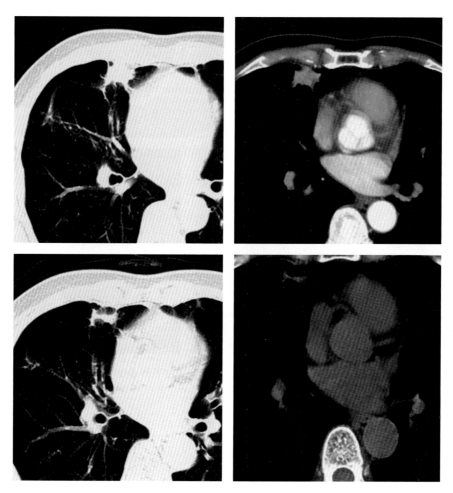

图 3-3-6 男性,58 岁,"体检发现右肺中叶占位 1 个月"
上图示:右肺中叶团片影,直径约 2cm,邻近胸膜牵拉增厚,增强呈均匀强化,下图示:20天后复查示右肺中叶病灶体积缩小。大体病理示右肺中叶内侧段支气管活检标本仅见少累坏死组织,无其他特异性改变

5. 肺曲霉球 一般均有肺部感染病史,多在支气管扩张、肺囊肿、结核空洞的基础上发生,肺曲霉球可以不引起临床症状而存在多年,大部分患者会经历轻微的咯血,严重的咯血也会发生,特别是有结核病基础的患者。其他的症状包括慢性咳嗽和呼吸困难,发热少见。影像学上,肺曲霉球表现为空洞/空腔内的可移动团块,上缘弧形,并与周围形成空气新月征,邻近胸膜可以增厚,肺曲霉球可随体位变化而移动,空气新月征位于远侧,增强后球体本身无强化;而硬化性肺细胞瘤的空气新月征出现位置随机,且瘤体强化较明显(图3-3-7)。

【知识链接】

ER 3-3-2

肺硬化性肺泡细胞瘤

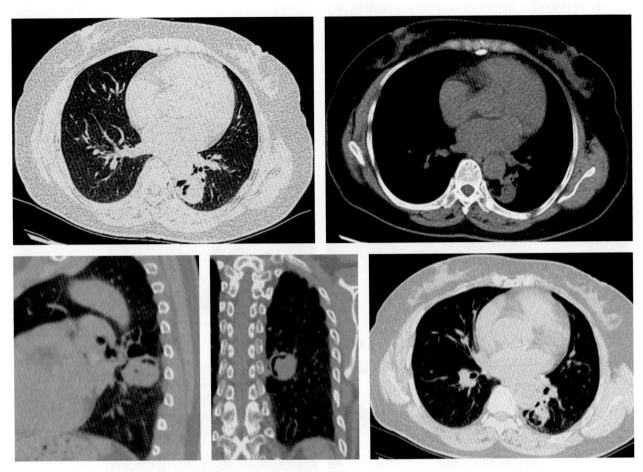

图 3-3-7   女性,61 岁,"体检发现左下肺占位"

左肺下叶背段多发囊状支气管扩张,其内可见软组织影,直径约 2.7cm。左下肺背段纤维支气管镜活检示较少累及肺组织,查见真菌菌丝及孢子,倾向为曲霉菌

病例 3-3-3

【临床病史】

男,56 岁,因"声音嘶哑 2 个月"入院。

【影像学检查】

影像学检查见图 3-3-8。

【影像征象】

左肺门及纵隔内可见一不规则软组织团块影,CT 值约 25Hu,大小约 6.8cm×5.7cm,边界模糊欠清,与主动脉弓及左肺动脉分界欠清,左主支气管稍狭窄,管腔通畅,增强后病灶呈轻、中度均匀强化,可见病灶包绕左肺动脉,左肺动、静脉及左心耳受压狭窄,部分腔内可见充盈缺损影;左肺上叶动脉显示欠清,左肺下叶肺动脉稍稀疏,左肺纹理较右侧稍减少;纵隔内淋巴结明显增大,大者短径约 2.1cm,部分肿大淋巴结与病灶分界欠清。

【印象诊断】

病理诊断(左肺上叶固有段新生物活检标本):小细胞癌。免疫组化结果:CD56(+++),Syn(-),

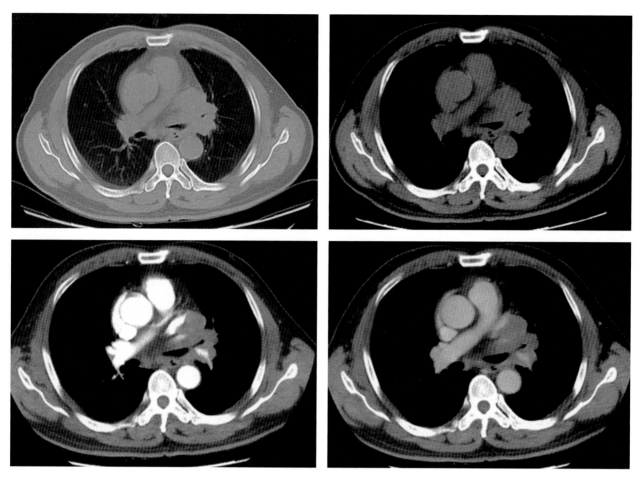

图 3-3-8 胸部 CT 平扫+增强

CgA(-),Ki67(约 60%+),LCA(-),Pan CK(±,未呈明显阳性),TTF1(+)。支气管刷及支气管灌洗液(左上叶):查见癌细胞。

【相关知识】

　　小细胞肺癌(small cell lung cancer,SCLC)是最常见、恶性程度最高的原发性肺神经内分泌肿瘤(起源于支气管黏膜 Kulchitzky 细胞,包括典型类癌、不典型类癌、大细胞神经内分泌癌及 SCLC,恶性程度逐渐增高)。SCLC 占所有肺癌的 13%~15%;恶性程度高,生长迅速,体积倍增时间为 30~60 天,60%~70%病例在首诊时已发生淋巴结、胸膜或远处转移,在不经治疗的情况下,中位生存期仅为确诊后的 2~4 个月。SCLC 发病高峰年龄为 60~70 岁,男女比例为 2.6:1,与烟草暴露强烈相关(95%患者吸烟),其与烟草的关系比其他类型的肺癌更密切。

　　外科手术对提高 SCLC 患者生存期无效,甚至对Ⅰa 期 SCLC 患者亦无效,60%~70% SCLC 患者对化疗、放疗敏感,但大多数在 2 年内复发或死亡。限制期 SCLC(limited-stage SCLC,LS-SCLC)与广泛期 SCLC(extensive-stage SCLC,ES-SCLC)的 5 年生存率仅分别为 10%~15%、1%~2%;仅约 30% SCLC 确诊时为 LS-SCLC。

【影像特征】

　　文献报道,90%~95% SCLC 为中央型,多表现为纵隔(92%)与肺门(84%)淋巴结肿大、融合成肿块,严重者呈"冰冻纵隔",常分辨不清原发病灶。中央型 SCLC 有沿支气管黏膜下浸润特点,表现为支气管腔外肿块,但随后可逐渐向管腔内生长,可伴支气管腔和/或大血管闭塞或狭窄,肺不张相对少见。

周围型 SCLC 常可表现为边缘清晰、较均质结节或肿块,可缺乏分叶、毛刺、胸膜凹陷等恶性征象。少于 5% 的 SCLC 表现为周围型结节或肿块且不伴淋巴结肿大。

SCLC 瘤内钙化率约为 23%,空洞少见,少见表现为肺实变与癌性淋巴管炎;由于高代谢活性,SCLC 于 PET-CT(正电子发射计算机体层显像)往往呈 FDG 高摄取。

有研究将 SCLC 蔓延与播散的 CT 表现分为 8 型:①中央型肿块+纵隔蔓延。②以肺门为中心的肿块。③外周肿块+纵隔肿块。④外周肿块。⑤沿淋巴管播散。⑥胸膜播散。⑦肺叶替代(呈大叶性分布)。⑧肺炎样气腔浸润播散。

【影像诊断思路与鉴别诊断要点】

周围型 SCLC 与结核、周围型腺(鳞)癌、错构瘤、炎症假瘤鉴别;中央型 SCLC 与中央型非小细胞肺癌、纵隔淋巴瘤、结节病鉴别。

中央型 SCLC 可以根据 CT 表现提出疑诊,但是难以和淋巴瘤、转移癌、结核等病变相鉴别;而周围肿块型 SCLC 边缘光滑,酷似良性病变,更加难以确诊。

SCLC 的肺门旁肿块、肺野肿块和纵隔内转移肿大的淋巴结均可以通过 CT 导向经皮穿刺活检取材送细胞学与组织学检查,诊断的敏感性与准确性可以达到 90% 左右。因此,CT 扫描、CT 导向经皮穿刺活检与纤维支气管镜肺活检是诊断 SCLC 的主要途径。

1. 肺门淋巴结结核　表现为肺门区圆形或椭圆形软组织密度影向肺野突出,以右侧多见。局部肿大淋巴结可相互融合成块影,边缘呈分叶状,可钙化,多发生干酪样坏死,累及的范围较局限,主要累及气管旁和支气管旁周围淋巴结,淋巴结周围脂肪间隙常存在。肺门淋巴结的淋巴液向中纵隔的中上部位引流;右侧纵隔组织松软,左侧有主动脉弓阻挡,病变容易向右侧发展;患者一般较年轻,且多有结核症状出现。

2. 结节病　是一种较常见的全身性疾病,其特征是发生广泛的非干酪性上皮样细胞肉芽肿,其最后可被吸收或转变为纤维组织,90% 以上累及胸部。胸部结节病的主要 CT 表现包括:

(1) 淋巴结改变:①淋巴结肿大,多为两肺门对称性、右气管旁及纵隔(常见的是主肺窗、气管隆嵴下和前纵隔)淋巴结肿大,增强扫描淋巴结多为中至高度的弥漫性强化。②淋巴结钙化,结节病的淋巴结可发生钙化,钙化仅发生在病变的淋巴结内,是纤维组织营养不良的表现。

(2) 肺部异常:①结节,结节是肺部结节病最常见的 CT 异常表现,大部分结节的直径为 0.2~1.0cm,边缘不规则而锐利,结节多沿淋巴管周围分布。②磨玻璃影,CT 上表现为肺密度增加,但并不遮蔽其内部的血管纹理,多为斑片状,也可呈小叶分布。③实变,较大的、边缘模糊的、有时内有充气支气管的肺实变。④支气管血管束不规则增粗。⑤线状致密影,结节病中可见多种线状致密影,50% 的病例有小叶间隔增厚,多表现为与胸膜垂直的细线。⑥纤维灶形成。

(3) 气道改变:约 2/3 的患者在 CT 上可见到支气管异常,主要表现为规则或不规则结节状的黏膜增厚(65%)、光滑或不规则结节状的管腔狭窄,以及由淋巴结导致的外压性支气管压迫或移位,其中支气管黏膜或管壁增厚而引起的支气管血管鞘增粗最多见。

3. 淋巴瘤　是指起源于淋巴结或淋巴组织的恶性肿瘤,纵隔淋巴瘤病变大都与周身淋巴结病变同时出现,但也可单独发生于纵隔,纵隔淋巴瘤在纵隔病变中约占 20%;当其单独在纵隔中出现时,与肺癌的纵隔淋巴结转移鉴别比较困难,增强扫描对两者的鉴别有非常重要的意义。纵隔淋巴瘤肿大淋巴结的分布以前纵隔和支气管旁组最常见。

肺癌最多见的转移途径是淋巴结转移,通常先侵犯原发病同侧、同一水平的纵隔引流淋巴结。此外,少部分可以跳跃式转移及

【知识链接】

ER 3-3-3

小细胞肺癌

交叉转移。

淋巴结根据病变强化表现及内部结构分为Ⅰ～Ⅳ型：Ⅰ型呈均一强化；Ⅱ型呈不均匀结节状强化；Ⅲ型呈厚薄不一环形强化；Ⅳ型呈薄壁环形强化。淋巴瘤与肺癌淋巴结转移强化都表现为淋巴结增大呈类圆形或椭圆形，直径多数大于1cm，部分相互融合成不规则肿块。从强化方式来看，淋巴瘤以Ⅰ、Ⅳ型多见，而纵隔淋巴结转移以Ⅱ、Ⅲ型多见。

SCLC多为中央型，且较易诊断；周围型相对较少，当伴随支气管气管束增粗和/或肺门、纵隔淋巴结肿大，也较易诊断。

少数SCLC可以仅表现为肺外周孤立性结节或肿块，不伴肺门与纵隔淋巴结肿大，需要警惕；对于肺内貌似良性的孤立结节或肿块，其病理性质为SCLC是小概率事件；但由于SCLC与烟草暴露的强烈相关性，对于吸烟者，短期复查及活组织病理检查有一定必要性，对于不吸烟者，定期随诊复查。

病例 3-3-4

【临床病史】

女性，68岁，肺结节复查。

【影像学检查】

影像学检查见图3-3-9、图3-3-10。

【影像征象】

左肺下叶可见一软组织密度结节，大小约1.9cm×2.5cm，浅分叶，增强可见中度不均匀强化，且较一年前CT图像明显增大。两侧肺门及纵隔结构未见异常。心影大小、形态未见明显异常。

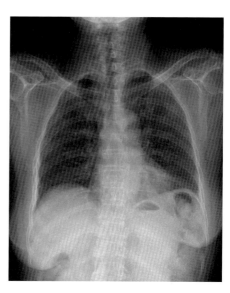

图 3-3-9　胸部 X 线

【印象诊断】

胸腔镜下左下肺叶切除标本：肺腺癌。

肿块组织学分型：浸润性腺癌。

肿瘤大小：3.2cm×2.2cm×1.6cm。

（左下肺静脉旁淋巴结）：查见淋巴结1/1枚见癌转移。

病理分期（pTNM，AJCC 8）：ⅢA（T2，N2，M0）。

【相关知识】

多排螺旋CT扫描借助薄层图像、多平面重组（MPR）、曲面重组（CPR）技术，可显示3～7级支气管，利于显示病灶与支气管的关系；CT支气管征（CT bronchus sign）是指管状低密度支气管到达肿瘤，可进入或不进入瘤内，如进入瘤内则形成含气支气管征。

2021版WHO肺肿瘤分类（肺腺癌）如下：

前驱腺性病变

非典型腺瘤样增生

原位腺癌

原位腺癌，非黏液性

原位腺癌，黏液性

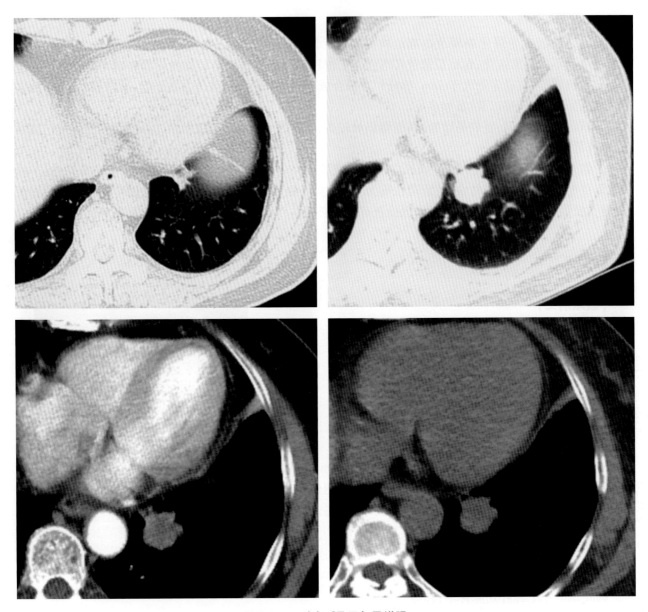

图 3-3-10   胸部 CT 平扫及增强

腺癌

    微小浸润腺癌

        微小浸润腺癌,非黏液性

        微小浸润腺癌,黏液性

    浸润性非黏液腺癌

        贴壁性腺癌

        腺泡性腺癌

        乳头状腺癌

        微乳头状腺癌

        实体性腺癌

    浸润性黏液腺癌

        混合型浸润性黏液性和非黏液性腺癌

胶样腺癌

胎儿性腺癌

腺癌,肠型

腺癌,NOS

【影像特征】

肺癌分型见图 3-3-11。

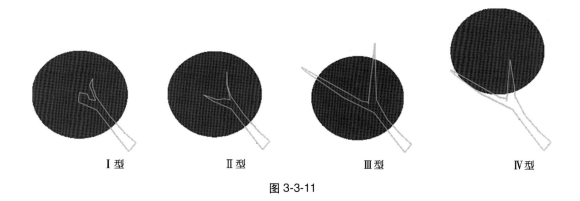

Ⅰ型　　　　　Ⅱ型　　　　　Ⅲ型　　　　　　Ⅳ型

图 3-3-11

Ⅰ型:病灶内细支气管远端突然截断。

Ⅱ型:支气管进入结节内部后,管壁增厚,管腔呈锥状狭窄表现。

Ⅲ型:含气支气管征,病灶内突然中断,断端平直或圆钝;支气管扭曲、扩张,管腔内表面欠光整,走行僵硬(恶性多见);在病灶内呈树枝状分叉,走行自然(良性多见)。

Ⅳ型:支气管紧贴结节边缘走行,良性病变多见。

以下情况可导致Ⅳ型见于恶性结节:肿瘤沿周围的支气管血管束、小叶间隔浸润,肿瘤内成纤维化反应的收缩牵拉,肿瘤侵犯邻近的支气管,发生于支气管黏膜下的肿瘤。

【知识链接】

ER 3-3-4

肺癌病例随访

【影像诊断思路与鉴别诊断要点】

恶性结节的支气管 CT 征象见表 3-3-1。

需要注意与以下情况相鉴别:炎性结节的机化可致支气管扭曲、扩张;管腔内可有分泌物、炎性肉芽组织充填,可使支气管表现为断续状、截断;炎性结节纤维化亦可牵拉邻近的支气管向病灶移位。

表 3-3-1　恶性结节的支气管 CT 征象

CT 征象	病理基础
病灶边缘支气管截断	支气管来源的肿瘤细胞增殖、堆积
支气管进入结节后锥形狭窄	肿瘤破坏、浸润支气管,使肿瘤内小支气管狭窄或闭塞
病灶内支气管突然中断、断端平直或圆钝	肿瘤细胞伏壁生长伴膨胀性生长,导致支气管截断
支气管扭曲、扩张,管腔内表面欠光整,走行僵硬	肿瘤细胞浸润,内部纤维化牵拉痉挛
贴边走行支气管	直接侵犯/纤维化牵拉

第四节　呼吸系统先天性发育变异

病例 3-4-1

【临床病史】

女性,35 岁,"反复发热 1 个月余"。

【影像学检查】

影像学检查见图 3-4-1。

【影像征象】

右肺下叶背段可见类圆形软组织团块影紧邻胸椎旁,增强扫描呈不均匀强化,内可见多发强化迂曲血管影,二维及三维重建图像可见病灶由胸主动脉供血。

【印象诊断】

肺隔离症(pulmonary sequestration)。

【相关知识】

肺隔离症是一种少见的肺先天性发育异常,特点为无功能肺组织,由体循环动脉供血,多不与支气管直接沟通。病因目前尚不十分清楚,主要有 Pryce 血管牵拉学说、血管发育不全学说、副肺芽学说等。

根据隔离肺有无独立脏层胸膜分为叶内型肺隔离症和叶外型肺隔离症。

叶内型肺隔离症(intralobar pulmonary sequestration,ILS):约占 80%,隔离的肺组织在肺叶之内,为同一脏层胸膜所包裹;与正常支气管相通或不相通;多位于后基底段,尤其是左下叶后基底段(60%);常伴反复感染。

叶外型肺隔离症(extralobar pulmonary sequestration,ELS):有独立的脏层胸膜,与正常支气管不相通,多发生于后肋膈角处,位于膈肌与下叶之间,多伴有其他畸形,以心脏和膈肌畸形多见;多不易并发感染。

【影像特征分析】

ILS:肺下叶基底部脊柱旁软组织密度影,密度不均,内可见多个大小不等的囊性透光区及囊状低密度影。如伴发感染,病灶可呈脓肿样改变,边缘模糊不清,周围可见轻度肺气肿改变。

ELS:边缘清楚的软组织密度影,多数患者病灶密度均匀,少数病灶内见多发小囊状低密度影。

CT 增强扫描对诊断该病至关重要,病灶常表现为轻度或明显不规则强化,囊性病灶可见环形强化,并且能够发现异常供血血管。

CTA 可显示隔离肺组织的供血动脉与引流静脉。

【影像诊断思路与鉴别诊断要点】

肺隔离症具有典型的好发部位,增强可见体循环供血。该病需要与一些表现为肺内占位性疾病相鉴别。

1. 肺脓肿　临床表现典型,治疗后变化快,一般以上叶后段及下叶背段多见;影像学表现为厚壁空洞,内见液平,内壁较光整,外缘粗糙,很少呈囊状、边界清楚的阴影。

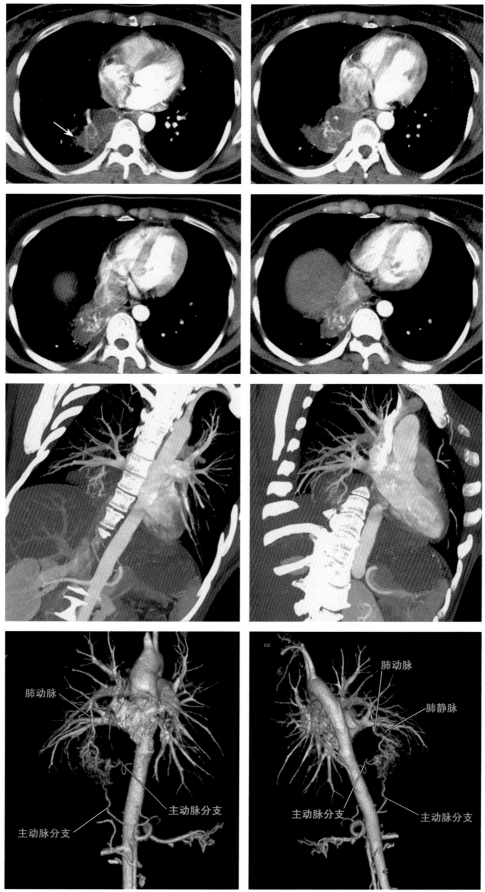

图 3-4-1　胸部 CT 增强及 CTA

2. **支气管囊肿**　发病部位不定,常为单发性囊肿,典型表现为与支气管走行方向较一致的类圆形或分叶状囊性均匀密度影,边缘光滑;随着内容物成分不同,密度存在差异,增强扫描无强化或轻度强化;无体循环动脉供血;与支气管相通的囊肿内容物可以咳出,也可形成含气或含液的囊腔,易合并感染;反复感染导致囊壁增厚、纤维化,甚至形成软组织肿块。

3. **支气管肺癌**　年龄大于 40 岁,有吸烟史,干咳、咯血、进行性消瘦,可见分叶、毛刺及胸膜凹陷征,肺门、纵隔淋巴结可见增大,或可见胸腔积液。

4. **神经源性肿瘤**　一般位于后纵隔靠近脊柱旁,CT 平扫呈哑铃状,相邻椎间孔增大及椎体骨质破坏提示可能性大,肿瘤内钙化少见,CT 增强扫描一般为均匀强化,恶性者强化明显不均并与周围组织结构间脂肪界面消失。

【知识链接】

ER 3-4-1

肺隔离症

第五节　气 道 疾 病

病例 3-5-1

【临床病史】

女性,47 岁,"阵发性上腹部疼痛 15 小时"。

【影像学检查】

影像学检查见图 3-5-1。

【影像征象】

患者 CT 检查发现右肺门中间段支气管远端分叉处条状致密影,邻近支气管及右中下肺支气管起始部管壁增厚、管腔变窄。

【印象诊断】

右肺下叶支气管异物伴右肺下叶支气管狭窄。

【相关知识】

呼吸道异物是美国家庭社区意外死亡原因的第 4 位,主要呈双峰分布,多为 1~2 岁小儿及 60 岁以上老人,也是造成我国幼儿意外伤害的重要原因之一(11.73%),且呈逐年递增的趋势,儿童可因误呛、误吸异物入气管、支气管内突然出现剧烈呛咳、呼吸困难、气促、喘息、喉鸣等症状,严重者可突然窒息、甚至在数分钟内死亡。

常见异物:坚果、水果核、豆子、水果、塑料玩具、别针、肉骨头、牙齿——大部分为 X 线可穿透异物,直接观察较为困难,漏诊率高。

吸入部位:右侧支气管树——右支气管与主气管夹角更大,口径较左侧支气管大;但是在更年幼的患儿中,这样的规律较少见,且年龄越小,主气道梗阻的程度越重(气道直径越小);儿童气道梗阻易患因素有喉头的水平、气管径狭窄、肋间肌肉薄弱(喉头位置儿童 C_3~C_4 水平,成人 C_5~C_6 水平)。

临床表现:急性呼吸道异物表现为哽咽、剧烈咳嗽、呕吐、哮喘、喘鸣、呼吸急促、呼吸困难、胸痛、胸部不适、呼吸急促、发绀;慢性呼吸道异物常表现为慢性咳嗽、反复发作的肺炎、咯血、发热、肺脓肿;药片吸入,如气道损伤、肺炎、纤维化。

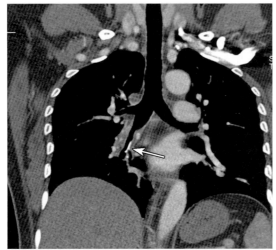
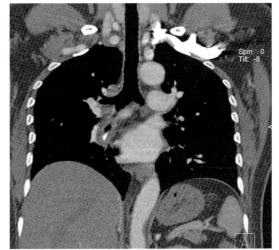
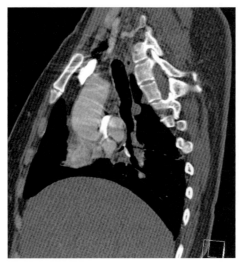
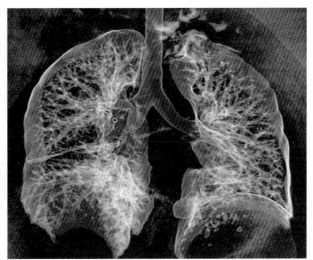

图 3-5-1 胸部 CT 增强+气道重建

【影像特征分析】

呼吸道异物的影像诊断要点:由于大部分异物在 X 线可穿透,所以间接征象的观察十分重要:下咽部的扩大,椎旁软组织肿胀(椎前软组织厚度超过邻近椎体前后径);呼/吸气相对比观察空气潴留征象,以确定气道异物大概位于哪侧肺叶;透视下可通过观察横膈膜的运动情况(减弱)来确定哪侧肺叶可能发生异物阻塞。

【影像诊断思路与鉴别诊断要点】

呼吸道异物根据其临床病史及影像学表现诊断较为明确,可与支气管内其他病变相鉴别。

1. **支气管闭锁** 支气管截断伴黏液嵌塞、支气管扩张含气和同叶段周围肺组织气肿是支气管闭锁的典型表现;黏液栓可位于肺门外侧,紧邻肺门,X 线胸片类似肺门肿块,也可位于肺野外周;CT 表现为分支状或指状结构;黏液栓多为水样密度,但有时其 CT 值可超过 30Hu(黏液),呈软组织密度,但增强扫描无强化。

2. **巨气管支气管症** 以气管、支气管显著扩张和反复的下呼吸道感染,偶有气管憩室形成为主要特征;特征性改变为气管、主支气

【知识链接】

ER 3-5-1

急诊消化道及呼吸道异物诊断及误判原因分析

管弹力纤维和平滑肌组织萎缩、纤细;主要累及气管至第3级支气管,由于气管壁菲薄无力,因此在吸气时扩张,呼气或咳嗽时陷闭;气管黏膜通过气管软骨间的空隙凸向气管腔内从而形成憩室;大多数患者还可合并支气管扩张症;气道扩张、管壁菲薄无力以及无效咳嗽使气道分泌物排出受阻、滞留和气流陷闭,进而导致反复的呼吸道感染、显著的肺气肿或肺大疱、支气管扩张甚至肺纤维化。

病例 3-5-2

【临床病史】

女性,67岁,"胸片提示间质性改变入院"。

【影像学检查】

影像学检查见图3-5-2。

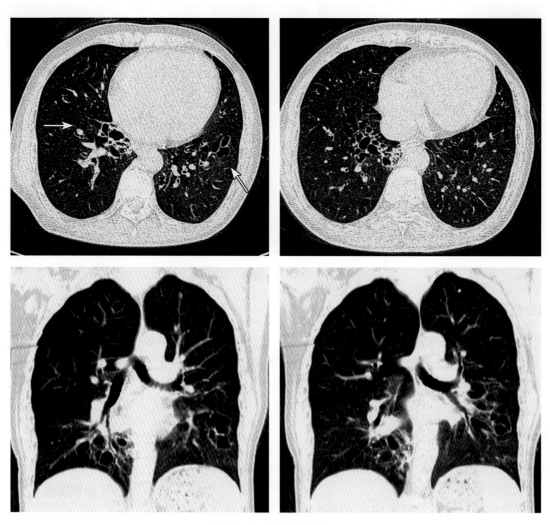

图 3-5-2   胸部 CT 平扫

【影像征象】

患者CT检查发现两肺多发囊状支气管扩张,以双下叶明显;右肺下叶后基底段见少许斑片状高密度影。

【印象诊断】

两肺多发囊状支气管扩张。

【相关知识】

支气管扩张可分为先天和后天性,常见病因包括先天性免疫球蛋白缺乏、肺囊性纤维化、纤毛无运动综合征,或者慢性感染、支气管内分泌物积聚等;根据扩张形态可分为柱状支气管扩张、曲张型支气管扩张、囊状支气管扩张。临床表现常为咳嗽、咳痰、咯血等。

【影像特征分析】

X 线表现:可为正常,也可表现为肺纹理增多或环状透亮影。

CT 表现:柱状支气管扩张常表现为轨道征。当 CT 层面和支气管垂直走行时表现为有壁的透亮影,与伴行的肺动脉共同形成印戒征。曲张型支气管扩张表现为支气管腔粗细不均的增宽,壁不规则。囊状支气管扩张表现为支气管远端囊状膨大,呈葡萄串状影,合并感染时囊内出现气液平。

【影像诊断思路与鉴别诊断要点】

各种类型支气管扩张均有较为特征性的表现,结合临床诊断不难,囊状支气管扩张需与含气肺囊肿和肺气囊鉴别。

1. **含气肺囊肿**　位于正常肺组织之中,间隔较细,增强检查无强化。
2. **肺气囊**　肺气囊是指肺内充气的薄壁空腔。通常由急性肺炎、创伤或烃类流体吸入等引起,常为一过性。CT 表现为肺内类圆形薄壁含气空腔。

第六节　纵隔肿瘤

病例 3-6-1

【临床病史】

男性,28 岁,"咳嗽 1 个月,发现纵隔占位 1 周"。

【影像学检查】

影像学检查见图 3-6-1。

【影像征象】

CT 检查发现前纵隔肺动脉干旁见一渐进性强化软组织肿块影,边界清晰,轮廓清楚,密度均匀。

【印象诊断】

胸腺瘤。

【相关知识】

胸腺位于前上纵隔、胸骨后间隙,是一个包括左右两叶的三角形器官。胸腺是具有内分泌功能的淋巴器官,主要分泌胸腺素(thymosin),胸腺生成素(thymopoietin);功能为促进 T 淋巴细胞产生和成熟。

胸腺的大小和形状变异很大,取决于年龄,幼儿期的胸腺较大,腺体在青春发育期达到顶峰,之后随着免疫系统的成熟逐渐退化,最终被脂肪组织取代。

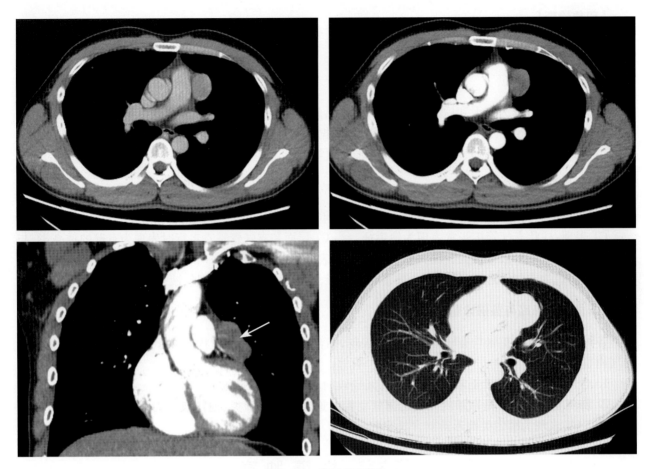

图 3-6-1   胸部 CT 增强

胸腺瘤属于上皮性肿瘤,起源于未退化的胸腺组织,是最常见的胸腺上皮性肿瘤,也是前纵隔最常见的原发恶性肿瘤。好发于前纵隔,略偏上,发病年龄多为成年人,40～60 岁好发。男女发病率无差异。

临床表现:是一种生长缓慢的肿瘤,可表现出侵袭行为,1/3 患者出现重症肌无力;临床上分为非侵袭性(Ⅰ 、Ⅱ期)与侵袭性胸腺瘤(Ⅲ 、Ⅳ期)。

非侵袭性胸腺瘤:呈圆形或椭圆形肿块,边界清晰,密度均匀,少数可有钙化或囊变,呈均匀性轻度强化。

侵袭性胸腺瘤:形态不规则,边缘不清晰,纵隔脂肪间隙不清,不均匀强化,可侵犯邻近脏器、血管,伴胸膜、心包种植,伴心包、胸腔积液;骨质破坏;远处转移。

【影像特征分析】

大多数位于前纵隔,位于心包旁不少见,由胸腺区生长至心包旁更为常见;颈根部罕见,常偏侧生长,长径 5～10cm 多见,大于 15cm 罕见,大多数密度均匀,少数(较大的或侵袭性肿瘤)可出现小片状低密度区,约 30% CT 增强后见低密度的线样纤维分隔。

钙化(占 0～20%),常为包膜或包膜下弧形钙化,实质内钙化见于 AB 型及以上分型;A 型胸腺瘤不伴有实质内钙化,但可伴有包膜的条状及结节状钙化;微钙化或泥沙样钙化更常见于 B 型,胸膜转移常见,对诊断有提示作用,部分胸腺瘤伴少量胸腔积液,A 型胸腺瘤常不伴胸腔积液,B2、B3 型常见胸膜转移及胸腔积液,罕见纵隔淋巴结转移及远处血行转移。

【影像诊断思路与鉴别诊断要点】

胸腺瘤是前上纵隔最常见的胸腺上皮性肿瘤,前上纵隔常见占位性病变包括"4T":胸内甲状腺肿

(thyroid)、胸腺瘤(thymoma)、淋巴瘤(terrible lymphoma)、畸胎瘤(teratoma)。

1. **胸内甲状腺肿**　分为先天性异位及胸骨后甲状腺肿,前者少见。后者系颈部甲状腺肿沿胸骨后伸入上纵隔。与颈部甲状腺相连,高密度(含碘,70~80HU),增强后明显、持续强化,与甲状腺强化程度一致。

2. **淋巴瘤**　以霍奇金病多见,常见于青年,伴发热、消瘦及贫血,表现为前纵隔软组织肿块,向纵隔两侧生长;增强为轻、中度强化;主要推挤邻近血管移位、变形,也可包埋血管或直接侵入血管腔,最常累及上腔静脉及左头臂静脉,可直接侵犯相邻肺组织、心包及胸膜,常伴纵隔、腋窝多组淋巴结肿大。

【知识链接】

ER 3-6-1

胸腺瘤

3. **畸胎瘤**　最常见的性腺外生殖细胞瘤,成熟性多见,约占75%。成熟性畸胎瘤边界清楚,大小不等、有占位效应;囊性为主,内可见脂肪、囊液、脂-液平、钙化,未成熟畸胎瘤通常呈实性。

病例 3-6-2

【临床病史】

男性,31岁,"发热咳嗽3天,发现纵隔占位1天",神经元特异性烯醇化酶:29.75ng/ml↑。

【影像学检查】

影像学检查见图3-6-2。

【影像征象】

患者CT检查发现前上纵隔见不规则软组织肿块影,其内呈不均匀轻度强化,密度不均,心影及大血管受压后移,并分界不清,其左前方胸壁软组织增厚,心包腔可见少许液性密度影,纵隔内可见多发淋巴结,部分肿大。

【印象诊断】

淋巴瘤。

【相关知识】

淋巴瘤是起源于淋巴造血系统的恶性肿瘤,可发生于全身各处,发生在纵隔的淋巴瘤主要集中于前中纵隔,后纵隔发病率比较低。

淋巴瘤根据瘤细胞分为非霍奇金淋巴瘤(NHL)和霍奇金淋巴瘤(HL)两类,而且HL发病率远高于NHL。

临床表现主要有刺激性咳嗽、呼吸困难、胸痛、胸腔积液、声音嘶哑和上腔静脉综合征等。恶性淋巴瘤症状发展较快,上腔静脉综合征、气管阻塞和心脏压塞等症状更常见。

【影像特征分析】

X线表现:主要表现为中上纵隔增宽,突向两侧肺野的肿块,边缘可呈波浪状。有胸部继发改变,如胸腔和心包积液、肺部浸润。

CT表现:病灶多位于前中纵隔,常多组淋巴结受累,形态多变,密度不均,增强轻到中度强化,肿块周围脂肪间隙消失,常包绕或浸润邻近血管结构,肺部多继发浸润改变。

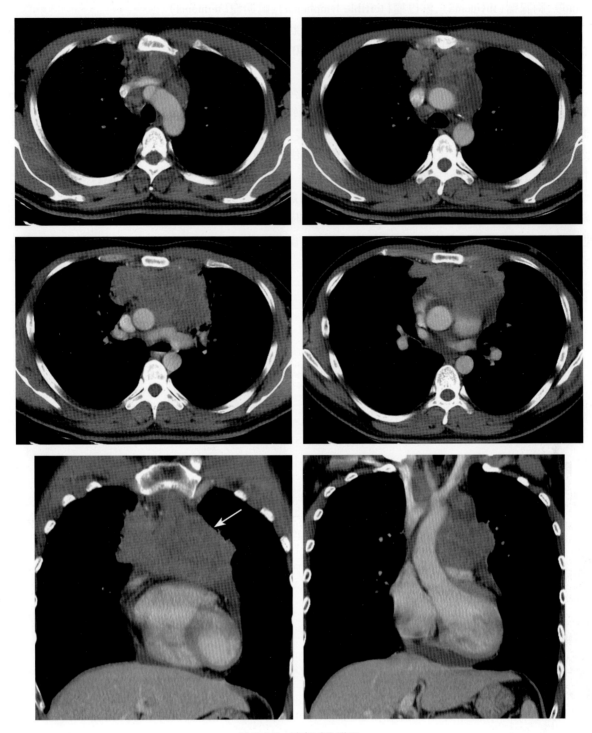

图 3-6-2   胸部 CT 增强

【影像诊断思路与鉴别诊断要点】

纵隔淋巴瘤主要累及前中纵隔,主要应与纵隔恶性肿瘤相鉴别。

1. **侵袭性胸腺瘤**   发病年龄多>40 岁,常表现为单一肿块,边缘明显分叶或小结节状突起,钙化不少见,增强中度到明显强化,CT 变化值>30Hu,多数推压邻近血管结构而向后移位,包绕邻近血管较少,淋巴结少有肿大。

2. **Castleman 病**   亦称巨大淋巴结增生症,是一种少见的慢性淋巴组织增生性疾病;组织病理学分为透明血管型(HV)、浆细胞型(PC)及混合型(HV-PC)三种类型;病变表现为圆形、类圆形或分叶状软组织密度肿块影,边界多清楚锐利,呈中等密度,多数密度均匀,可见中心钙化;增强扫描见病变强化明显,延迟持续中度强化。

3. **神经源性肿瘤** 是后纵隔肿块最常见的病因。大多位于脊柱旁沟,呈类圆形,内部密度大致均匀。良性者边缘光滑锐利,可压迫邻近骨质造成骨质吸收,致使骨质呈光滑的压迹。恶性者呈浸润性生长,边界不清楚,内部密度不均匀,病变侵及椎管内外时,CT 可清楚显示病变呈哑铃状形态。

【知识链接】

FR 3-6-2

纵隔淋巴瘤

病例 3-6-3

【临床病史】

男性,24 岁,"体检发现前纵隔占位 1 个月余"。

【影像学检查】

影像学检查见图 3-6-3。

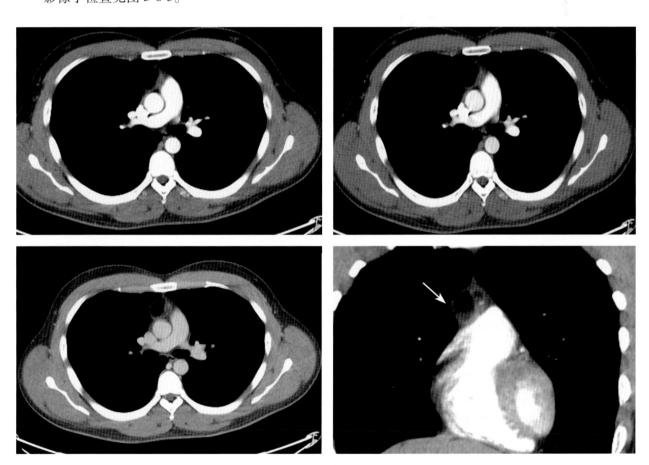

图 3-6-3 胸部 CT 增强

【影像征象】

患者 CT 检查发现前上纵隔类圆形异常密度影,其内见分隔,大部分呈脂肪密度,增强后脂肪成分无强化,壁结节有强化,其内可见点状高密度影。

【印象诊断】

畸胎瘤。

【相关知识】

纵隔畸胎瘤为较常见的纵隔肿瘤,发病率仅次于胸腺瘤和神经源性肿瘤,常位于前纵隔中部,分为囊性畸胎瘤(皮样囊肿)、囊实性畸胎瘤、未成熟畸胎瘤。

临床特点:常见于青壮年,多数不超过40岁,绝大多数局限于纵隔内,多无症状,破裂者少见,多伴有临床症状,可继发感染,少数甚至发生支气管瘘。

【影像特征分析】

CT表现多呈圆或椭圆形,密度不均匀,囊性或囊实性混杂密度肿块,其内可见高密度钙化或骨化,部分病例可见牙齿样结构;囊肿壁可出现弧线形钙化;增强后,因成熟畸胎瘤含有多种结构,强化可不明显;在显示肿瘤内部成分、邻近组织侵犯方面,MRI更具有优越性。

【影像诊断思路与鉴别诊断要点】

【知识链接】

纵隔畸胎瘤

纵隔生殖细胞肿瘤以良性畸胎瘤最为多见,恶性生殖细胞肿瘤包括精原细胞瘤和混合型生殖细胞肿瘤。

1. **精原细胞瘤**　年轻人多见,常伴有人绒毛膜促性腺激素(HCG)轻到中度升高(成人<100IU/L,儿童<25IU/L),LDH可升高,甲胎蛋白(AFP)不升高;CT表现为体积较大、边缘清晰、密度均匀的肿块,可伴有少量的低密度区,钙化罕见;因有血-睾屏障,增强实质部分一般表现为轻中度强化;常侵及胸膜、上腔静脉及心包等邻近器官组织,并可发生远处骨、淋巴转移,因其恶性程度相对较低,对放疗及化疗敏感,预后较好。

2. **混合型生殖细胞肿瘤**　前纵隔较大的圆形或分叶状肿块,界清,侵犯肺实质则交界区可见不规则边界,密度不均(出血/坏死/钙化)。增强实性部分强化,淋巴结肿大,可见胸腔/心包积液。

病例 3-6-4

【临床病史】

女性,60岁,"发现颈部肿物16天"。

【影像学检查】

影像学检查见图3-6-4。

【影像征象】

患者CT检查发现甲状腺左叶至胸骨后、上中纵隔可见一巨大软组织肿块影,增强可见明显不均匀强化,内见片状低强化影,气管受压向右偏移。甲状腺峡部体积增大,向前隆起。

【印象诊断】

胸内甲状腺肿。

【相关知识】

分为先天性异位及胸骨后甲状腺肿,前者少见,后者系颈部甲状腺肿沿胸骨后伸入上纵隔,与颈部甲

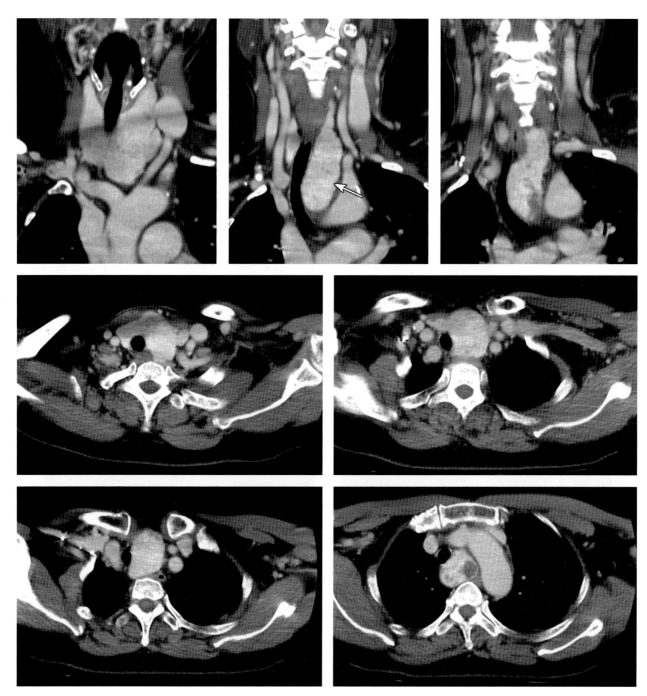

图 3-6-4 胸部 CT 增强

状腺相连。

【影像特征分析】

影像学诊断要点:向上与甲状腺相延续(含碘,CT 值 70~80Hu),增强后明显、持续强化,与甲状腺强化程度一致;有时可见局灶性囊变、钙化,伴淋巴结肿大,脏器受侵时,需要考虑甲状腺癌。

【影像诊断思路与鉴别诊断要点】

良、恶性甲状腺病变均可延伸至上纵隔,甲状腺炎、甲状腺肿和甲状腺癌需相互鉴别。

1. 桥本甲状腺炎 又称慢性淋巴细胞性甲状腺炎,是以自身甲状腺组织为抗原的慢性炎症性自身免疫性疾病,为临床最常见的甲状腺炎。CT 表现为甲状腺两侧叶及峡部弥漫性增大,甲状腺密度减低,轮廓不光滑,密度较均匀,增强呈轻度强化,其内可有条索状或斑片样强化灶。

2. **结节性甲状腺肿**　病史一般较长,多数为多结节性甲状腺肿,多见于中年女性,发病年龄一般大于 30 岁。CT 表现为甲状腺弥漫性增大,轮廓呈结节状或波浪状,但腺体边缘线连续,无中断或破坏;甲状腺密度不均匀减低,内有多发大小不等的更低密度结节,可有出血和钙化;常以实性结节与囊变或出血性结节共存为其特征。

【知识链接】

ER 3-6-4

甲状腺癌

3. **甲状腺癌**　以单发多见,呈浸润生长,形态多不规则、分叶状;平扫多表现为低密度,病灶内密度不均,边缘模糊不清,内部可有出血和更低密度的坏死区;增强后瘤体实性成分可呈不均匀强化表现,但强化程度低于正常甲状腺组织;动态增强 CT 上多表现为速升缓降型;病灶多无包膜或包膜不完整;部分内出现细小沙砾样钙化,也可出现斑点状钙化;部分囊性变、囊壁内明显强化的壁结节;乳头状结节及细沙砾样钙化是甲状腺乳头状癌的特征性表现。

病例 3-6-5

【临床病史】

女性,60 岁,“发现颈部肿物 16 天”。

【影像学检查】

影像学检查见图 3-6-5、图 3-6-6。

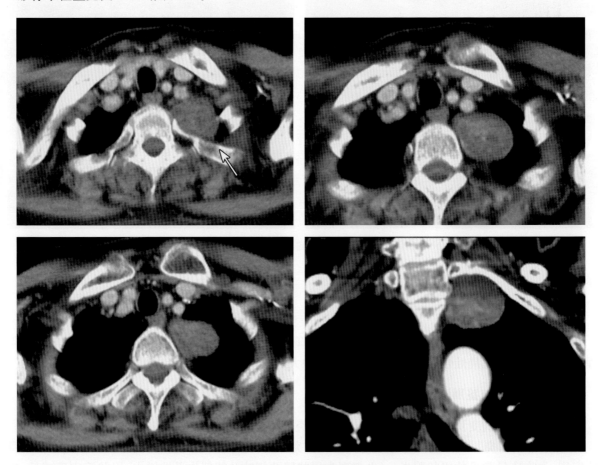

图 3-6-5　胸部 CT 增强

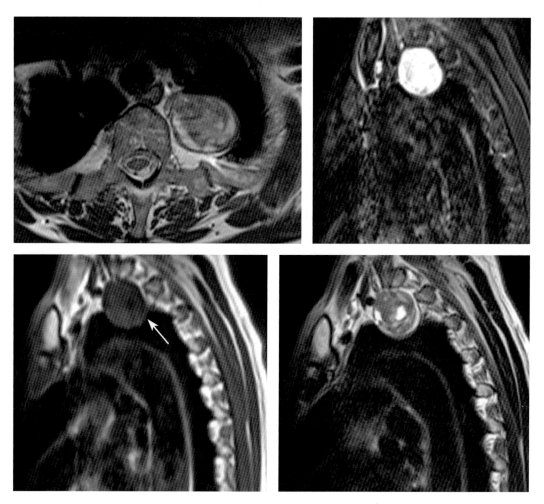

图 3-6-6　胸椎 MRI

【影像征象】

患者 CT 检查发现左侧胸廓入口处、T_2 椎体左侧见团块状软组织密度影,最大截面 3.6cm×3.0cm,边界清,局部肺组织受压,增强病灶呈不均匀强化,中心散在点片状稍高强化,余呈低强化。

患者 MRI 检查发现 T_2 椎体左侧见异常团块状影,边界清,局部肺组织受压,T_1WI 呈等低信号,T_2WI 及 T_2WI 抑脂呈等高混杂信号,内可见高信号囊变区。

【印象诊断】

神经纤维瘤。

【相关知识】

神经源性肿瘤,占后纵隔肿瘤 20%~35%。

周围神经来源:多起自脊神经或肋间神经;包括神经鞘瘤、神经纤维瘤、恶性神经鞘瘤(神经纤维肉瘤);成人多见;良性多见。

交感神经节来源:起自脊柱旁交感神经链,包括神经节细胞瘤、神经节神经母细胞瘤、神经母细胞瘤;儿童、青少年多见;年龄越小,恶性可能越高。

副神经来源:副神经节细胞瘤;少见。

【影像特征分析】

病理学表现为增生的神经鞘细胞散布于粗大的波状胶原束间,以及不同程度的黏液样变性;圆形或类圆形,无包膜,囊变相对神经鞘瘤少见。平扫:CT 呈等或低密度;MRI T_1WI 呈等或稍低/高信号,T_2WI 呈高信号,多不均匀,黏液样变及囊变区呈高信号,胶原、纤维组织呈低信号,多数外周神经纤维瘤 T_2WI 呈特征性"靶征"(外周高信号、中央低信号)。增强:强化的程度取决于神经鞘细胞、胶原纤维束和黏液样变等成分的比例。

【影像诊断思路与鉴别诊断要点】

神经源性肿瘤是后纵隔最常见的占位病变,神经纤维瘤需与其他神经源性肿瘤相鉴别。

1. **神经鞘瘤** 起源于神经鞘施万细胞,好发于胸腔上部后纵隔脊柱旁沟;单发多见;多呈圆形或卵圆形,一般沿神经干走向生长,典型者经邻近椎间孔向椎管内生长,呈"哑铃"状;病理上由束状区(antoni A区,实性)和网状区(antoni B 区,囊性)组成。CT 表现:肿块较小时密度均匀,平扫等或稍低于同层面肌肉密度,增强呈轻到中度均匀强化;较大时囊变多见,增强呈不均匀强化。MRI 表现:有助于显示内部成分,实性成分强化明显。

恶性神经鞘瘤起源于神经鞘的恶性肿瘤,为少见的梭形细胞肉瘤,多由外周型神经纤维瘤,尤其是神经纤维瘤病恶变而来,具有多发性及较高侵袭性特点;当神经纤维瘤突然增大、内部不均匀成分增多,伴或不伴有邻近结构侵犯及骨质破坏时,高度提示恶变(良性者表现为肋间隙增宽,邻近肋骨或椎体骨质压迫吸收)。CT 表现:囊实性肿块且与周缘组织界限模糊,部分可清晰,中心区出现大面积低密度区且较广泛,实质部分呈斑块状、网格状、岛屿状强化。

2. **神经节细胞瘤** 为分化良好的神经细胞肿瘤,由大的神经节细胞、施万细胞和神经纤维组成,沿交感神经链方向生长;多发生于青少年(>10 岁)。CT 表现:平扫较邻近肌肉低密度;20% 可见钙化(细小、斑点、粗糙);增强呈轻到中度强化。MRI 表现:均匀等信号,内部偶可呈涡旋状改变。

3. **副神经节瘤** 罕见,包括含有嗜铬细胞的嗜铬细胞瘤以及无嗜铬细胞的化学感受器瘤;多位于椎旁或主动脉弓附近;组织学上为多血管性肿瘤,由硬化的血管基质小梁分隔的均匀细胞团组成,肿瘤内可见被肿瘤细胞岛分隔的明显血管间隙。CT、MRI 表现:软组织肿块伴明显强化;肿块较大时可见囊变坏死,部分 MRI 可见特征性"盐和胡椒"征。

【知识链接】

ER 3-6-5

后纵隔肿瘤和肿瘤样病变

第七节　胸膜疾病

病例 3-7-1

【临床病史】

男性,65 岁,"咳嗽、咳痰、气喘 1 个月"。

【影像学检查】

影像学检查见图 3-7-1。

【影像征象】

患者 CT 检查发现左侧胸膜见多发大小不等结节状软组织影,增强扫描明显强化;左侧胸腔见少许液性密度影;纵隔内见数个小淋巴结影。

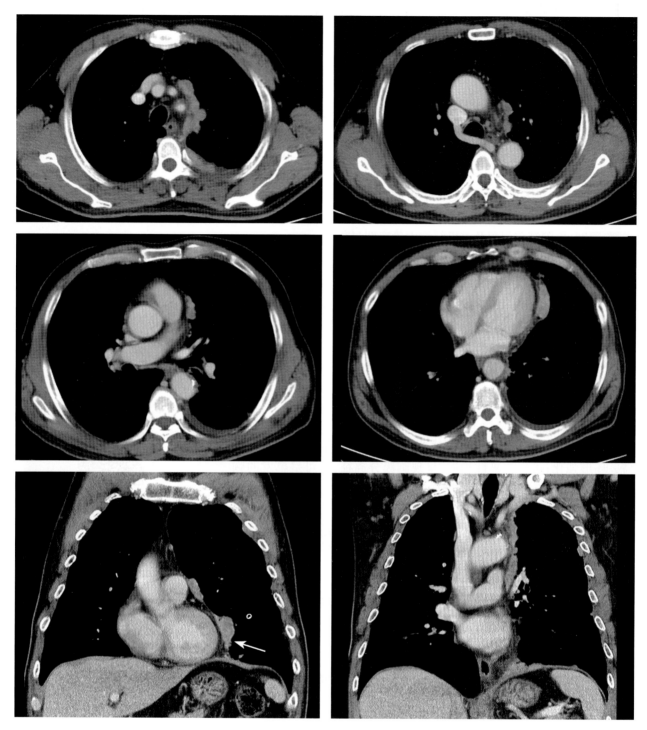

图 3-7-1　胸部 CT 增强

【印象诊断】

左侧胸膜多发结节,考虑弥漫性胸膜间皮瘤。

【相关知识】

恶性胸膜间皮瘤(malignant pleural mesothelioma,MPM)起源于胸膜间皮细胞,是胸膜最常见的原发性恶性肿瘤,是继转移瘤后第二常见的胸膜恶性肿瘤,以恶性度高、生存期短、死亡率高为特点。

临床少见,40% ~ 80%有石棉接触史,发病高峰为 50~70 岁,男女比例约 4∶1。临床表现无特异性,最常见的为持续性胸痛和呼吸困难,其他包括咳嗽、发热、体重减轻、胸腔积液等;胸腔积液细胞学检查敏感性较低,确诊依靠细针穿刺活检或手术病理。

【影像特征分析】

单侧弥漫性胸膜增厚:是 MPM 的基本特征;可表现为结节状、肿块状、环状和波浪状,厚度超过 1.0cm 对该病的诊断有特征性意义;可同时累及脏胸膜和壁胸膜。

纵隔固定伴患侧胸腔体积缩小:是 MPM 的相对特征性改变;纵隔固定是由于肿瘤浸润纵隔结构;由于胸膜弥漫性增厚,肋间隙变窄,患侧胸腔缩小。

胸腔积液:以大量胸腔积液为主;可有心包积液。

CT 增强:增厚的胸膜一般有强化,较大时可合并囊变、坏死,增强后呈不均匀强化;对显示病变大小、范围、程度、周围结构侵犯及淋巴结增大等有明显优势。

其他表现:可出现胸膜斑、胸膜钙化、肺间质纤维化。

【影像诊断思路与鉴别诊断要点】

弥漫性胸膜间皮瘤多表现为较广泛、不规则结节状、明显胸膜增厚,进展快,常伴胸腔积液,结合临床常可诊断,需要与转移瘤等鉴别。

1. 胸膜转移瘤　最常见的胸膜恶性肿瘤,常见原发肿瘤包括肺癌、乳腺癌、淋巴瘤、卵巢癌或胃癌等,典型表现为胸腔积液、胸膜增厚、胸膜结节或肿块;双侧多见,常合并肋骨破坏、肺内转移灶。

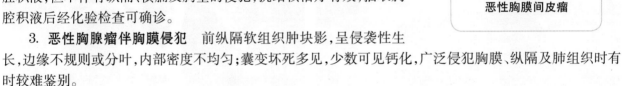

【知识链接】

ER 3-7-1

恶性胸膜间皮瘤

2. 结核性胸膜炎　多有结核感染史,典型胸膜结核可表现为胸膜弥漫性增厚和局部增厚形成肿块,可见钙化及干酪样坏死,增强扫描呈环形强化;可伴包裹性积液,呈现胸膜分离征,也可呈单发的胸腔积液,但不伴有纵隔、横膈及胸壁的侵犯,抗结核治疗有效,抽取胸腔积液后经化验检查可确诊。

3. 恶性胸腺瘤伴胸膜侵犯　前纵隔软组织肿块影,呈侵袭性生长,边缘不规则或分叶,内部密度不均匀;囊变坏死多见,少数可见钙化,广泛侵犯胸膜、纵隔及肺组织时有时较难鉴别。

第四章 循环系统

第一节 发育变异与先天性心脏大血管病变

病例 4-1-1

【临床病史】

男性,12 个月,出生后呼吸喘鸣。

【影像学检查】

影像学检查见图 4-1-1。

【影像征象】

左肺动脉绕过主气管后左行,主气管中下段较窄。

【印象诊断】

肺动脉吊带(pulmonary artery sling,PAS)。

【相关知识】

PAS 是一种罕见的先天性心血管畸形,又称迷走左肺动脉。左肺动脉异常起源于右肺动脉的后方,呈半环形绕过右主支气管或气管远端向左穿行于食管与气管间到达左肺门。走行中,左肺动脉包绕气管酷似"吊带"。

常合并气管下段、右主支气管和食管不同程度的压迫,通气障碍是最突出的症状。若动脉导管或韧带向左后方与降主动脉相连,则和迷走左肺动脉一同构成完整的血管环,进而压迫左主支气管。常伴发气管狭窄及畸形,50% 以上病例伴气管性支气管,尤其见于伴有完整气管软骨环、气管远端及支气管发育不良者。50% 的患儿还合并有其他先天性心脏病,如房间隔缺损、动脉导管未闭、室间隔缺损等。

临床上,气道不全梗阻引起的通气障碍是本病患儿最突出的表现,气道分泌物滞留可引起肺不张及肺炎,阵发性呼吸困难和反复肺部感染是患儿就诊的最常见病因,若无外科治疗,本病病死率高达 90%。一般认为,病死率高主要是由于肺动脉吊带引起的大段气管狭窄而非吊带本身所致。

【影像特征分析】

正常情况下,左肺门的顶部较右侧高约 1.0cm,在气管隆嵴层面相当于第 5 胸椎水平,主肺动脉向左后延伸为左肺动脉,左肺动脉位于左主支气管的前方,外侧延伸进入左肺门;右肺动脉从气管分叉前方横向右行,出纵隔右缘前先发出右上肺动脉(前干),然后移行为右下肺动脉(叶间动脉)进入右肺门区。肺动脉吊带 CTA 则显示主肺动脉明显扩张,主肺动脉根部向右后延伸为右肺动脉,而左肺动脉起源于右肺动脉,紧贴气管末段或左主支气管后壁向外延伸,同时显示气道受压情况。

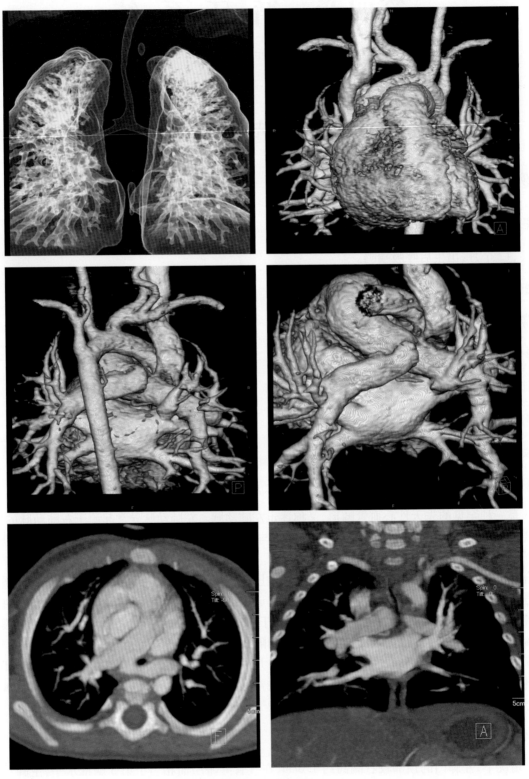

图 4-1-1　胸部 CT

【影像诊断思路与鉴别诊断要点】

PAS 作为一种先天性的罕见血管环疾病,当婴幼儿反复出现呼吸困难、喘鸣、肺部感染及气道梗阻症状时,既要考虑常见原因(如哮喘、毛细支气管炎、气道异物等),还应想到先天性血管环的可能,尽早行影像检查,明确血管走行及气道狭窄情况,对指导治疗及手术方案的制定具有重要意义。PAS 主要与以下几种先天性血管畸形疾病鉴别:

1. **双主动脉弓**　血管环中最常见类型,双侧主动脉弓发自升主动脉,从气管、食管两侧绕过背部进入降主动脉,形成完整血管环。多数患者为右弓优势型,两侧主动脉弓分别发出同侧颈总及锁骨下动脉。对气管前壁、食管后壁均有压迫作用,患儿表现为生后不久出现不同程度的呼吸困难、喘鸣、吞咽困难,反复呼吸道感染。双主动脉弓分为双弓均通畅、双弓伴左弓闭锁、双弓伴右弓闭锁。

【知识链接】

ER 4-1-1

先天性血管环

2. **右主动脉弓**　多数合并迷走左锁骨下动脉,第二大常见的血管环,其起源于降主动脉,走行于食管左后侧,或形成 Kommerell 憩室。若存在左侧动脉导管或韧带,则形成完全血管环,引起喘鸣或呼吸困难等症状。

3. **左弓伴迷走右锁骨下动脉**　最常见的先天性主动脉弓变异,右锁骨下动脉起源于降主动脉,经食管后向右上走行,可造成食管左后壁压迹,为不完整血管环,常无症状。

病例 4-1-2

【临床病史】

女性,92 天,因"先天性心脏病"入院。

【影像学检查】

影像学检查见图 4-1-2。

【影像征象】

主动脉弓自左锁骨下动脉以下见局限性变细段,中央最窄处约 2.2mm;双侧肩胛下动脉、肩胛上动脉及胸廓内动脉迂曲增粗。

【印象诊断】

主动脉缩窄(coarctation of aorta,CoA)。

【相关知识】

CoA 是指在动脉导管或动脉韧带区域的主动脉狭窄,占先天性心脏病的 5.1% ~ 8.1%,男女比例为(4~5):1。最常见于主动脉峡部,约占 95%。病理改变为主动脉管壁呈局限而均匀狭窄,动脉壁中层变形,内膜增厚,呈部分膜状或纤维嵴状向腔内突出,缩窄段血管内径可以小至针尖样,也可以仅有一些不典型的纤维嵴。

根据缩窄与动脉韧带(或动脉导管未闭)关系分为导管前型、近导管型与导管后型。①导管前型:又称婴儿型,动脉导管呈开放状态,缩窄范围较广泛,可累及主动脉弓部,侧支血管不够丰富。常合并室间隔缺损、卵圆孔未闭、房间隔缺损、二尖瓣狭窄和主动脉瓣二尖瓣化畸形等心血管畸形。②近导管型与导管后型:又称成人型,动脉导管多已闭合为动脉韧带,缩窄范围较局限,侧支血管丰富,很少合并

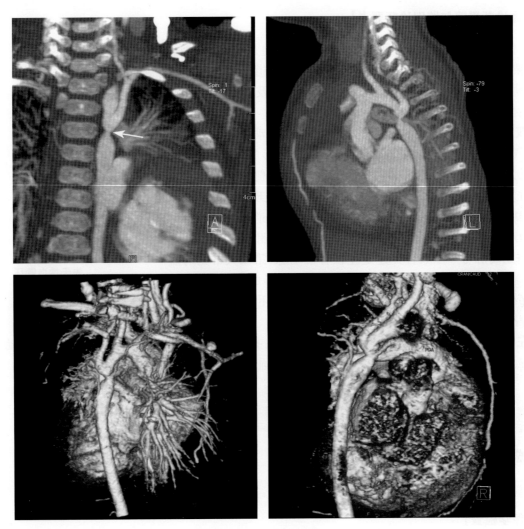

图 4-1-2   胸部 CT+DSA

其他心血管畸形。

一般缩窄较轻的 CoA 且没有合并畸形的患者通常可无症状,多为体检发现上肢血压升高,从而进一步检查明确。如果缩窄较为严重,可合并高血压症状(头晕、耳鸣、心悸、面部潮红)以及下肢缺血症状(麻木发冷、间歇跛行)。合并畸形的患者,通常症状出现早,易发生充血性心力衰竭、喂养困难、发育迟缓等。

【影像特征分析】

一般儿童时期可无异常改变,随着年龄增大征象增多,在胸部 X 线检查中可发现以下改变:①10 岁以上患者常显示心影增大,左心室更为明显;②"3"字征,在主动脉结处由扩大的左锁骨下动脉和缩窄段下端胸降主动脉狭窄后扩大所形成;③肋骨切迹,扩大迂曲的肋间动脉侵蚀肋骨后段下缘而形成,仅见于 5 岁以上的病例,最常见于第 4~第 9 肋骨,一般累及双侧肋骨;④"E"字征,食管钡餐检查在主动脉缩窄区,狭窄后扩大的胸降主动脉或扩大的右侧肋间动脉在食管左壁形成的压迹。

CT 三维重建后能直观立体地显示主动脉缩窄程度、范围、侧支循环和有无动脉导管未闭情况。管腔狭窄远端的主动脉常扩张,扩张较严重时可形成动脉瘤。主动脉狭窄时,动脉瘤的发生率增加,多发生在缩窄处或动脉导管处,也可发生于缩窄远端降主动脉。

动脉造影 DSA 是诊断 CoA 的"金标准",不仅可以明确缩窄段的部位、长度、狭窄程度及缩窄距左锁骨下动脉的距离,而且还可以显示侧支循环血管,观察升主动脉、主动脉弓的发育,主动脉分支有无异常,以及是否伴发峡部动脉瘤或侧支循环动脉瘤等。

【影像诊断思路与鉴别诊断要点】

根据主动脉缩窄的部位和方式,需要和以下疾病进行鉴别。

1. **假性主动脉缩窄**　是一种罕见的先天性畸形,其特征是主动脉弓伸长,位于纵隔的较高位置,并伴有动脉结扎区主动脉峡部的屈曲或扭结。主要有以下鉴别点:①纵隔内的异常肿块增强之后显示为主动脉的一部分;②主动脉弓异常增高;③部分段降主动脉不与脊柱相邻;④锁骨下动脉起源于更后方。

2. **主动脉夹层**　临床表现为急性胸痛,严重时可有休克,大部分可见上肢血压升高。CT 上可见剥离的内膜片以及真假腔。

3. **大动脉炎**　多见于青年女性,临床表现无急性胸痛,影像上可见胸腹主动脉及其分支环周性管壁均匀增厚,内壁光滑,增强扫描后炎性期管壁强化,管腔狭窄变细甚至闭塞,周围可伴有侧支血管形成,病变常为节段性,病变累及的血管之间一般有正常的血管。

【知识链接】

FR 4-1-2

主动脉缩窄

病例 4-1-3

【临床病史】

男性,12 个月,因"先天性心脏病复查"入院。查体:胸骨左缘 2~4 肋间闻及 Ⅱ~Ⅲ 级喷射性收缩期杂音,肺动脉瓣区第二心音减弱。

【影像学检查】

影像学检查见图 4-1-3。

【影像征象】

室间隔缺损,主动脉骑跨,右室流出道狭窄,右心室肥厚。

【印象诊断】

法洛四联症(tetralogy of Fallot,TOF)。

【相关知识】

法洛四联症属于复杂先天性心脏病,其发病率占各类先天性心脏病的 10%~15%。它由 4 种畸形共同组成,包括右心室流出道狭窄、室间隔缺损、主动脉骑跨、右心室肥厚,其中右心室流出道狭窄和室间隔缺损是该病的主要畸形基础。

临床表现也具有一些特征性,发绀是 TOF 的主要症状,这主要与心室流出道梗阻的严重程度有关。蹲踞是 TOF 的特征姿态,导致肺部血流减少发绀加重的任何因素均可使患儿出现蹲踞。缺氧发作和活动耐力减低往往发生在哺乳、啼哭或排便时,表现为呼吸困难、发绀加重、失去知觉,甚至惊厥。血液学检查中红细胞计数、血红蛋白和血细胞比容均可升高,并与发绀程度成比例。心电图检查可以发现 TOF 患者均有电轴右偏和右心室肥厚,且不随着年龄增长而出现明显的进行性加重。心脏听诊可闻及胸骨左缘第 3~4 肋间喷射性收缩期杂音。

【影像特征分析】

X 线上心脏可无明显增大,心尖圆钝上翘,肺动脉段凹陷,左右心房无明显改变,典型者心影呈"靴型

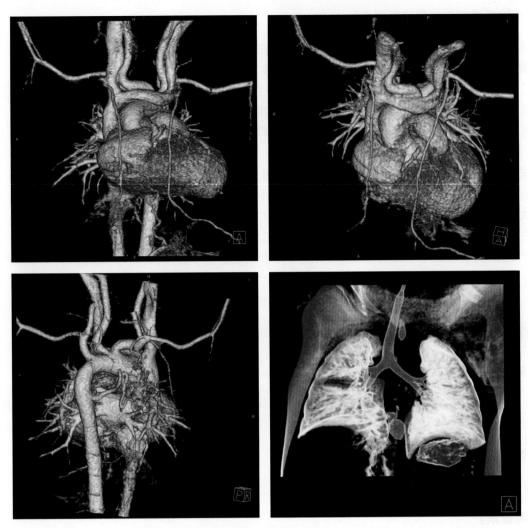

图 4-1-3   胸部 CT+DSA

心"。肺门血管影缩小,肺血流减少,肺野透亮度增加,主动脉增宽。约 25% 的患者伴有右位主动脉弓,因此右上纵隔处有突出的主动脉结,严重者心脏可增大,仍以右心室为主。

CT 可显示动脉转位、心脏房室的大小,可测量肺动脉及主动脉的直径及主动脉骑跨的情况。

MRI 以横轴位和左前斜位垂直于室间隔的心室短轴位显示最佳,辅以矢状位观察。主要观察心腔室的大小(右心房、右心室增大),右心室流出道狭窄,测量肺动脉及主动脉直径;室间隔连续性是否中断,缺损的部位及大小主动脉骑跨的程度可显示其他合并的血管畸形,如主动脉转位。

【影像诊断思路与鉴别诊断要点】

法洛四联症主要需要和几种先天性心脏病进行鉴别。

1. **右心室双出口**   是介于 TOF 和完全性大动脉转位之间的一种复杂而少见的先天性心脏畸形。两大动脉完全起自右心室,室间隔缺损为左心室唯一出口,二尖瓣与主动脉之间无纤维联系。一般认为主动脉 90% 以上起自右心室为右心室双出口,90% 以下属于法洛四联症。鉴别的重点主要是观察肺动脉的狭窄程度以及室间隔缺损的位置及大小。

2. **完全性大动脉转位合并室间隔缺损**   血流动力学改变类似 TOF、发绀型先天性心脏病。影像表现为主动脉和肺动脉对调位置,

【知识链接】

ER 4-1-3

法洛四联症

主动脉瓣在肺动脉瓣的右前方,连接右心室;而肺动脉瓣在主动脉瓣的左后方,连接左心室。

3. **法洛三联症** 是指先天性肺动脉狭窄,伴有卵圆孔或继发房间隔缺损,合并右心室肥大的综合征。在发绀型先天性心脏病中,其发病率仅低于法洛四联症。有劳累后心悸、气急、乏力、胸痛、头晕等,发绀出现较晚,杵状指及红细胞增多症不如法洛四联症显著。影像上表现为肺血管影减少,右心室和右心房增大,肺动脉总干明显凸出(瓣膜部狭窄后扩张)。

第二节 心 肌 病 变

病例 4-2-1

【临床病史】

男性,41 岁,1 个月前无明显诱因下出现胸前区胸闷、压迫感,伴剑突下疼痛、乏力,发作与活动情况无关。

【影像学检查】

影像学检查见图 4-2-1、图 4-2-2。

【影像征象】

MRI:短轴位 MRI T_2WI 显示收缩期及舒张末期心肌不对称性弥漫性增厚,心腔变窄。

【印象诊断】

肥厚型心肌病(hypertrophic cardiomyopathy,HCM)。

【相关知识】

肥厚型心肌病是指在没有其他明显的心脏病或全身性疾病下,左心室发生弥漫或节段性肥厚而心腔不扩张的高动力性心肌病,是由于编码心肌肌小球蛋白基因突变引起的一种常染色体显性遗传性疾病。HCM 是以心肌进行性肥厚为特点的疾病,左心室受累尤为明显,多为室间隔不对称性肥厚,亦可表现为心尖或局部室壁的肥厚,导致心室顺应性降低,舒张功能受限。临床表现多样性,可出现胸痛、心悸、晕厥,甚至猝死。

HCM 的病理表现主要为心肌细胞异常肥大,排列方向紊乱,肥厚性心肌内的冠状动脉微血管管壁增厚,管腔减小,细胞间基质显著增多,纤维化形成,可以弥漫存在于细胞间,散在或者大片分布,形成"瘢痕"样组织,多位于室间隔(图 4-2-3)。

HCM 的诊断标准为成人 MRI 示舒张末期左心室壁最大厚度≥15mm,或室壁厚度平均在 13~14mm(临界值),可有家族史。儿童 HCM 的诊断标准为左心室厚度高于同年龄、性别,或儿童平均值的 2 个标准差(Z 评分≥2)[参考 2011 年美国心脏病学会基金会(ACCF)/美国心脏协会(AHA)发布的肥厚型心肌病诊断治疗指南]。

【影像特征分析】

HCM 的典型影像学征象为舒张末期左心室壁异常增厚。根据异常肥厚的类型,分为不对称型(室间隔)HCM 伴或不伴左心室流出道(LVOT)梗阻、心尖型 HCM、对称型 HCM、室中部 HCM、类瘤型 HCM、非连续 HCM,各种类型的影像学表现如下。

1. **不对称型(室间隔)HCM** 当中室间隔厚度大于或等于 15mm,或者在中室间隔水平时左心室下壁厚度与室间隔厚度之比大于 1.5 时,诊断为不对称型(室间隔)HCM。HCM 这种表型中的肥大通常是不对称的,并且通常在前间隔心肌中最明显。其中,梗阻型是指静息时左心室流出道压力差≥30mmHg;非梗阻型是指静息和诱发时左心室流出道压力差均<30mmHg。

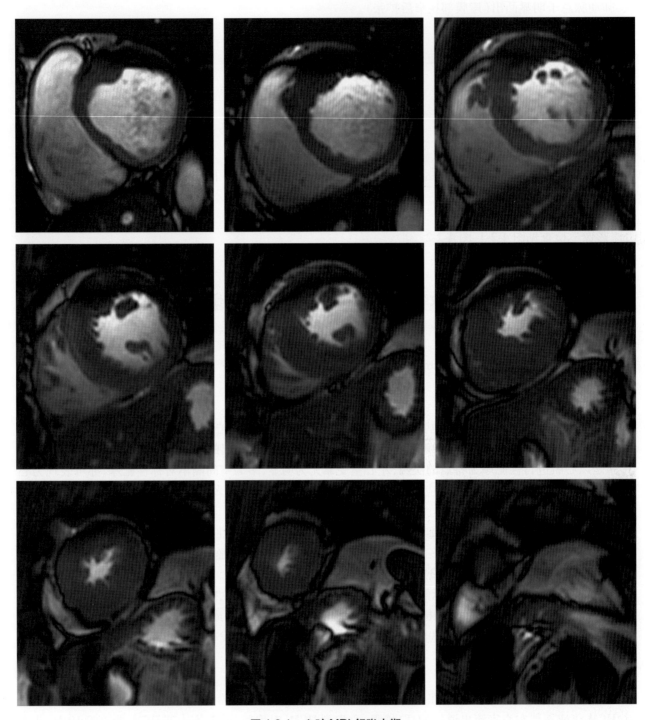

图 4-2-1   心脏 MRI 舒张末期

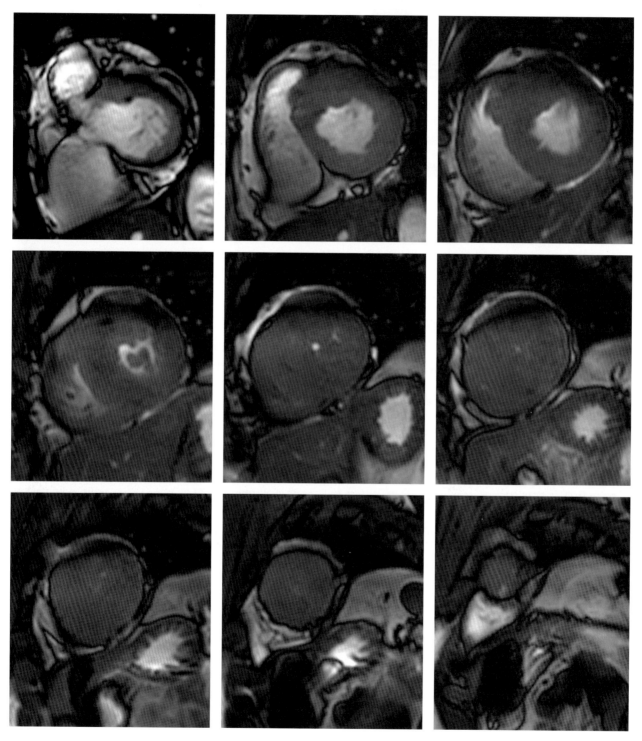

图 4-2-2　心脏 MRI 收缩末期

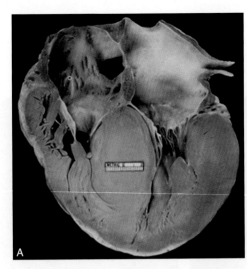
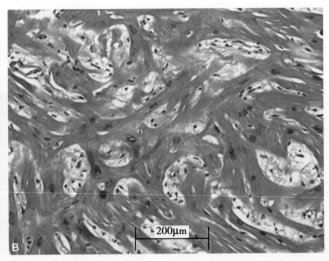

图 4-2-3　A 示心脏大体"瘢痕"样组织,B 示病理心肌细胞异常肥大

2. **心尖型 HCM**　即心尖绝对厚度≥15mm 或心尖部厚度/基底部左心室壁厚度≥1.3~1.5。

3. **对称型 HCM**　左心室向心性肥厚造成心腔体积缩小,发生于超过 42% 的 HCM 病例中。

4. **室中部 HCM**　肥大的部位发生在心室中部的左心室壁,是不对称型 HCM 的少见类型;MRI 显示左心腔特征性的"哑铃"构型。

5. **类瘤型 HCM**　室壁呈瘤样肥厚,在 MRI 上,类瘤型 HCM 瘤体团块内信号更均匀,瘤体周围的正常心肌可被灌注;而肿瘤团块内呈混杂信号并可出现强化,灌注特征与残余左心室不同。

6. **非连续 HCM**　由肥厚型组成节段将非肥厚区域心肌分隔开,形成"块状"肥厚的模式。

【影像诊断思路与鉴别诊断要点】

不同的肥厚程度的 HCM 需要与不同的疾病相鉴别。

1. **可疑/轻度 HCM**　当出现可疑或者轻度 HCM,需与运动员心脏进行鉴别。主要鉴别要点:舒张期肥厚的左心室壁厚度/左心室舒张末期容积(按 BSA 校正后)<0.15mm/(m^2·ml),这对区别运动员心脏和其他病理性肥大是有意义的,有报道称此指标敏感性为 80%,特异性为 99%,且延迟增强无明显强化。

2. **轻到中度肥厚**　需与高血压心脏病和主动脉狭窄的代偿性肥大相鉴别,区别代偿性肥大和 HCM 比较困难,通常代偿性肥大左心室壁厚度很少超过 16mm,延迟强化少有强化,有助于进行鉴别。

3. **明显肥厚**　需与淀粉样变相鉴别,淀粉样变在延迟增强 MRI 呈典型的晚期强化,超过心内膜边缘周围区域,对显示变性具有较高的特异性和敏感性。一种定量分析方法可以通过对比增强前后心肌与心室血池 T$_1$ 值的变化,并用个体血细胞比容进行校正,计算出心肌细胞外容积分数(ECV)来诊断心肌淀粉样变。心肌淀粉样变患者 ECV 经常超过 0.40,甚至达到 70%~80%。而其他非缺血性心肌病纤维化区域 ECV 的升高程度和范围都远低于心肌淀粉样变。一些少见的遗传性糖原贮积症心脏受累时,可引起明显的心肌肥厚,包括 Danon 病(X 染色体显性遗传)、PRKAG2 心脏综合征(常染色体显性遗传),需结合家族心脏病史和基因检测明确。

4. **左心室心尖肥厚**　需与左心室心肌致密化不全相鉴别,心肌致密化不全的心尖肌小梁结构疏松。

【知识链接】

肥厚型心肌病

病例 4-2-2

【临床病史】

女性,29岁,剖宫产术后胸闷、咳嗽,胸片提示肺水肿;肺动脉 CTA 未见明显异常;心脏超声:射血分数(EF)45%。

【影像学检查】

影像学检查见图 4-2-4。

【影像征象】

心脏 MRI:左心室明显增大,左心室游离壁中间段至心尖部心肌组织中内层小梁明显增多,呈海绵样。

【印象诊断】

心肌致密化不全(noncompaction of ventricular myocardium,NVM)。

【相关知识】

心肌致密化不全是以心室内异常粗大的肌小梁和交错的深陷隐窝为特征的一种与基因相关的遗传性心肌病。过去被称为海绵状心肌、窦状心肌持续状态或胚胎样心肌等。因主要累及左心室,故也常被称为左心室心肌致密化不全(left ventricular noncompaction,LVNC)。其被 WHO 与欧洲心脏学会(ESC)列为未分类心肌病,被美国心脏协会(AHA)列为遗传性心肌病。

临床表现可无症状,随疾病进展,可能会出现胸闷、心悸,也伴有一些常见的心脏体征,比如心力衰竭,多见左心衰竭,晚期以收缩性心功能不全为主;心律失常,多为室性心律失常;体循环栓塞,隐窝间血流缓慢,易于血栓形成;严重者可伴心源性猝死。

一般的病因都是由于心肌先天发育不全导致心室肌结构异常。任何致畸因素除了可导致心脏结构异常,也可导致心肌发育停滞,另外心内膜下心肌缺血可能也是原因之一。在一组家族性男性孤立型心肌致密化不全(INVM)病例中,发现其相关基因位于 X 染色体的 Xq28 区段上,该位置邻近系统性肌病相关基因,提示 NVM 可能是系统性肌病的一部分。继发性病因可能是由于心室压力负荷过重和心肌缺血,阻止正常胚胎心肌窦状隙的闭合,使心内膜的形成发生障碍,即心内膜缺如,从而引起心腔内的血液直接对肌小梁产生高压机械效应,使窦状隙持续存在而不消退。

【影像特征分析】

在心脏磁共振(CMR)上主要表现为心室壁异常增厚并呈现两层结构。病变累及心尖部及左心室中段游离壁,基底段及室间隔较少受累。心脏磁共振电影成像示小梁间的深陷隐窝充满直接来自左心室的血液,首过增强隐窝强化与心室腔基本同步。另外可有心功能异常,表现为舒张及收缩功能减弱。该疾病可导致心脏结构异常,如室间隔缺损、房间隔缺损、主动脉瓣二瓣化等;同时可伴发室壁瘤、血栓、冠状动脉瘘等。

CMR 诊断标准为收缩末期非致密化的心肌层厚度(NC)与致密的心肌层厚度(C)之比(NC/C)≥2.3(成人)。但有文献报道,这种标准仍存在一定局限性,在容量负荷增加时,肌小梁可能被拉伸,使 NC 测量值增大。此外,舒张末期测量左心室肌小梁质量超过总质量20%以上,诊断心肌致密化不全敏感度和特异性均为93.7%。

【影像诊断思路与鉴别诊断要点】

心肌致密化不全主要需要和导致心室扩大、心肌改变的疾病相鉴别。

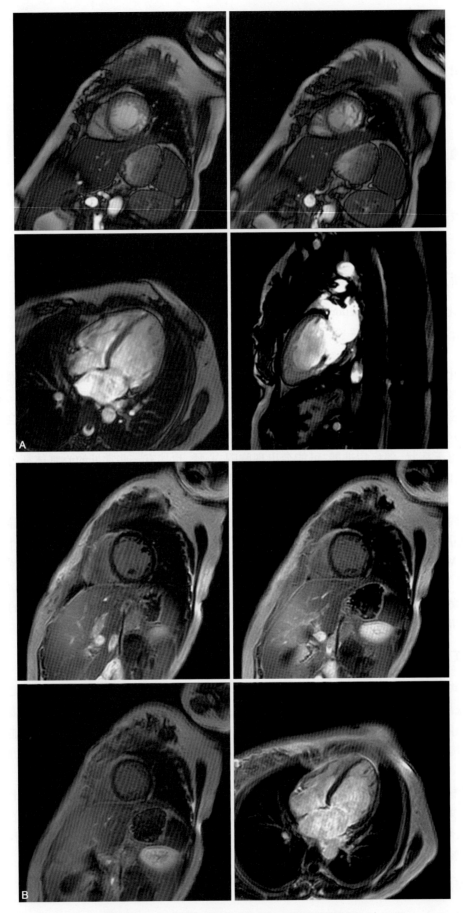

图 4-2-4　心脏 MRI 舒张末期(A)和延迟增强(B)

1. **肥厚型心肌病**　心室肌小梁可呈类似于 NVM 的肌小梁改变，但无 NVM 典型深陷的肌小梁间隙，NC/C<2；小梁分布广泛。

2. **扩张型心肌病**　可有较多突起的肌小梁，但数量上与 NVM 相差甚远，且缺乏深陷的肌小梁间隙；室壁厚度呈均匀性变薄，不同于 NVM 的厚薄不均。

3. **左室心尖部血栓形成**　心尖部的血栓有时可被误诊为 NVM，但血栓不强化。

4. **过度小梁化**　肌小梁增多不伴有相应区域致密化心肌变薄、收缩功能减弱。

【知识链接】

ER 4-2-2

心肌致密化不全

第三节　主动脉及肺动脉病变

病例 4-3-1

【临床病史】

男性，55 岁，胸闷、胸痛 5 小时。

【影像学检查】

影像学检查见图 4-3-1。

【影像征象】

主动脉自根部见内膜片影及双腔征，主动脉内膜剥脱范围一直向下延伸至髂动脉分叉处，主动脉夹层（Stanford A 型）。

【印象诊断】

主动脉夹层（aortic dissection，AD）。

【相关知识】

主动脉夹层是急性主动脉综合征（acute aortic syndromes，AAS）最常见的一种类型，占 AAS 的 62%~88%。

主动脉由内膜、中膜和外膜组成。内膜是最内层，由一层内皮细胞组成，并由内弹性层与中膜分开。外膜为最外层，包含结缔组织和血管周围神经。主动脉中膜为最厚层，由平滑肌细胞和弹性组织组成。

病因是由于主动脉血管内膜受损，使得血液可以流入主动脉壁各层之间，产生血管层夹层的症状。主动脉腔内的血液从主动脉内膜撕

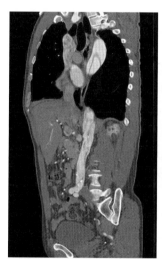
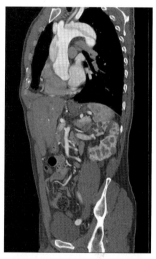
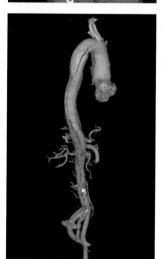
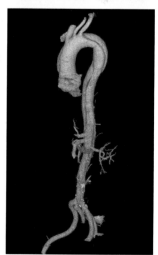

图 4-3-1　胸部 CT

裂处进入主动脉中膜，使中膜分离，沿主动脉长轴方向扩展形成主动脉壁的真假两腔分离状态。临床表现主要为急性剧烈刀割样或者撕裂样胸痛或是背痛，严重的可以出现心力衰竭、晕厥，甚至突然死亡；多数患者同时伴有难以控制的高血压。

国际公认的 AD 主要有两种分型：

1. **Debakey 分型** 根据破口位置及夹层累及范围，分为三型。Ⅰ型：破口位于主动脉瓣上 5cm 内，近端累及主动脉瓣，远端累及主动脉弓、降主动脉、腹主动脉，甚至达髂动脉。Ⅱ型：破口位置同Ⅰ型相同，夹层仅限于升主动脉。Ⅲ型：破口位于左侧锁骨下动脉开口以远 2~5cm，向远端累及至髂动脉。

2. **Stanford 分型** 根据手术的需要分为 A、B 两型。A 型：破口位于升主动脉，适合急诊外科手术。B型：夹层病变局限于腹主动脉或髂动脉，可先内科治疗，再开放手术或腔内治疗。

【影像特征分析】

AD 最典型的影像学表现是由内膜片分隔成真假两腔；真腔在早期即可强化，和无夹层的主动脉腔相延续，面积常更小；假腔一般延迟强化，假腔内可存在血栓影；内膜片通常呈线样、条片状低密度影，与血管外壁分离，可见撕裂的内膜片沿着主动脉长轴呈平直或呈螺旋状向下走行，可见钙化。AD 可伴有主动脉重要分支血管受累；另外可伴有心包积液或胸腔积液、纵隔血肿等。

【影像诊断思路与鉴别诊断要点】

AD 起病急骤，伴有剧烈胸痛、血压高、突发主动脉瓣关闭不全、两侧脉搏不等或触及搏动性肿块应考虑本病。通常与急性主动脉综合征的几种疾病、急性心肌梗死、急腹症相鉴别。

1. **主动脉壁内血肿**（intramural aortic hematoma，IMH） 占 AAS 的 10%~30%，多无血流交通，降主动脉更好发。影像学典型表现为主动脉壁环形或新月形增厚>5mm，CT 值 39~69Hu。范围可局限于主动脉的局部管壁，也可累及主动脉管壁的全程。可出现内膜钙化内移。主动脉壁内血肿的自然进程存在着很大的变异，可以完全消退、缓解、扩大或者进展为主动脉瘤或者夹层。

2. **主动脉穿透性溃疡**（penetrating aortic ulcer，PAU） 临床多发生于 60 岁以上的老年男性，多数伴有高血压以及广泛的动脉粥样硬化，发生部位绝大多数位于中远端的降主动脉或者腹主动脉上段。影像学表现主要为局部溃疡，显示主动脉壁内对比剂偏心性聚集，形成主动脉壁的龛影，可以表现为乳头状、楔形、手指状、蘑菇状等。

3. **急性心肌梗死**（acute myocardial infarction，AMI） ①AMI 疼痛一般逐渐加剧、部位多局限于胸骨后、不向后背放射；②AMI 发病时血压偏高，后逐渐降低，休克时血压明显降低，双侧脉搏、血压及上下肢血压对称；③AMI 时心电图和心肌酶谱呈规律性异常演变，心电图特征性改变为新出现 Q 波及 ST 段抬高和 ST-T 动态演变，但如果 AD 也累及冠状动脉，也可以出现心肌酶谱异常演变。

【知识链接】

ER 4-3-1

主动脉夹层

4. **急腹症** 主动脉夹层累及腹主动脉及其大分支时，可引起各种急腹症样临床表现，易误诊为肠系膜动脉栓塞、急性胰腺炎、急性胆囊炎、消化性溃疡穿孔及肠梗阻等。但如能注意本病疼痛特点和血压与脉搏异常，再结合 CTA 等影像学检查可以进行鉴别。

病例 4-3-2

【临床病史】

男性，86 岁，胸闷伴后背痛 4 小时。

【影像学检查】

影像学检查见图 4-3-2。

【影像征象】

主动脉弓后部降主动脉起始部至双侧肾动脉水平边缘可见新月形低密度影。

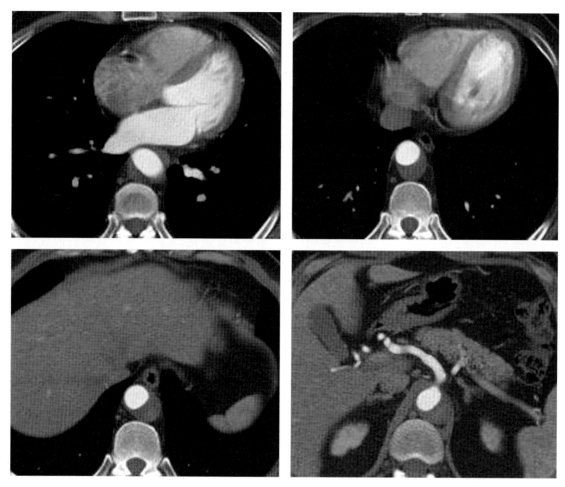

图 4-3-2　胸部 CT

【印象诊断】

主动脉慢性夹层合并壁内血肿形成(Stanford B 型)。

【相关知识】

主动脉壁内血肿(IMH)是主动脉滋养血管自发性破裂,血液进入主动脉壁内,且未破入主动脉管腔,即为壁内血肿,其可沿着主动脉壁顺行或逆行伸展。壁内血肿又被称为主动脉夹层不伴内膜撕裂或非交通性主动脉夹层,有的学者称其为主动脉不典型夹层,并且认为其发生机制不明,可能与以下因素有关:①主动脉壁内滋养血管破裂;②主动脉壁溃疡致中膜弹力纤维形成血肿;③医源性或外伤引起。

IMH 的临床症状、体征及危险程度与 AD 相似,临床最初表现多为胸痛、背痛,有突发的不同程度的急性胸背部疼痛,刀割样、撕裂样剧烈痛或钝性疼痛。部分患者可以出现左侧胸腔积液,当升主动脉受累时可以出现心包积液。其他少见的症状和并发症有晕厥、声嘶、截瘫、肠系膜缺血、急性肾功能不全等。初次疼痛后的复发疼痛被认为是具有极大危险的信号,尤其是在此期间经历几小时至几天无痛阶段的患者,预示即将破裂。目前认为胸痛多见于 Stanford A 型患者,背痛或腹痛则多见于 Stanford B 型患者。影响预后的因素包括:

1. **Stanford 分类**　Stanford A 型 IMH 心包或胸腔积液、主动脉夹层、动脉瘤形成的风险增加,死亡率大约为 40%,而主动脉夹层的死亡率大约为 72%。

2. **主动脉最大直径**　当 A 型 IMH 主动脉最大直径超过 48~55mm 时,具有高风险,而 B 型 IMH 主动脉最大直径超过 40~41mm 时处于高风险。

3. 壁内血肿的最大厚度　血肿厚度预示着不良预后,其临界值为 10~11mm。

4. 局部对比剂增强　在 IMH 中局部对比剂增强可分为两种类型:溃疡样突出和壁内血池。溃疡样突出是从主动脉管腔延伸到血肿内的小的局部区域的对比剂增强,有一个可见的交通腔(即宽颈>3mm)。壁内血池在 IMH 类似小局部区域的对比剂增强,但有一个非常小的(小于 2mm)或不可见的交通腔到主动脉管腔。血肿较厚的 IMH 患者更可能出现局灶性增强。

5. 胸腔和心包积液　大多数研究往往表现出其与不良的预后呈正相关。

【影像特征分析】

1. 直接征象

(1) CT 平扫表现:平扫呈略高于主动脉管壁组织密度的新月形或环形软组织阴影,厚度≥5mm;范围可局限于主动脉管壁局部,亦可累及主动脉管壁全程。亚急性 IMH 可呈等密度。

(2) 增强 CT 表现:在主动脉真腔明显强化时,血肿未见明显强化,无内膜片及真假腔形成;低密度的血肿外缘时常可见略高密度的环形。

2. 间接征象

(1) 局部对比剂增强,为对比剂自管腔向血肿渗出而形成细小突起或盲端的高密度影。

(2) 钙化内移征象,即钙化位于血肿内侧壁。

(3) 主动脉壁散在或广泛的钙化。

(4) 浆膜腔反应性渗液:部分可合并心包积液。IMH 除累及主动脉外,还可以出现分支血管受累。

【影像诊断思路与鉴别诊断要点】

IMH 倾向于主动脉中膜病变,需要与其他急性主动脉病变以及大动脉炎等进行鉴别。

1. 急性主动脉夹层　急性主动脉夹层(AD)起病急骤,伴有剧烈胸痛、血压高、突发主动脉瓣关闭不全、两侧脉搏不等或触及搏动性肿块应考虑本病。且 AD 倾向与内膜和中膜的双重病变,血液进入中膜,于中膜内 1/3 处剥离,并可见内膜片及内膜破口。真假双腔存在,一般真腔较小,假腔较大。

2. 主动脉穿透性溃疡(PAU)　溃疡样突出穿透弹性层延伸至中膜处,降主动脉最为常见。PAU 发生壁内出血时,血肿常为局限性,而 IMH 范围较广。

3. 附壁血栓　通常无急性胸痛,且好发于瘤样扩张的主动脉或大动脉瘤处,血栓管腔轮廓通常不规则,而 IMH 管腔轮廓光滑。钙化位于主动脉外侧,IMH 钙化位于内侧。IMH 在受累和正常的主动脉间具有明显转变,附壁血栓则没有。

4. 大动脉炎　多见于青年女性,临床表现无急性胸痛,病变常为节段性。胸腹主动脉及分支均匀增厚,内壁光滑,增强后管壁强化;管腔则狭窄、变细甚至闭塞,周围可伴侧支血管形成。

【知识链接】

ER 4-3-2

急性主动脉综合征的 CTA
诊断与高风险征象

病例 4-3-3

【临床病史】

女性,76 岁,气短、胸痛,心率加快伴发汗 3 天。

【影像学检查】

影像学检查见图 4-3-3。

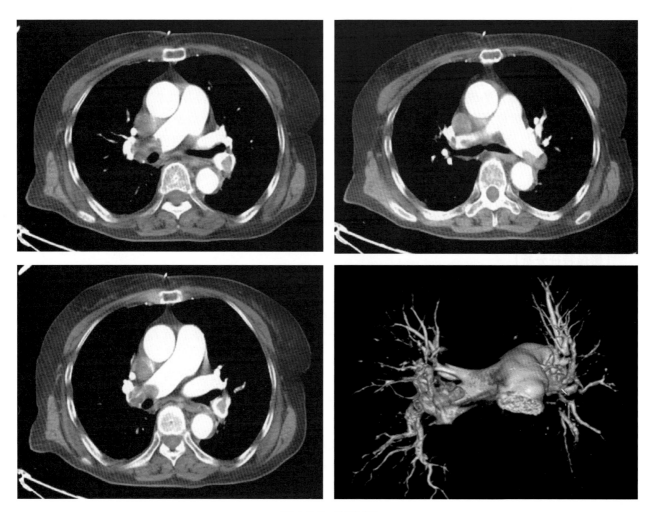

图 4-3-3 胸部 CT

【影像征象】

左右肺动脉干可见块状充盈缺损,累及两侧肺段肺动脉,右心房、右心室扩大。

【印象诊断】

急性肺动脉栓塞。

【相关知识】

肺动脉栓塞(肺栓塞,pulmonary embolism,PE)是一种肺动脉血栓性阻塞所致的常见病,临床上每年PE 的检出率在(23~69)/10 万,PE 不仅发病率高,而且是一种潜在的致死性疾病。在所有 PE 患者中,由PE 直接致死或与死亡相关者高达 1/3,如果患者接受抗凝治疗,PE 的死亡率将下降至 8%。最常见的栓子是来自下肢脱落的血栓。深静脉血栓的危险因素包括卧床、恶性肿瘤、使用导管、口服避孕药和血栓形成倾向。

根据栓子大小及其阻塞肺动脉的程度,PE 临床表现有轻重之分。以起病突然、脑缺氧等一系列表现为主。①起病突然,患者突然发生不明原因的虚脱、面色苍白、出冷汗、呼吸困难、胸痛、咳嗽等症状,甚至晕厥、咯血。②脑缺氧,患者极度焦虑不安、恐惧、恶心、抽搐和昏迷。③急性疼痛,胸痛、肩痛、颈部痛、心前区及上腹痛。总之,根据栓子的大小及阻塞的部位,表现不尽相同,但晕厥可能是急性肺栓塞唯一或首发症状。根据临床表现可分为猝死型、急性心源性休克型、急性肺心病型、肺梗死型、突发性不明原因型。

典型的心电图表现为 SI QⅢ TⅢ（即Ⅰ导联 S 波加深,Ⅲ导联出现 Q/q 波及 T 波倒置）,不完全性或完全性右束支传导阻滞等近端深静脉血栓形成（DVT）的体征和症状包括下肢肿胀、水肿、红斑和疼痛。

根据临床表现及相关检查如心电图、心脏超声、D-二聚体、动脉血气、放射性核素肺通气扫描、CT 肺动脉造影（CTPA）可协助诊断或确诊。通气-灌注成像,其具有高灵敏度,但特异性非常差。下肢超声检查,具有高特异性,但低灵敏度。CTPA 具有高灵敏度和高特异性,肺栓塞诊断前瞻性研究（PIOPED）Ⅱ试验显示灵敏度为 83%,特异性为 96%。当与临床可能性相结合,所述的阳性预测值高达 96%。CTPA 的视野不仅局限于肺动脉,因此,除了简单地可直接观察血栓外,CTPA 还可以揭示其他胸痛和呼吸短促的病因,如肌肉骨骼损伤、心包异常、肺炎、血管病变,甚至某些冠状动脉疾病。D-二聚体:特异性差,阴性预测值（NPV）高,而且对于败血症、恶性肿瘤、妊娠、心肌梗死或近期手术的患者应谨慎,这些情况可能导致假阳性,因此,D-二聚体检验一般结合临床可能性进行评估。

【影像特征分析】

1. 急性肺栓塞

（1）直接征象:管腔内充盈缺损,无对比剂填充,动脉管腔完全闭塞,较于相邻血管可扩张,管腔内部充盈缺损被对比剂包绕,在垂直于血管长轴的图像上呈骑跨血栓征（马鞍征）,并在血管长轴方向上呈轨道征。充盈缺损位于管腔周围,与动脉壁形成一个锐角。

（2）间接征象:可见基底贴于胸膜的楔形肺实变、线样密度阴影、盘状肺不张、肺容积缩小、肺动脉局部扩张、受累肺动脉的中心（近端）或周围（远端）扩张、胸腔积液以及局部灌注不足等。

2. 慢性肺栓塞

（1）直接征象:血栓引起的肺动脉完全闭塞,表现为,与周围的非阻塞肺动脉相比较,其直径变小。偏心性的腔内部分充盈缺损,血管壁呈钝角。血管腔突然变细（通常是原先的肺动脉血栓完全阻塞后再通的结果）。如果发生小动脉栓塞后再通,可出现肺动脉管壁增厚、管腔狭窄;血管腔内出现璞或带状充盈缺损（璞样征）。

（2）间接征象:可见肺动脉主干（>29mm）和中心肺动脉扩张、马赛克灌注征、肺实质瘢痕（肺梗死的后遗表现）、右心室扩张（通常伴右心房扩张）、右心室壁肥厚（壁厚>4mm）、肺血管扭曲、支气管动脉增粗和非支气管系统的侧支动脉。由于右心压力增高,对比剂反流进入下腔静脉和肝静脉,血管阻塞的相关区域支气管柱状扩张（不常见）。

【影像诊断思路与鉴别诊断要点】

肺栓塞属临床急、重、危疾病,由于与冠心病、主动脉夹层等治疗方法不同,因此需要及早诊断和治疗。

1. 急性冠脉综合征 一部分肺栓塞患者会出现类似急性冠脉综合征症状如胸闷、心绞痛样胸痛,且心电图有心肌缺血样变化,心肌损伤标志物升高,易被误诊为心绞痛或心肌梗死。

2. 主动脉夹层 肺栓塞会出现胸痛症状,应与主动脉夹层相鉴别。主动脉夹层多有高血压,且疼痛较剧烈,胸部 X 线检查、心血管超声、CT 主动脉造影等影像学检查均可鉴别。

3. 肺静脉假象 可出现假性充盈缺损,由未增强的血管和对比剂的混合不均所导致,或者是因注射对比剂后开始 CT 扫描时间过快。通过观察连续图像上右心房水平的静脉可助于鉴别。

【知识链接】

ER 4-3-3

急性肺动脉栓塞

4. 肺动脉肉瘤 原发性肺动脉肉瘤是肺动脉内充盈缺损的罕见原因。一般单侧发病,CTA 表现为分叶状不均匀强化,病变血管略增宽,并可见血管内播散。急性肺栓塞一般无强化,而慢性肺栓塞和肺动脉肉瘤均可见强化。肺动脉肉瘤一般边界清楚,与血管壁呈锐角,慢性肺栓塞与血管壁呈钝角。

病例 4-3-4

【临床病史】

女性,22 岁,咳嗽 1 周伴一过性黑矇。查体:左侧桡动脉搏动减弱;双侧颈总动脉可闻及粗糙血管杂音;血压(BP) 110/65mmHg(左上肢),130/80mmHg(右上肢)。实验室检查:C 反应蛋白(CRP) 3.48g/L↑(0~3.0g/L);免疫球蛋白(IgA) 5.31g/L↑(0.7~4.0g/L);红细胞沉降率(ESR) 36↑(0~20mm/h)。

【影像学检查】

影像学检查见图 4-3-4。

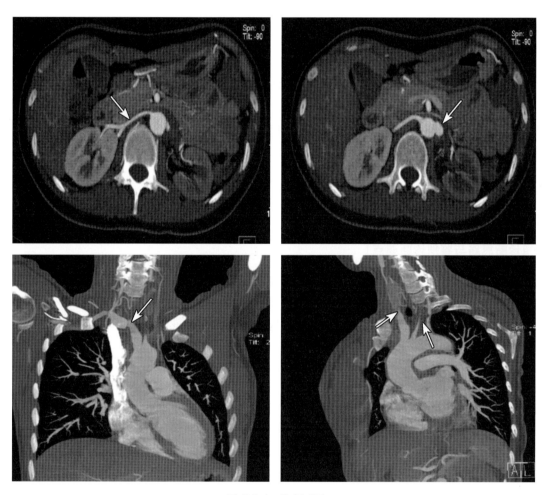

图 4-3-4　胸部 CT

【影像征象】

主动脉及分支多发改变,双侧颈总动脉闭塞;右锁骨下动脉及左肾动脉起始部瘤样扩张;左肾动脉远段闭塞并左肾血供减少。

【印象诊断】

大动脉炎(Takayasu arteritis)Ⅲ型。

【相关知识】

大动脉炎是一种慢性进行性非特异性炎性疾病,以节段性侵犯主动脉及其主要分支为特征,肺动脉及其分支也可受累。

根据 2012 年 Chapel Hill 系统性血管炎分类大动脉炎属于大血管炎范畴。病理学改变是以大中动脉的动脉壁中膜损害为主的非特异性全层动脉炎,中膜以弹力纤维和平滑肌细胞损伤为主,继发内膜和外膜广泛性纤维增厚。

该病以亚洲及中东地区多见,欧美少见;女性多见,起病及确诊平均年龄小于 35 岁,40 岁以上少见。

发病大多数较缓慢,偶有自行缓解者。受累血管的部位程度和范围不同,症状轻重不一:头臂动脉受累或颈总动脉受累可引起头部缺血症状,出现头痛、眩晕、记忆力减退、偏瘫或昏迷;锁骨下动脉受累可出现单侧或双侧上肢无力、酸麻、发凉,肱动脉、桡动脉搏动减弱或消失,双上肢血压差别增大;肾动脉受累可出现肾性高血压,尤以舒张压升高明显;肺动脉受累约占 50%,可出现心悸、气短、肺动脉高压。

【影像特征分析】

主要有以下 4 个征象:

1. **管壁环形增厚,管腔狭窄与闭塞**　最常见,环形均匀增厚(主动脉>1.5cm,分支>1.0cm)、管腔狭窄,狭窄范围较广,呈节段性。

2. **管壁钙化**　晚期管壁可出现钙化,应与主动脉粥样硬化鉴别。

3. **管腔扩张及动脉瘤**　少见征象,阻塞性病变后轻度扩张和局部的小囊状膨凸,少数可见病变血管明显扩张、动脉瘤表现,有时呈串珠样表现。

4. **侧支循环**　局部管腔闭塞,侧支循环逐渐形成。

少数情况大动脉炎可累及肺动脉及冠状动脉。

【影像诊断思路与鉴别诊断要点】

大动脉炎是一种慢性进行性非特异性炎性疾病,以节段性侵犯主动脉及其主要分支为特征,女性多见,且起病及确诊平均年龄<35 岁。通常需要与以下几种疾病进行鉴别:

1. **主动脉缩窄**　占先天性心脏病的 5.1%~8.1%,男女比例为(4~5):1。最常见于主动脉峡部,约占 95%。当梗阻足够严重时,血流依靠侧支循环(肋间、内乳动脉)引流。

2. **结节性多动脉炎**　多发生于 30~50 岁的男性,患者多伴有乙肝,主要累及胃肠道及肾动脉,受累中小动脉表现为多发瘤样扩张,呈串珠样改变。

3. **巨细胞动脉炎**　又称颞动脉炎,与大动脉炎影像表现类似,但患者起病年龄>50 岁,平均年龄为 70 岁,常伴有风湿性多肌痛,颈外、颈内动脉及其分支最常受累,常以局部头疼、眼痛、视力下降起病,颞动脉压痛或搏动减弱。超声显示颞动脉管壁增厚、闭塞。

4. **动脉粥样硬化**　发病率非常高,且以老年人常见(50 岁以上),男性稍多,影像表现为管壁节段性、不均匀增厚,偏心性狭窄,狭窄段较短,局部可伴溃疡。冠状动脉粥样硬化者,若管径狭窄达 75% 以上,则可发生心绞痛、心肌梗死、心律失常,甚至猝死;脑动脉粥样硬化可引起脑缺血、脑萎缩,或造成脑血管破裂出血;肾动脉粥样硬化常引起夜尿、顽固性高血压,严重者可有肾功能不全;肠系膜动脉粥样硬化可表现为饱餐后腹痛、消化不良、便秘等,严重时肠壁坏死可引起便血、麻痹性肠梗阻等症状;下肢动脉粥样硬化引起血管腔严重狭窄者可出现间歇性跛行、足背动脉搏动消失,严重者甚至可发生坏疽。

5. **IgG$_4$ 相关性主动脉周围炎**　通常发生于成年男性,常伴有其他 IgG$_4$ 相关疾病,影像表现为弥漫、连续的肿瘤样病变,环绕动脉管壁,呈"肉肠卷"样改变,管壁均匀增厚,增强延迟期明显强化,好发于主动脉及其大分支,内膜完整,激素治疗有效。

【知识链接】

ER 4-3-4

大动脉炎

病例 4-3-5

【临床病史】

男性,39 岁,反复关节痛、消瘦、乏力 3 年,上腹痛 2 小时。3 年前曾因小肠穿孔手术治疗。近年体重下降 20kg。抗中性粒细胞胞质抗体-胞质型(c-ANCA):阳性或弱阳性;蛋白酶 3(PR3)-IgG 升高;抗中性粒细胞胞质抗体-核周型(p-ANCA):阴性;髓过氧化物酶(MPO)-IgG 正常。

【影像学检查】

影像学检查见图 4-3-5。

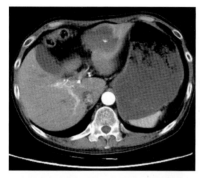
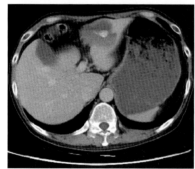
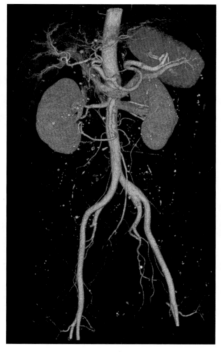
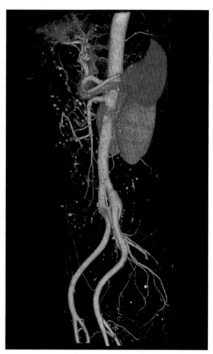

图 4-3-5　肝脏 CT

【影像征象】

肝左叶活动性出血伴血肿;肠系膜上、下动脉分支,右肾动脉及肝动脉分支多发小动脉瘤形成。

【印象诊断】

ANCA 相关性血管炎。

【相关知识】

抗中性粒细胞胞质抗体(ANCA)相关性血管炎(AAV)是以坏死性炎症为特点的血管炎,包括显微镜下多血管炎(MPA)、肉芽肿性血管炎(GPA)和嗜酸性肉芽肿性多血管炎(EGPA)。2012 年 CHCC(Chapel Hill 共识会议)更新了血管炎的命名,是近年来应用最广泛的血管炎分类方法,这也是 ANCA 第 1 次用于定义血管炎。

AAV 最常受累的器官是肺和肾,主要累及小血管(小动脉、微小动脉、微小静脉和毛细血管),也可有中血管受累。

该疾病诊断的"金标准"仍然为病理检查。病理变化大多为小血管(包括小动脉、小静脉和毛细血管)的坏死性血管炎,临床上常以肺部和肾脏损害为主要表现,同时可合并其他脏器的病变,免疫抑制剂疗效较好。ANCA 是 AAV 的血清标志物,免疫荧光下可分为胞质型(c-ANCA)和核周型(p-ANCA)。髓过氧化物酶(MPO)和蛋白酶 3(PR3)是 ANCA 主要的靶抗原,用酶联免疫吸附试验(ELISA)法检测可将 ANCA 分为 MPO-ANCA 和 PR3-ANCA。PR3-ANCA 和 MPO-ANCA 分别在 GPA 患者和 MPA 患者中最常见,但是循环中 ANCA 水平并不总是反映疾病的活动度。AAV 是一种坏死性血管炎,很少发现或没有免疫沉积物。

ANCA 阴性 AAV 是指符合 AAV 表现,但 ANCA 血清学检测结果为阴性的血管炎,在 EGPA 中最为常见,在 GPA 中也占有一定比例。

【影像特征分析】

AAV 的多器官侵犯和病理表现多样性决定了其影像学表现也呈多器官和多样性。其中 MPA 的肺部病理改变是肺泡毛细血管炎,可以表现出斑片状或弥漫性肺泡出血及渗出性实变。GPA 病理改变主要为坏死性肉芽肿和血管炎,GPA 的肺部影像具有"三多一洞"的特点。

1. **影像多样性**　病灶的形态和新旧不一,浸润、结节及空洞等多种形式常混合存在;多发浸润性病灶,两肺弥漫性分布,表现为不规则斑片状、大片状边缘模糊影或部分可见支气管充气征的实变阴影,不呈叶段分布而多与结节影同时出现;单发或多发性,结节大小不等,密度中等,边缘见清楚或模糊棘状突起,可见血管影进入结节即"供养血管征";可有两肺广泛磨玻璃样改变、网格样改变及肺间质纤维化形成;大多无纵隔及肺门淋巴结肿大、无胸腔积液。

2. **部位多发性**　病灶可同时或先后出现,常累及双侧肺的多个肺叶,多以中下肺野分布居多。

3. **形态多变性**　病变的形态和范围可于短时间内发生变化,病灶增多或减少,病灶吸收、消失和出现常有此起彼伏的游走性特点,各征象可随着时间的变化互相转换,治疗前病变持续加重,经免疫抑制剂治疗后可迅速稳定和好转。

4. **空洞形成**　常见于结节、肿块或片状浸润病灶内,单发或多发,空洞壁厚薄不均,薄壁空洞的壁菲薄,边缘清楚光滑,类似肺囊肿的壁,厚壁空洞内缘模糊不规则;环形空洞是 GPA 的特征性改变,空洞中央呈低密度结节,呈"孤岛征",增强扫描空洞壁明显强化,合并感染时可有液平。

其影像学表现是识别的重点,除应充分掌握和认识其典型胸部影像表现外,还要注意该病的演变较为迅速多变,这在早期很不典型,因此务必要动态观察及鉴别诊断。

【影像诊断思路与鉴别诊断要点】

因 AAV 表现复杂,早期诊断很困难,据国外文献报道,出现症状后仅有不到 50% 的患者能够在 3 个月内确诊,此时 90% 的患者已经累及肾脏。本病可出现多系统、多脏器及全身症状,因此需要与各脏器相关疾病以及其他血管炎、自身免疫疾病、恶性肿瘤等疾病进行鉴别。

1. **结节性多动脉炎**　是一种主要累及中、小动脉的节段性全层坏死性动脉炎,无肾小球肾炎或小动脉、毛细血管或小静脉血管炎,与 ANCA 无关。大多数为特发性,部分与乙肝病毒和丙肝病毒感染有关,也有报道继发于毛细胞白血病者。不会导致肾小球肾炎,通常会导致继发性高血压,肾功能一般无异常。

2. **系统性红斑狼疮**　是一种病因不明的慢性自身免疫性疾病,几乎可影响所有器官。该病的一个显著特征为免疫异常,尤其是产生大量抗核抗体(ANA)。大多数 SLE 患者都会在病程期间出现皮肤和黏膜病变,其中皮肤病变类型有巨大差异,最常见的病变为面部皮疹,是急性皮肤型红斑狼疮(也称蝶形疹)的特征,表现为分布于患者面颊部(面颊和鼻梁,但不累及鼻唇沟)的红斑。该病主要依靠免疫学检查确诊,影像学检查可能有一定价值,但目前并不常规使用,除

【知识链接】

ER 4-3-5

ANCA 相关性血管炎

非患者存在相关症状、临床表现或实验室异常等指征。

3. **肺出血-肾炎综合征**　本病好发于男性青年,男女之比为9:1,16岁以下患者少见。发病前很多患者可有呼吸道感染,之后有反复咯血,大多数出现在肾脏病变之前,病程长者数年,短者数月,少数则在肾炎后发生。影像学检查可见两肺弥漫性或结节状阴影,自肺门向周围扩散,肺尖及近膈肌处清晰,通常一侧较重。

第四节　冠状动脉病变

病例 4-4-1

【临床病史】

男性,77岁,冠状动脉搭桥术后。

【影像学检查】

影像学检查见图4-4-1。

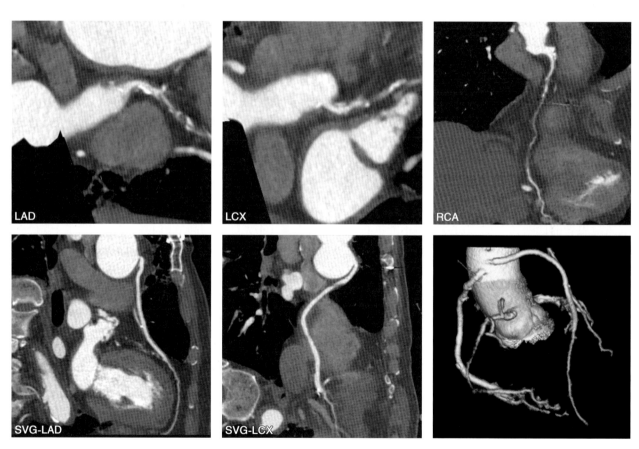

图4-4-1　心脏CTA

【影像征象】

冠状动脉搭桥术后,一支桥血管(SVG)起自升主动脉与左前降支中段吻合,左侧内乳动脉自上向下与该桥血管伴行。

左主干(LMA):可见混合斑块形成,管腔中度变窄。

左前降支(LAD):起始部及近段可见混合斑块形成,管腔重度变窄,远段显示不清。

左回旋支(LCX):近端可见多发混合斑块形成,管腔重度狭窄,远段显示不清。

右冠状动脉(RCA):近中端可见多发混合斑块形成,管腔中度狭窄,远段未见明显狭窄。

【印象诊断】

冠状动脉粥样硬化(CAD-RADS 4B/G)。

【相关知识】

冠状动脉粥样硬化性心脏病(coronary atherosclerotic heart disease,CAD)是冠状动脉血管发生动脉粥样硬化病变而引起血管腔狭窄或阻塞,造成心肌缺血、缺氧或坏死而导致的心脏病,常常被称为"冠心病"。但是冠心病的范围可能更广泛,还包括炎症、栓塞等导致管腔狭窄或闭塞。世界卫生组织将冠心病分为5大类:无症状心肌缺血(隐匿性冠心病)、心绞痛、心肌梗死、缺血性心力衰竭(缺血性心脏病)和猝死。临床中常常分为稳定型冠心病和急性冠脉综合征。

临床表现主要为典型胸痛,因体力活动、情绪激动等诱发,突感心前区疼痛,多为发作性绞痛或压榨痛,也可为憋闷感。疼痛从胸骨后或心前区开始,向上放射至左肩、臂,甚至小指和无名指,休息或含服硝酸甘油可缓解。需要注意的是,一部分患者的症状并不典型,仅仅表现为心前区不适、心悸或乏力,或以胃肠道症状为主。某些患者可能没有疼痛,如老年人和糖尿病患者。约有1/3的患者首次发作冠心病表现为猝死。

心绞痛患者未发作时体征无特殊。患者可出现心音减弱,心包摩擦音。并发室间隔穿孔、乳头肌功能不全者,可于相应部位听到杂音。心律失常时听诊心率不规则。

心电图是诊断冠心病最简便、常用的方法。尤其患者症状发作时是最重要的检查手段,还能够发现心律失常。不发作时多数无特异性。心绞痛发作时ST段异常压低,变异型心绞痛患者出现一过性ST段抬高。不稳定型心绞痛多有明显的ST段压低和T波倒置。冠状动脉造影是目前冠心病诊断的"金标准",可以明确冠状动脉有无狭窄、狭窄的部位、程度、范围等,并据此指导进一步治疗。多层螺旋CT心脏和冠状动脉成像是一项无创、低危、快速的检查方法,已逐渐成为一种重要的冠心病早期筛查和随访手段。适用于:①不典型胸痛症状的患者,心电图、运动负荷试验或核素心肌灌注等辅助检查不能确诊;②冠心病低风险患者的诊断;③可疑冠心病,但不能进行冠状动脉造影;④无症状的高危冠心病患者的筛查;⑤已知冠心病或介入及手术治疗后的随访。

【影像特征分析】

美国心血管CT学会(SCCT)、美国放射学会(ACR)和北美心血管影像学会(NASCI)在2016年共同发布了一份新的冠状动脉CT血管造影(CTA)报告规范——冠状动脉疾病报告与数据系统(Coronary Artery Disease Reporting and Data System,CAD-RADS),其主要目标是规范报告冠状动脉CTA检查结果、便于检查结果的交流及医生对患者做进一步处理(表4-4-1)。

表4-4-1　CAD-RADS分类

CAD-RADS 类别	管腔直径最大狭窄程度	说明
0	0	没有斑块或狭窄
1	1%~24%	极小狭窄或有斑块但未造成狭窄
2	25%~49%	轻度狭窄
3	50%~69%	狭窄
4A	70%~99%	严重狭窄
4B	左主干狭窄>50%或三支血管>70%的阻塞	严重狭窄
5	100%	完全闭塞

修饰语（依次）：N（non-diagnostic，无法诊断）、S（stent，支架）、G（graft，移植）、V（vulnerability，易损斑块）。例：CAD-RADS 4A/S/V。

CAD-RADS N：当存在无法评估的血管时，用 N 代替狭窄分级。

CAD-RADS S：遵循以狭窄最严重的血管（包含支架）作为分级指标。

CAD-RADS G：至少存在一根旁路移植血管。吻合口近侧的原位血管不计入 CAD-RADS 分级，只需评估移植的桥血管（包括吻合口）及远侧的原位血管管腔狭窄情况。

CAD-RADS V：易损性评价。

高危特征：①斑块内小点状钙化；②餐巾环征，中间为低密度斑块，周围环状高密度；③重塑活跃，斑块处的血管外径/（斑块近端与远端血管的平均外径）>1.1；④低密度斑块，无钙化的斑块 CT 值低于 30Hu；如果同一个冠状动脉斑块存在 2 个或更多的高危特征，则为易损斑块 V。

【知识链接】

FR 4-4-1

冠脉疾病报告和数据系统

【影像诊断思路与鉴别诊断要点】

冠心病通常结合临床检查以及影像检查诊断并不困难，需要强调的是新版 CAD-RADS 只适用于直径 1.5mm 以上的冠状动脉评估，而且不能反映狭窄的部位和范围，不能替代描述性报告，其需要基于完整的临床信息进行解读。

病例 4-4-2

【临床病史】

男性，63 岁，呼吸困难。

【影像学检查】

影像学检查见图 4-4-2。

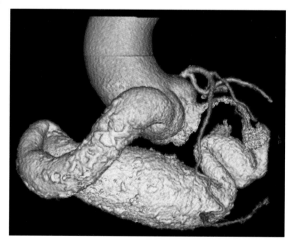
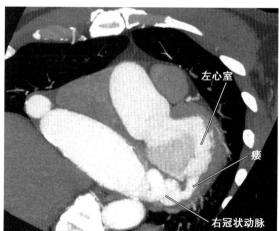

左心室

瘘

右冠状动脉

图 4-4-2　冠状动脉 CTA

【影像征象】

冠状动脉 CTA 显示右侧冠状动脉明显增粗，并与左心室腔沟通。

【印象诊断】

冠状动脉瘘(coronary artery fistula,CAF)。

【相关知识】

冠状动脉瘘(CAF)或冠状动静脉瘘是指先天性或获得性的冠状动脉与心腔或体、肺循环任何部分间存在异常的血管沟通,缺乏中间的毛细血管网。CAF 是不常见的冠状动脉血管异常性疾病,占先天性心脏病的 0.3%,超过 90% 的 CAF 是先天性或散发性的,获得性 CAF 主要由医源性事件引起,如冠状动脉支架置入,冠状动脉搭桥等。

CAF 的病理生理基本机制即高压的冠状动脉血流绕过心肌中小动脉和毛细血管通过瘘管排入低阻力静脉循环。病理生理学性质取决于瘘的阻力和瘘口的引流部位。因此,对 CAF 的开口和引流部位进行准确的成像评估至关重要。CAF 可影响血流动力学参数,并可能导致各种并发症,包括心肌缺血、心力衰竭、心律失常和成人感染性心内膜炎。

CAF 的解剖基础:在胚胎早期,心肌窦状间隙与心腔及心外膜血管相通。随着心脏的发育,从主动脉根部发出分布在心脏表面的血管。心肌的生长发育逐渐将窦状间隙压缩为细小通道,成为心肌内冠状动脉及毛细血管。若发育障碍,心肌窦状间隙未退化而持续存在,致冠状动脉和心腔及血管间产生异常交通,形成冠状动脉终止异常。

CAF 可以根据瘘管的开口部位、引流部位、复杂性、瘘管的数目及是否合并其他心血管异常进行分类。根据开口部位 CAF 可分为:右冠状动脉(RCA)最常见,占 50%~55%;左前降支(LAD)次之,占 35%~40%,左回旋(LCX)占 5%~20%。根据引流部位(比开口部位更重要)CAF 可分为:冠状动脉-心腔瘘(与心房、心室交通);冠状动脉-血管瘘(冠状动脉排入肺循坏或体循环),包括冠状动脉-肺动脉瘘、冠状动脉-冠状窦瘘、冠状动脉-心静脉瘘、冠状动脉-支气管动脉瘘。

【影像特征分析】

常见冠状动脉瘘的影像学特征根据不同的引流部位及开口部位分型如下:①冠状动脉-心腔瘘,即观察到冠状动脉引流进入任何心腔,是冠状动脉造影检查中最常见的 CAF 类型;其中最常起源于 RCA(55%)、LAD(35%)或同时起源于这两种动脉。最常累及的心腔是右心室(41%),其次是右心房(26%)、左心房和左心室(3%~5%)。②冠状动脉-肺动脉瘘,"喷射征"及"染色征"是冠状动脉-肺动脉瘘特征性表现,其占所有冠状动脉瘘的 15%~30%,LCA 是最常见的起源部位(84%),其次是 RCA(38%)。大多数(89%)CAF 汇入肺动脉主干而非肺动脉分支。③冠状动脉-冠状窦/静脉瘘,即第三常见的类型,约占所有 CAF 的 7%;主要表现为迂曲、扩张的冠状动脉终止于扩张的冠状窦或心静脉。④冠状动脉-支气管动脉瘘,通常起源于 LCX,与支气管动脉之间形成引流通路。⑤冠状动脉复杂瘘,主要表现为 CAF 具有多个起源和引流部位,在肺循环动脉、体循环动脉和静脉系统之间具有复杂的沟通。

【知识链接】

ER 4-4-2

冠状动脉终止异常

【影像诊断思路与鉴别诊断要点】

冠状动脉瘘应用冠状动脉造影、CTA 及三维重建可清晰显示动脉瘘的开口位置、引流部位及其之间的引流通路,可以明确诊断。

第五章 消化系统

第一节 急腹症

病例 5-1-1

【临床病史】

男性,65 岁,因"上腹部疼痛 1 天"入院。

【影像学检查】

影像学检查见图 5-1-1。

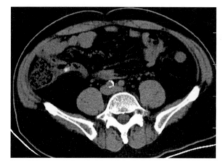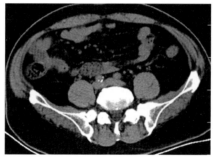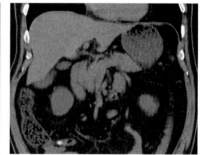

图 5-1-1 腹盆部 CT 平扫

【影像征象】

CT 平扫示阑尾管腔粗细不均、局部节段性轻度增粗,近段管腔内可见结节样高密度粪石影,周围可见少许炎性渗出条纹影。

【印象诊断】

急性阑尾炎。

【相关知识】

阑尾的位置:右侧髂窝、盆腔、肝下方、左侧髂窝、腹腔中部。

阑尾尖端的位置:回肠前位、盆位、盲肠后位、盲肠下位、盲肠外侧位、回肠后位。

寻找阑尾要点:找到升结肠,向下追至回盲部,在盲肠周围寻找阑尾(远端为盲端的结构)。含气或粪石等的条状影,常提示阑尾。注意鉴别肠系膜血管、小肠、输尿管等结构。必要时结合薄层或重建图像。

阑尾正常 CT 表现:位置多样,并受腹腔内脂肪含量、周围肠管扩张程度的影响。长度通常为 5 ~ 10cm,直径常小于 6mm;内可见气体(20%)、塌陷(18%)、液体(4%)、密度混杂(58%),阑尾壁厚常小于 3mm。

急性阑尾炎是最常见的急腹症之一,典型的临床症状为转移性右下腹痛,伴有发热、恶心及呕吐,右下腹有固定压痛点。病因包括:

阑尾管腔阻塞:淋巴滤泡明显增生(年轻人)、管腔中的粪石(成年人)、异物、炎性狭窄、食物残渣、蛔虫、肿瘤(少见)。

细菌入侵(发生梗阻时存留在远端无效腔的细菌繁殖)。

急性阑尾炎根据临床过程和病理改变,分为4型:

急性单纯性阑尾炎:轻型阑尾炎或病变早期,病变仅局限于黏膜和黏膜下层;阑尾外观轻度肿胀,浆膜充血并失去正常光泽,表面少量纤维素性渗出物。

急性化脓性阑尾炎:由单纯阑尾炎发展而来,病变累及阑尾壁的全层,阑尾明显肿胀,黏膜高度充血,表面覆以脓性渗出物;阑尾周围的腹腔内有稀薄脓液,形成局限性腹膜炎。

坏疽性及穿孔性阑尾炎:儿童及老年人多见,阑尾管壁坏死或部分坏死,呈暗紫色或黑色,阑尾腔内积脓,压力升高,阑尾壁血液循环障碍,穿孔部位多在阑尾根部或近端的对侧缘系膜。

阑尾周围脓肿:急性阑尾炎化脓坏疽或穿孔时,如果过程进展较慢,穿孔的阑尾将被大网膜及邻近的肠管包裹,形成炎性肿块或阑尾周围脓肿。

急性阑尾炎的CT分级与病理对照如表5-1-1所示。

表5-1-1　急性阑尾炎的CT分级与病理对照

急性阑尾炎的CT分级	病理
0级:阑尾腔气体充盈或实性状,管腔直径<6mm	正常
1级:阑尾腔呈实性状,管腔直径为6~7mm,阑尾周围脂肪间隙清晰	阑尾炎可能(阑尾部分区域充血、水肿)
2级:阑尾腔呈实性状,管腔直径>6mm,可见阑尾壁增厚,阑尾周围无渗出	单纯性阑尾炎
3级:阑尾腔呈实性状,管腔直径>6mm,阑尾周围有渗出改变	阑尾炎伴阑尾周围炎
4级:阑尾腔呈实性状,管腔直径>6mm,部分阑尾与周围结构分界不清,阑尾周围可见积液	坏疽性或出血性阑尾炎,常伴穿孔
5级:阑尾周围脓肿或炎性包块形成	阑尾脓肿或炎性包块

阑尾直径(>6mm)、阑尾积液、阑尾腔内粪石、阑尾及周围肠壁增厚水肿、阑尾周围炎及邻近筋膜增厚等征象、白细胞增多、中性粒细胞比例增高对诊断急性阑尾炎有重要的特异性。

提示阑尾穿孔的重要依据:疼痛持续时间>2小时、阑尾腔外粪石、阑尾周围腹腔内游离气体、阑尾局部管壁缺损等征象;C反应蛋白增高。

【影像特征分析】

急性阑尾炎的CT征象分析:

阑尾肿大:管壁增厚并有强化(直径>6mm)。

环形强化(增强时增厚的阑尾壁表现为同心圆状的高低密度分层结构,称"靶征")的阑尾壁局部中断,提示阑尾穿孔(阑尾腔外积气、阑尾腔外粪石)。

阑尾周围炎症(阑尾周围结缔组织模糊,筋膜水肿、增厚;周围脂肪层内出现炎性条纹影;局部淋巴结肿大呈簇状结节影;炎症蔓延造成盲肠与右侧腰大肌间脂肪间隙模糊)。

阑尾粪石:可能为阑尾腔堵塞的原因,但阑尾粪石更常见于没有炎症的阑尾。

合并阑尾脓肿(呈团块状影,直径3~10cm;中心低密度液体,有时脓肿内可见气液平,脓肿外壁较厚且不均匀,内壁光整)。

【影像诊断思路与鉴别诊断要点】

1. **结肠憩室炎**　结肠憩室是指结肠黏膜经肠壁肌层缺损处向外形成囊状突出的病理结构。结肠憩室炎是憩室最常见的并发症,原因尚未明确,通常认为由于憩室收缩力减弱或憩室口闭塞,黏液分泌及细菌滋生,产生毒素从而产生炎症,类似阑尾炎的发生。相对于乙状结肠憩室,右半结肠憩室少见。右半结肠憩室炎常误诊为阑尾炎,且两者可能伴发,CT 是否能找到正常或增粗的阑尾有助于两者鉴别。

CT 表现:憩室壁增厚,憩室相邻结肠管壁增厚(厚度≥5mm),结肠周围脂肪炎性浸润。偶有气尿(憩室膀胱瘘或肠瘘)。

2. 肠系膜淋巴结炎 是仅次于阑尾炎的右下腹痛的第二常见原因。是右侧肠系膜淋巴结良性自愈性炎症,没有可证明的基础炎症过程,儿童比成人多见。只有发现了正常的阑尾才可以考虑该病,因为阑尾炎也经常出现肿大淋巴结。

重要的征象:存在正常影像学表现的阑尾和正常肠系膜脂肪的肿大淋巴结。

3. 肠脂垂炎 肠脂垂是附属于大网膜、突出于结肠浆膜表面的脂肪结节。大网膜肠脂垂可能因扭转和继发性炎症引起局灶性腹痛,位于右下腹,症状类似阑尾炎,位于左下腹类似于憩室炎。

超声和 CT 均表现为邻近结肠的炎性脂肪影。重要征象:邻近结肠有特征性"环征"的炎性脂肪肿块。特征性"环征"表现与炎性器官腹膜外层周围的大网膜肠脂垂相对应。依据特征性表现明确诊断很重要,因为肠脂垂炎是自限性疾病,不需要手术干预。

【知识链接】

ER 5-1-1

急性阑尾炎、右下腹痛的
影像诊断思路

病例 5-1-2

【临床病史】

男性,23 岁,因"左下腹痛 2 天"入院。

【影像学检查】

影像学检查见图 5-1-2。

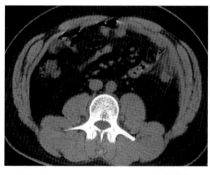
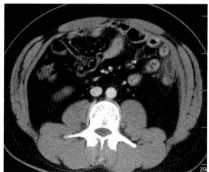
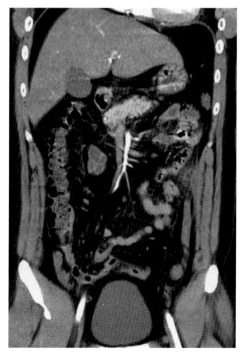

图 5-1-2 腹盆部 CT 增强

【影像征象】

降结肠中段前方可见结节样低密度影,内部呈脂肪密度,边缘环形强化,周边环以絮样模糊渗出影。右下腹回盲部可见多发小淋巴结,阑尾未见增粗,周围未见明显渗出。

【印象诊断】

急性肠脂垂炎。

【相关知识】

肠脂垂为沿结肠带两侧分布的许多大小不等、形状不定的脂肪小突起,由肠壁浆膜下的脂肪组织集聚而成,多见于盲肠和乙状结肠。一般成人有 100~150 个肠脂垂,数量、直径等与个人胖瘦有关。

肠脂垂的供血动脉来自结肠动脉边缘支,其小分支进入肠脂垂,而静脉回流至一弯曲且管径窄小的静脉,这一血供特点加上肠脂垂内脂肪多而重,末端游动度大,在静脉发生栓塞时易发生旋转、扭绞和拉长,使其易发生出血坏死而引发周围炎症。

急性肠脂垂炎是一种少见的良性自限性疾病。原发性是由于肠脂垂发生扭转导致血运障碍或自发性引流静脉血栓形成引起的缺血梗死所致。继发性则是因为附近组织的炎性反应,侵犯肠脂垂,导致后者发炎。

组织病理学:①早期(2~24 小时),充血水肿期,为栓塞脂肪组织充血。②进展期(1~5 天),炎症坏死期,中性粒细胞和淋巴细胞浸润。③恢复期(>6 天),纤维化期,坏死组织由纤维组织取代。影像学所见边缘高密度环病理上为炎性增厚的脏腹膜,中心高密度区病理上为引流静脉血栓形成或出血性坏死。

临床表现:发病部位常在左、右下腹部。发病高峰在 40 岁,男性高于女性,肥胖患者居多。主要临床表现为固定性腹部疼痛,患者可准确指出腹痛位置。疼痛可很剧烈,但全身反应多不严重,很少出现恶心、呕吐、腹泻,基本无发热,偶尔腹部可触及包块,白细胞正常或轻微升高。这些特点为非特异性,均为急腹症共同表现,经常被误诊为阑尾炎、憩室炎、胆囊炎等。

治疗与预后:急性肠脂垂炎是一种自限性疾病,通常不需要手术干预,经抗炎、止痛保守治疗后,患者临床症状及病灶消失,可无任何残留表现,部分病灶缩小,并可以发生钙化。

【影像特征分析】

CT 是最有效的诊断方法。

平扫显示结肠周围卵圆形低密度脂肪肿块,固定于结肠上,其外周有一高密度囊壁并与四周的脂肪混合在一起,周围轻度脂肪条纹样改变;增强扫描,囊壁强化明显,中央基本无强化。若肿块内见不均匀液体密度及高密度影,提示组织水肿出血。

"中央点征"为横断位图像上的中央高密度点,代表肠脂垂中央静脉血栓形成。

【影像诊断思路与鉴别诊断要点】

1. **急性憩室炎**   结肠憩室炎是憩室最常见的并发症,男性多于女性,中老年人好发,与急性肠脂垂炎相比,憩室炎患者易表现为恶心、呕吐,且白细胞计数增高,腹痛范围广泛,反跳痛较轻。

CT 表现为肠壁的小囊袋状突起,其内可以为气体密度、软组织密度、实性高密度及环形高密度。高密度常为憩室粪石,是导致该病最常见的原因之一;软组织密度是憩室发炎后局部形成软组织肿块所致。憩室壁不同程度增厚和强化,且强化程度大于邻近肠壁,可伴有肠腔周围脂肪间隙的条索状渗出、气体或液体的积聚等。

2. **急性阑尾炎**   是最常见的外科急腹症,典型的转移性右下腹疼痛,同时出现发热和白细胞升高。

CT 表现为阑尾增粗肿大,直径多大于 8~10mm,管壁增厚;阑尾周围炎症,周围脂肪模糊,阑尾粪石(非特异性),邻近肠管壁增厚、阑尾周围脓肿、肠梗阻、腹水。

3. **网膜梗死**　常见病因为扭转和血栓形成,因为右腹部的大网膜比左腹部长,有更大的移动性,因此认为右腹部更易发生。发病年龄较轻,多见于儿童。临床表现常为腹部疼痛的急性发作。

典型 CT 表现为腹直肌深部、横结肠前侧或降结肠前内侧的不均匀脂肪密度肿块,最大直径可超过 5cm,与肠脂垂炎相比,病灶一般较大,边缘无高密度环,与肠管有一定距离,一般不引起肠管壁的增厚。

4. **肠系膜脂膜炎**　肠系膜脂膜炎为慢性非特异性炎症,多累及肠系膜脂肪组织,好发于小肠系膜,以空肠系膜最为常见,大多原因不明,男性多见,好发于 60~70 岁。

【知识链接】

ER 5-1-2

急性肠脂垂炎

肠系膜脂膜炎根据组织发展阶段的不同,分为 3 个亚型:炎性渗出型、纤维化型、脂肪坏死型。

典型 CT 表现为肠系膜根部边界清晰、高于正常腹膜后脂肪密度的不均匀混杂脂肪密度肿块,包绕肠系膜血管但不侵犯血管,可推移周围肠祥但不侵犯肠壁。大血管和肿块周围见"脂环征""假包膜征"。

病例 5-1-3

【临床病史】

男性,75 岁,因"腹痛 4 天,加重 8 小时"入院。

【影像学检查】

影像学检查见图 5-1-3。

【影像征象】

肝周可见液性密度影。腹盆部小肠肠管可见节段性扩张、积液、积气影,肠系膜缘见梳征。中下腹部可见移行段肠管,其走行扭曲,周围肠系膜血管轻度漩涡状改变。盆腔内小肠壁增厚、水肿,周围可见絮状渗出。

【印象诊断】

肠粘连束带腹内疝(internal adhesion band abdominal hernia,ABAH)。

【相关知识】

各种原因形成腹腔内粘连束带并导致局部裂隙或腔隙形成,当用力屏气、剧烈活动、外伤等导致腹内压增高时,蠕动的肠管等结构疝入到该腔隙中,形成不典型继发性腹内疝。

为临床少见的急腹症,手术为唯一有效的治疗手段。关键在于早期正确诊断,但其临床表现无特异性,病初漏诊、误诊、致死率高。发病率随着目前手术的广泛开展呈上升趋势,高达继发性腹内疝的 60.71%。腹腔手术与腹腔感染可能为本病的独立危险因素,相关病史对提示本病影像诊断意义重大。

腹内疝影像诊断:确诊需要识别周围结构的异常移位以及疝环和疝囊周围重要的血管。疝囊征强烈提示腹内疝诊断,但并不是所有类型的腹内疝都可见该征象。CT 表现的 3 个阶段包括:①疝囊征、占位征、肠管异位征;②闭祥和扭转征象;③绞窄性小肠梗阻征象。

肠粘连束带腹内疝诊断要点:腹腔手术与腹腔感染病史;病灶区域多有明显粘连或肠粘连束带形成,无疝囊。肠梗阻改变,表现为肠管扩张、积液;出现绞窄时,肠壁由于缺血而增厚、水肿,呈"靶环征"。肠管异位,有占位效应,邻近组织受压变形移位。肠系膜血管的改变包括供应疝入肠段的肠系膜血管向疝口处拉伸、纠集、扩张充血,即"梳征"。若伴有肠扭转,CT 可表现出"鸟嘴征"及"漩涡征"。

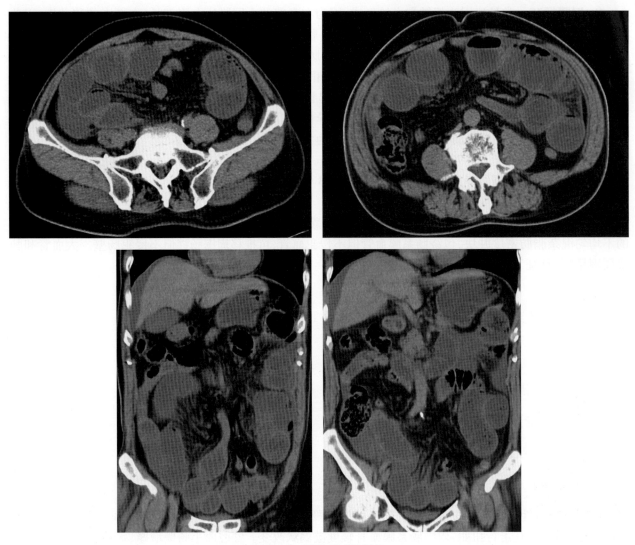

图 5-1-3   腹盆部 CT 平扫

【影像特征分析】

肠粘连束带腹内疝疝孔为束带粘连形成的间隙,无特定性好发解剖部位及疝囊为其特点,且病灶区域多有明显粘连形成。

早期表现为异位疝入的肠管局限性梗阻,继而引起梗阻近端小肠梗阻。

肠管异位、占位征伴相对应部位肠管减少或空虚具有一定特征,与其他腹内疝表现相似,但引起占位效应相对较轻。

缆绳征/漩涡征表现为水肿的肠系膜与其内增粗的静脉以系膜轴为中心聚集、移位、牵拉并向疝孔处纠集。

鸟嘴征表现为进出疝孔处小肠受压呈"鸟嘴状"狭窄。

闭袢型肠梗阻征象是由于疝口小而固定,压迫肠壁与肠系膜血管,梗阻肠管进行性加重,极易形成嵌顿并发肠扭转,受累肠壁水肿增厚呈"同心圆征"、肠系膜缺血水肿呈"云雾征"以及腹腔和肠腔血性渗液,可有肠壁过度扩张破裂而形成血肿等。

【影像诊断思路与鉴别诊断要点】

1. 粘连性肠梗阻   梗阻部位移行带光滑且无疝口,无肠袢聚集成团及"异位征",局部多有明显粘连伴邻近腹膜增厚征象,局部占位效应不明显。CTA 示肠系膜血管走行正常有助于鉴别。腹腔感染及手术亦为其重要病因,但术前两者鉴别诊断仍非常困难。

2. 肠扭转　一段肠祥沿其系膜长轴旋转而造成的闭祥型肠梗阻,同时系膜血管受压,属绞窄性肠梗阻。临床上常见的发生部位包括3种:

（1）小肠扭转:青壮年多见,与饱食后立即剧烈活动有关。部位:回肠,多为顺时针方向。

（2）乙状结肠扭转:男性老年人多见,便秘史。

（3）盲肠扭转:少见,多见于青壮年,诱因为腹内粘连。

肠扭转诊断要点:"鸟嘴征""漩涡征"。

3. 肠套叠　部分肠管及其肠系膜套入邻近肠腔所致的一种绞窄性肠梗阻。其剖面可见3层肠壁:外层为肠套叠的鞘部,中层和内层肠管为肠套叠的套入部。

诊断要点:"靶征""同心圆征"。

【知识链接】

ER 5-1-3

肠粘连束带腹内疝
影像诊断、腹内疝

病例 5-1-4

【临床病史】

女性,76岁,因"腹痛、腹泻伴呕吐1天"入院。

【影像学检查】

影像学检查见图5-1-4。

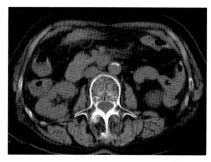
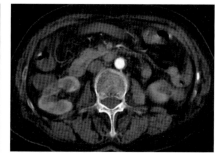
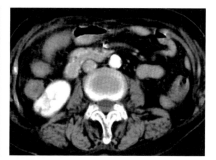
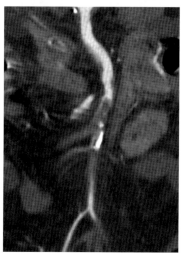
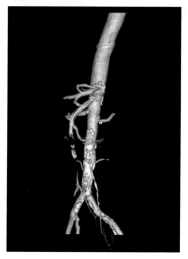

图 5-1-4　腹部 CT 平扫+增强+肠系膜上动脉 CTA

【影像征象】

肠系膜上动脉中段主干管腔内可见充盈缺损，累及长度约 4.4cm，邻近左侧部分分支可见节段性充盈缺损、对比剂未见显影，远端分支尚可见显影。中下腹部回肠管壁水肿增厚，强化程度减低，小肠周围肠系膜密度增高。

【印象诊断】

急性肠系膜缺血(acute mesenteric ischemia，AMI)。

【相关知识】

急性肠系膜缺血(AMI)是一种较为少见的急腹症，主要因为肠系膜上动脉闭塞或供血不足引起，其起病隐匿但发展迅速，症状与体征常不相符，如处理不当可引起全小肠坏死甚至死亡。发病率虽然较低(约占入院病例的 1/1 000)，但其死亡率极高，可达 70%，因此是威胁患者生命的重要急腹症之一。

AMI 按照病因可分为原发性和继发性，继发性 AMI 主要由非血管性疾病导致，如小肠扭转。原发性 AMI 由血管性病因导致：①急性动脉栓塞(MAE)(40%~50%)；②动脉血栓形成(MAT)(15%~30%)；③肠系膜静脉血栓形成(MVT)(20%)；④非闭塞性肠系膜缺血(NOMI)(10%~20%)。

临床表现：早期表现为严重腹痛，轻微腹部体征，腹痛症状与腹部体征分离。可伴有恶心、呕吐、腹痛等伴随症状。发病 6~12 小时后，患者可能出现麻痹性肠梗阻，出现明显腹胀、压痛、肌紧张等腹膜炎表现和全身性反应。随时间进展，出现发热、全身中毒症状、休克。

本病有两个相对有特点的症状与体征：早期症状与体征分离现象——剧烈腹痛伴轻度腹部体征，或缺乏腹膜炎体征。晚期急性肠缺血三联征：发热、血便、腹痛。当此征象出现时即标志着肠道黏膜缺血、坏死，若不及时治疗病情将迅速恶化，发生肠壁透壁性坏死。

早期诊断是决定患者预后的关键因素，如有与体征不符的剧烈腹痛，特别是合并有器质性和并发房颤的心脏病、胃肠道排空异常表现(Bergan 三联征)，需高度怀疑 AMI。血清中的 D-二聚体水平升高，白细胞计数增高对初步诊断有一定帮助。

影像学检查，特别是 CT 在急腹症的诊断中有非常重要的作用。病因不同，多层 CT(MSCT)表现有所差异。准确的病因诊断有助于临床治疗方法的确定。

肠系膜动脉内血栓形成及肠系膜血管壁钙化为 CT 直接征象。肠系膜动脉内血栓在 CT 平扫上表现为血管内稍高密度影，增强后在强化的血管影内显示为相对较低密度影(充盈缺损)。肠系膜动脉硬化在 CT 平扫上表现为肠系膜动脉壁增厚伴钙化。

肠系膜静脉内血栓形成：门静脉高压、门静脉内肿瘤栓子及其他原因引起门静脉闭塞致肠系膜上静脉压增高伴肠缺血，其 CT 图像上血栓呈等密度无强化影；肿瘤栓子在增强 CT 图像上呈稍高密度影。

缺血性肠病 CT 间接征象包括肠壁厚度和密度异常、肠管扩张、肠管内气液平、增强肠壁不强化或强化减弱、肠系膜水肿、肠壁积气、腹腔积液等，反映了缺血肠管病理生理学改变。

治疗：尽早解除肠系膜上动脉栓塞或狭窄、重建小肠血运、避免肠坏死是治疗本病的关键。在诊断明确后，应及早使用抗凝、扩管、溶栓药物，但单纯药物治疗常有较高的复发率和死亡率。腔内治疗可早期恢复动脉血流，具有创伤小、恢复快的特点。与开放手术比较，介入治疗表现出更低的肠管切除率、并发症发生率和死亡率。

【影像特征分析】

1. **肠管积液扩张**   是 CT 最常见的征象之一，通常表现为病变肠段动力下降、肠壁缺血、肠蠕动消失以及肠壁渗出液和血液致缺血肠段的扩张和积液。

　　肠管积液在肠系膜静脉闭塞中比较常见,但在肠系膜动脉闭塞中很少见到大量积液征象。肠管积液扩张表现特异性不高,亦可见于机械性肠梗阻等其他疾病,需要结合其他征象才能做出急性肠系膜缺血的诊断。

　　2. 肠壁厚度改变　肠壁正常厚度为 3~5mm,但与肠管的扩张程度密切相关。当结肠痉挛收缩时,正常肠壁厚度可 >5mm;当肠管显著扩张时,肠壁厚度常 <3mm,如此时肠壁厚度仍 >3mm,即可认为肠壁有增厚。

　　肠壁增厚与缺血肠管的水肿、出血及感染等有关,静脉闭塞造成的肠壁增厚较动脉闭塞者明显。肠系膜静脉血栓形成时常见肠壁增厚。肠系膜动脉闭塞时,肠壁的增厚多发生于再灌注以后;通常肠系膜动脉闭塞时,病变肠壁变薄,甚至可呈"薄纸样"改变,这是由于肠壁组织体积和血流量的减少及肠肌紧张度降低造成的。但是肠壁的厚度与病变的严重程度不相关。

　　3. 肠壁密度改变　MSCT 扫描时,可清晰分辨病变肠壁的 3 层结构,CT 平扫时病变肠壁的较低密度层为水肿的黏膜下层(通常见于肠系膜静脉闭塞或肠系膜动脉闭塞再灌注后),较高密度层是弥漫或局限于黏膜下层的肠壁内出血。

　　增强时黏膜层、肌层及浆膜层可以强化,中间水肿的黏膜下层无强化呈低密度,肠管横断面呈"面包圈"征表现。

　　4. 肠壁积气　肠壁增厚明显,强化消失,壁内可见小泡样或环形气体影,表明肠壁内有积气改变。其发生机制为:肠道细菌的过度增殖,产气菌侵入肠壁黏膜下层和静脉;肠管的坏死使气体直接渗入小静脉;肠腔内压力增高和黏膜溃疡使气体进入肠壁和静脉。

　　有学者认为带状肠壁内积气合并门静脉内积气与全层坏死高度相关,而小泡样肠壁内积气和单独门静脉内积气多为肠壁部分缺血。

　　5. 肠系膜改变　肠系膜静脉回流障碍时可出现"缆绳征"(肠系膜血管充血水肿,呈扇形缆绳样增粗,边缘毛糙)和"脂肪混浊征"(肠系膜周围脂肪内不规则的条、片状渗出,脂肪密度增高)。

　　CT 图像上肠系膜脂肪和血管扭转呈漩涡状排列称为漩涡征,此征象提示肠系膜血供障碍同时有肠扭转存在。

　　【影像诊断思路与鉴别诊断要点】

　　1. 急性阑尾炎　急性阑尾炎是最常见的外科急腹症,被认为是由于阑尾腔阻塞导致静脉淤血、肠壁缺血和细菌移位引起。典型临床表现为转移性右下腹痛。

　　影像表现:①直接征象,阑尾扩张(直径 >6mm)、积液;阑尾壁增厚;阑尾粪石。②间接征象,阑尾周围脂肪条纹影;盲肠壁增厚;其他炎症蔓延至邻近组织。

　　2. 急性憩室炎　急性憩室炎是指结肠憩室发生微穿孔和急性炎症。左侧结肠受累较右侧常见。

　　单纯性憩室炎包括肠壁增厚和结肠周围脂肪条纹影,通常以病变憩室为中心,CT 呈环形高密度。复杂性憩室炎存在额外并发症,如结肠周围或肝脓肿、腔外气体、肠梗阻、肠瘘、肠系膜静脉血栓等。

　　3. 肠脂垂炎　肠脂垂炎为良性病变,临床上类似于憩室炎,由悬挂于结肠上的正常脂肪垂(肠脂垂)扭转所致。

　　影像学表现:紧靠正常结肠壁的卵圆形脂肪密度灶,其周围有轻度脂肪条纹影。横断位上中央高密度点代表肠脂垂中央静脉血栓形成。

　　急腹症鉴别诊断要点如表 5-1-2 所示。

【知识链接】

ER 5-1-4

肠系膜上动脉常见病变、
急腹症影像诊断思路

表 5-1-2   急腹症鉴别诊断要点

急腹症	临床表现	肠道改变	鉴别要点
急性肠系膜缺血	早期腹痛症状与腹部体征分离;晚期急性肠缺血三联征	肠壁厚度和密度异常、肠管扩张、肠管内气液平、增强肠壁不强化或强化减弱、肠系膜水肿、肠壁积气、腹腔积液	肠系膜动、静脉内血栓形成及肠系膜血管壁钙化;增强肠壁不强化或强化减弱
急性阑尾炎	转移性右下腹痛	阑尾扩张、积液;阑尾粪石;周围脂肪条纹影;盲肠壁增厚	阑尾扩张、积液;阑尾壁增厚甚至穿孔
急性憩室炎	无特异性	肠壁增厚和结肠周围脂肪条纹影;其他并发症	CT 呈环形高密度,周围炎性渗出
急性肠脂垂炎	无特异性	紧邻正常结肠壁的卵圆形脂肪密度灶;周围有轻度脂肪条纹影	紧邻正常结肠壁的卵圆形脂肪密度灶

病例 5-1-5

【临床病史】

女性,87 岁,因"腹痛伴腹胀 1 个月,肛门停止排气、排便 3 天"入院。

【影像学检查】

影像学检查见图 5-1-5。

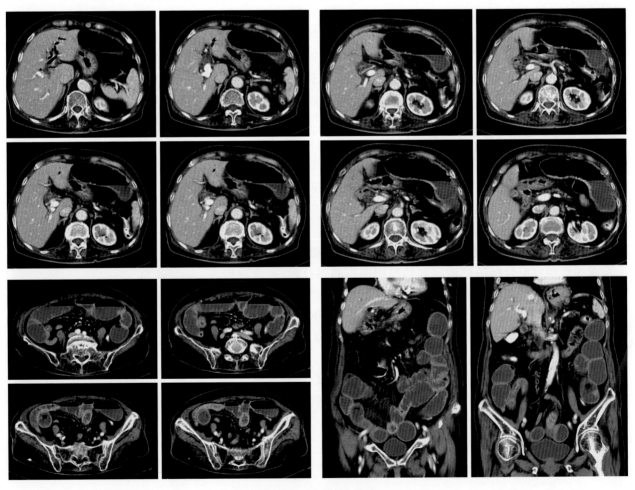

图 5-1-5   腹部 CT 增强

【影像征象】

胆囊未充盈,壁增厚,与十二指肠分界不清;肝内胆管扩张积气。近端小肠明显扩张、积液、积气,并可见多个阶梯样液气平面,右下腹小肠管腔内见类圆形混杂密度影,其远侧小肠及结肠不扩张。增强后扩张的小肠管壁及胆囊壁明显强化。

十二指肠降部右后壁局部似见瘘管与胆囊窝相通。

【印象诊断】

胆肠瘘并胆石性肠梗阻。

【相关知识】

胆肠瘘并胆石性肠梗阻是胆系结石从胆肠瘘管或经 Oddi 括约肌进入胃肠道后引起的机械性肠梗阻,是慢性胆囊炎的一种罕见并发症。多见于老年人,男女发病率为 1∶16～1∶4。导致梗阻的结石直径为2.5～5.0cm,结石的入肠途径80%为胆肠瘘。

急、慢性结石性胆囊炎反复发作,导致胆囊壁的破坏,长期的炎症刺激、结石压迫以及胆囊与周围脏器的粘连,最终形成胆肠瘘。不同类型的发生率:胆囊十二指肠瘘(60%),胆囊结肠瘘(17%),胆囊胃瘘(5%),胆总管十二指肠瘘(5%)。

临床表现:常表现为亚急性单纯性机械性肠梗阻,早期症状缺乏特异性,结石嵌顿时才出现典型肠梗阻症状。"滚动性肠梗阻":胆石在肠腔内完全梗阻嵌顿以前,可出现反复多次的松动及滚动现象,临床表现为腹痛→缓解→腹痛。

治疗:主要治疗原则是移除结石、解除梗阻、关闭瘘管,预防复发。采取手术的目的:①取出结石,解除梗阻;②关闭胆肠瘘管;③切除病变胆囊。

具备以下特点时,要想到胆肠瘘并胆石性肠梗阻的可能:老年女性患者;慢性胆道疾病史;小肠梗阻表现;各种检查证实存在小肠梗阻、异位结石、胆道积气;存在以上两项者或能发现胆肠瘘;先前胆囊较大结石消失,出现急性小肠梗阻表现。

【影像特征分析】

本病典型的影像学表现为 Rigler 三联征,即小肠梗阻、胆道积气、异位结石。常见并发症为肠扭转、肠穿孔、胆汁性腹膜炎等。

X 线影像学表现:完全或不完全性小肠梗阻征象;可显示肠道内阳性结石,阴性胆石在胃肠道造影上表现为充盈缺损影;胆管内积气或胃肠道造影直接显示胆肠瘘;在临床上,因担心钡餐会加重肠梗阻而较少进行该检查。

CT 影像学表现:机械性肠梗阻表现;肠腔内异位结石;胆系积气;胆囊变形,或直接显示胆肠瘘。

【影像诊断思路与鉴别诊断要点】

与其他原因所致的小肠梗阻及胆道积气相鉴别。胆道积气影像学上还应与门静脉积气鉴别。

胆道积气常见原因:近期胆道手术;Oddi 括约肌功能不全;胆肠吻合术;自发性胆肠瘘;感染(罕见);胆道支气管胸膜瘘(罕见)。

气肿性胆囊炎:是急性胆囊炎一种重症罕见表现,临床表现常常隐匿,可能会在短时间内迅速进展。在 CT 表现为胆囊腔内或胆囊壁内气体,部分可见胆管积气。胆囊穿孔发生率较高,气腹存在时表明胆囊穿孔。

【知识链接】

ER 5-1-5

胆肠瘘并胆石性肠梗阻

第二节 消化道疾病

一、食管

病例 5-2-1

【临床病史】

男性,50 岁,因"进食哽噎感 3 周"入院。

【影像学检查】

影像学检查见图 5-2-1。

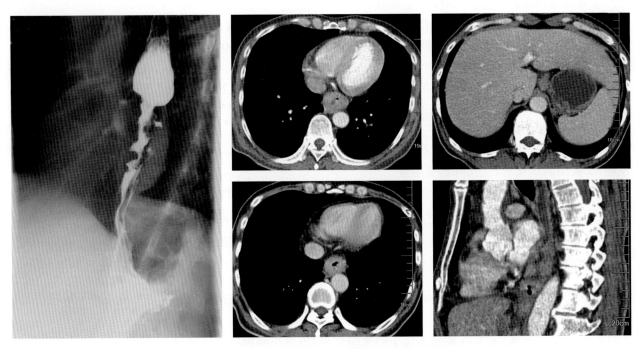

图 5-2-1 食管造影+胸部 CT 增强

【影像征象】

食管造影:食管中下段可见节段性不规则充盈缺损影,表面不光整,黏膜皱襞破坏,可见不规则龛影,钡剂通过受阻,上方食管轻度扩张。

CT 增强:食管中下段管壁明显增厚,中度不均匀强化,内见斑片状低强化溃疡;其上食管管腔轻度扩张积液。小网膜囊内见多发肿大淋巴结。

【印象诊断】

食管癌(esophageal carcinoma)。

【相关知识】

食管分颈段和胸段,胸段又分为上、中、下(含腹段)3 段。颈段:自食管入口(环状软骨水平)至胸廓入口处(胸骨上切迹下缘)。胸上段:自胸廓入口至气管分叉平面。胸中段:自气管分叉平面至胃食管交界处全长的上1/2。胸下段:自气管分叉平面至胃食管交界处全长的下1/2。腹段:为食管裂孔至贲门。

食管肿瘤大多为恶性肿瘤,其中以食管癌为主;少数(约1.2%)是良性肿瘤,多为食管平滑肌瘤。患者常因进食哽噎感就诊。

食管癌为我国最常见的恶性肿瘤之一。其发病率北方高于南方,男性多于女性。多在40岁以上发生,50~70岁占多数。食管癌的病因尚不明确,目前认为与多种因素有关,如饮酒过量、吸烟、亚硝胺、真菌毒素、微量元素、食管上皮病变、营养缺乏、遗传因素等。病理学特征:本病发生于食管黏膜,以鳞状上皮癌多见,腺癌或未分化癌少见,偶见鳞癌与腺癌并存的鳞腺癌。鳞癌的恶性度高、易转移,而生长快、恶性度高的小细胞癌罕见。因食管组织无浆膜层,癌组织易穿透肌层侵及邻近器官,转移途径多为淋巴结与血行转移。

食管癌病理分期:癌仅浸润至食管黏膜、黏膜下层,不论有无淋巴结转移者统称为浅表食管癌,其中无淋巴结转移者为早期食管癌。癌肿已累及肌层、外膜或外膜以外,有局部或远处淋巴结转移者为中晚期食管癌。中晚期食管癌大体病理分为4型:

(1)髓质型:管壁明显增厚,肿瘤向腔内外生长,多累及周径大部或全部,肿瘤在腔内呈坡状隆起,表面有深浅不等的溃疡形成。

(2)蕈伞型:肿瘤似蕈伞状或菜花状突入腔内,边界清,表面多有溃疡呈浅表性,伴坏死或炎性渗出物覆盖,管壁周径一部分或大部分受累。

(3)溃疡型:累及肌层或穿透肌层的深大溃疡,边缘不规则并隆起,管腔狭窄不显著。

(4)缩窄型(即硬化型):癌肿在食管壁内浸润,常累及食管全周,管腔呈环形狭窄,长度为3~5cm,壁硬,狭窄近端食管显著扩张。

早期食管癌临床表现:症状不明显,吞咽粗硬食物时可能偶有不适,如胸骨后烧灼样、针刺样或牵拉摩擦样疼痛。食物通过缓慢,并有停滞感或异物感。哽噎、停滞感常通过吞咽水后缓解消失。症状时轻时重,进展缓慢。

中晚期食管癌临床表现:典型症状是进行性吞咽困难。晚期可侵犯食管外组织,如侵犯喉返神经出现声音嘶哑,压迫颈交感神经产生霍纳(Horner)综合征。持续胸痛或背痛,表示已侵犯食管外组织。若有肝、脑等脏器转移,可出现黄疸、腹水、昏迷等状态。

食管癌好发部位依次为胸中段、下段、上段。我国以鳞癌最常见,占80%以上。胃肠道造影可见:①髓质型,范围较长的不规则充盈缺损,伴有大小不等的龛影,管腔变窄,病灶上下缘与正常食管分界欠清晰,呈移行性,病变处有软组织肿块影。②蕈伞型,管腔内偏心性的菜花状或蘑菇状充盈缺损,边缘锐利,有小溃疡形成为其特征。与正常食管分界清晰,近端食管轻或中度扩张。③溃疡型,较大不规则的长形龛影,其长径与食管长轴一致,龛影位于食管轮廓内,管腔有轻或中度狭窄。④缩窄型(硬化型),管腔呈环状狭窄,范围较局限,为3~5cm,边界较光整,与正常区分界清楚,钡餐通过受阻,其上方食管扩张。CT表现:食管壁增厚,病变的上下端表现为管壁的局限性增厚,使管腔从正中位变为偏心位,管壁僵直,局部管腔不规则狭窄、变形、柔韧性消失。可形成向腔内或腔内外生长的不规则肿块影,凹凸不平、边缘不清。CT主要可显示肿瘤的食管腔外部分与周围组织、邻近器官的关系,了解有无浸润、包绕,以及有无淋巴结转移,从而有利于肿瘤分期。食管癌根据管壁增厚程度、是否外侵、有无远处转移可分为4期:Ⅰ期,腔内肿块,或局限性食管壁增厚(大于3mm);Ⅱ期,食管壁厚(超过5mm)但未侵及纵隔,无远处转移;Ⅲ期,食管壁厚(超过5mm)并直接侵及周围组织,可以有纵隔淋巴结肿大,但无远处转移;Ⅳ期,食管癌伴远处转移。

影像学检查方法:胃肠道造影、CT平扫及增强。

治疗原则:多学科综合治疗,包括手术、放疗和化疗。

(1)内镜下黏膜切除术(EMR):早期食管癌及癌前病变可行氩离子束凝固术(APC)或EMR。

(2)手术治疗:是治疗食管癌的首选方法,原则是肿瘤完全性切除(切除范围应在距肿瘤上、下5~8cm以上)和淋巴结清扫(包括肿瘤周围的纤维组织、颈部、上纵隔、食管气管旁、隆突周围、腹内胃小弯、胃左动脉及腹主动脉周围等处淋巴结)。

物进入纵隔,引起纵隔炎及纵隔脓肿)短期内可危及生命,病死率较高。食管造影:可见对比剂漏入纵隔内。CT 表现:①直接表现,食管壁不完整,与纵隔相通,纵隔气肿、颈部皮下积气;②间接表现,瘘口周围结构模糊不清,间隙内见不均匀低密度影,纵隔积气较多时,可出现气液平面(纵隔炎)。

食管胸膜瘘:食管胸膜瘘是食管与胸膜的不正常沟通。临床表现:剧烈胸痛、胸闷及呼吸困难等症状(食管及胃内容物溢入胸膜腔,刺激胸膜)。短期内胸膜继发感染,出现高热、寒战等。食管造影:由于食管与胸膜之间存在异常通道,对比剂漏入胸腔内。CT 表现:常见一侧胸腔积气、积液,严重时可见脓胸、脓肿。

食管主动脉瘘:发生率较低,约 0.1%,一旦发生,死亡率几乎为 100%。可无任何征兆,会被吻合口瘘、胸腔感染等病症掩盖。仅表现为非特征性胸骨后不适及发热等,及时诊断困难。前哨性出血是相对典型的表现。内镜检查有时可见吻合口瘘口或溃疡上附着血块,但检查有时可能使血块脱落,诱发急性大出血,故应慎用。

治疗原则:闭合瘘口、控制感染、营养支持。

治疗方式:根据食管瘘的原因、部位、纵隔、肺及胸腔感染等具体情况选择相应的治疗。感染较轻:立刻进行外科修补治疗或气管/食管内覆膜支架封堵植入术。感染较重:先行保守治疗(严格的禁食、禁水,持续胃肠减压,肠内营养,胸腔闭式引流,胸腔灌洗,抗感染治疗等),再行外科修补或者覆膜支架植入。

【影像特征分析】

食管造影:可以连续摄影捕捉瞬间征象,清楚显示瘘口位置及食管外瘘管情况,对比剂通过瘘口的量及速度可以判断瘘口大小。碘水对比剂进入气管或支气管内,患者出现呛咳。

CT:可进行三维重建、立体成像,可以直接显示瘘口及瘘管的位置、大小,同时可以更加清楚地观察肺部的情况。食管壁增厚,部分周围可见不规则软组织影。食管及气管/支气管壁不完整,瘘管内见气体、炎性分泌物或食物残渣填充,周围脂肪间隙模糊,可见散在气体影。

【知识链接】

ER 5-2-2

食管癌并发食管
瘘的影像特点

【影像诊断思路与鉴别诊断要点】

食管气管瘘临床表现为进食流质或半流质后发生呛咳。CT 表现为食管及气管/支气管壁不完整,瘘管内见气体、炎性分泌物或食物残渣填充,周围脂肪间隙模糊,并可见散在气体,同侧肺野可见肺炎。根据病史及影像学表现,诊断常不难。

病例 5-2-3

【临床病史】

男性,26 岁,因"胸骨后胀痛不适 1 个月"入院。

【影像学检查】

影像学检查见图 5-2-3。

【影像征象】

食管造影:食管中段相当于 $T_5 \sim T_7$ 平面可见范围约 10cm 的半圆形偏心性充盈缺损,边界清晰,局部黏膜皱襞欠光整,表面轮廓光整,相应食管管腔变窄,其上管腔轻度扩张,钡剂通过尚顺畅。

CT 表现:后纵隔内可见团块状软组织密度影,动脉期 CT 值约 40Hu,静脉期约 55Hu,呈轻度均匀强

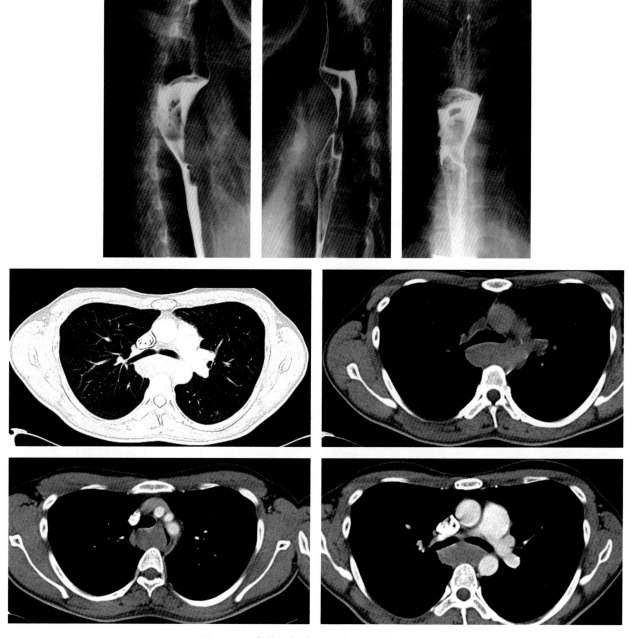

图 5-2-3　食管钡餐造影+胸部 CT 平扫+增强

化,边界清晰,食管显示不清;主气管下段稍受压。

【印象诊断】

食管平滑肌瘤(esophageal leiomyoma)。

【相关知识】

食管肿瘤大多为恶性肿瘤,其中以食管癌为主;少数(约 1.2%)是良性肿瘤,多为食管平滑肌瘤。患者常因进食哽噎感就诊。

食管平滑肌瘤为黏膜下肿瘤,大多数起源于管壁的平滑肌,偶尔来自黏膜下或血管的平滑肌。肿瘤光滑、包膜完整,呈膨胀性生长,圆形或椭圆形,多为单发,少数可多发。临床表现病程较长,症状多不显著,为胸骨后不适或喉部异物感,偶有吞咽梗阻的症状。

诊断:胃肠道造影、CT、胃镜、超声内镜(起源于黏膜肌层或固有肌层;均质、低回声、边缘光滑)。治疗常行平滑肌瘤摘除术,需排除合并食管癌、平滑肌肉瘤等。

【影像特征分析】

食管造影:病灶呈半圆形偏心性充盈缺损,边界清,黏膜皱襞未见破坏,钡剂通过未见异常梗阻。

CT:边界光滑的软组织肿块,密度均匀,黏膜无破坏,有时伴有少许点状钙化,特异性不高。

【影像诊断思路与鉴别诊断要点】

食管平滑肌瘤为黏膜下肿瘤,肿瘤光滑、包膜完整,呈膨胀性生长,圆形或椭圆形,多为单发,少数可多发。临床表现病程较长,症状多不显著。需与其他食管黏膜下肿瘤、食管外压性病变鉴别(食管旁肿大淋巴结、迷走或畸形血管、后纵隔肿瘤、支气管囊肿等)。

1. **食管癌** 为食管最常见的恶性肿瘤。男性多于女性。多在40岁以上人群发生。发生于食管黏膜,以鳞状上皮癌多见,腺癌或未分化癌少见。鳞癌的恶性度高,易转移。而生长快、恶性度高的小细胞癌罕见。因食管组织无浆膜层,癌组织易穿透肌层侵及邻近器官,转移途径多为淋巴结与血行转移。食管癌好发部位依次为胸中段>下段>上段。我国以鳞癌最常见,占80%以上。典型症状是进行性吞咽困难。胃肠道造影可见钡剂通过缓慢、受阻;不规则黏膜皱襞破坏、中断、消失;不规则腔内充盈缺损;不规则管腔狭窄,病变以上扩张;不规则腔内龛影;局部管壁僵硬、蠕动消失;病变与正常交界分明。CT表现为食管壁增厚,病变的上下端表现为管壁的局限性增厚,使管腔从正中位变为偏心位,管壁僵直,局部管腔不规则狭窄、变形、柔韧性消失。软组织肿块影,表现为向腔内或腔内外生长形成的不规则肿块影,凹凸不平、边缘不清。肿瘤侵犯周围结构,首先是周围脂肪带的消失,其次是与心血管、气管及后脊柱接触面的范围扩大。

2. **淋巴瘤** 霍奇金淋巴瘤以侵犯淋巴结为主,结外少见,多见于青年,非霍奇金淋巴瘤主要为结外气管受累,多见于青少年,临床常有发热和气道压迫症状、浅表淋巴结肿大、肝脾肿大。好发生于中上纵隔,气管与肺门附近,多为双侧对称性发生,少有单侧性。呈波浪状突出于上纵隔内,气管可有受压改变;密度均匀,无钙化;边界较清楚;恶性者可侵犯肺间质、心包、胸腔、膈神经等。CT表现为纵隔淋巴结肿大,前、中纵隔最多见,融合或分散存在,中心坏死,放疗后出现钙化,增强轻度强化;胸腔积液、胸膜结节、心包积液、肺内肿块。

【知识链接】

ER 5-2-3

食管平滑肌瘤

3. **间质瘤** 好发于食管下段,吞咽困难或无症状。CT表现为类圆形肿块,多位于肌壁间,境界清楚,密度均匀,强化均匀,管腔受压呈弧形、狭窄;当肿块较大(≥5cm),呈不规则分叶状,边界欠清,管壁僵硬,黏膜中断或龛影,密度不均匀,可见囊变、坏死,强化不均匀,提示中、高侵袭性。

二、胃

病例 5-2-4

【临床病史】

女性,42岁,因"消瘦、纳差半年"入院。

【影像学检查】

影像学检查见图5-2-4。

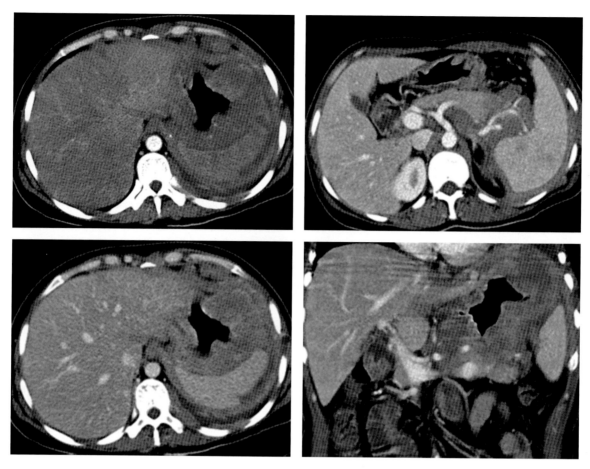

图 5-2-4　腹部 CT 增强检查

【影像征象】

胃底及部分胃体部胃壁显著不均匀增厚,以胃底部为著,局部呈团块状,增强扫描呈不均匀强化,胃腔未见明显狭窄;胃壁周围脂肪间隙模糊消失,与脾脏、胰尾分界不清。胃底前方、脾门处及腹膜后见多发肿大淋巴结,部分融合呈团。

【印象诊断】

胃淋巴瘤(gastric lymphoma)。

【相关知识】

胃淋巴瘤是发生于胃黏膜固有层和黏膜下层淋巴组织的肿瘤,可伴引流区的淋巴结转移,绝大多数为非霍奇金淋巴瘤。

主要有黏膜相关淋巴组织(MALT)淋巴瘤,低度恶性 B 细胞淋巴瘤和高度恶性弥漫大 B 细胞淋巴瘤(DLBCL),还有滤泡性淋巴瘤、套细胞淋巴瘤等 B 细胞淋巴瘤,以及成人白血病淋巴瘤等 T 细胞淋巴瘤。

胃 DLBCL 发病与幽门螺杆菌感染无明确关联,其中一部分混合有 MALT 淋巴瘤成分,部分与 EB 病毒有关。

【影像特征分析】

弥漫增厚型淋巴瘤:表现为胃壁广泛性明显增厚(多大于 1cm),病变范围广,常见多个胃区多节段受累。病变段胃壁内缘常有巨大浅表溃疡形成,外缘光整并有一定柔软度,不同时期扫描胃腔形态可有改变,胃腔很少变窄或出现梗阻,这种胃部病变的严重程度与胃容积改变表现出的不一致性,为胃淋巴瘤的一个非常重要的特点。

病变起源于黏膜下,增强早期可见未受累的黏膜呈明显线样强化,而病灶仅轻度强化。

【影像诊断思路与鉴别诊断要点】

1. **弥漫增厚型胃淋巴瘤需与浸润型胃癌相鉴别**   当胃癌表现为弥漫性胃壁增厚时,通常胃壁僵硬,胃腔狭窄;而淋巴瘤胃壁柔软,即使胃壁弥漫性增厚,胃腔亦很少狭窄。

当病变外侵和/或有腹腔淋巴结肿大时,胃癌可能性较淋巴瘤大,而当病变厚度大于2cm,侵犯周径较大且沿胃长轴蔓延时,胃淋巴瘤的可能性较胃癌大。

2. **节段型胃淋巴瘤应与溃疡型胃癌相鉴别**   前者病变范围一般较广,溃疡较浅,邻近胃黏膜增粗,但无明显破坏征象,病灶边界光滑清楚,胃周脂肪间隙存在,侵犯邻近脏器少见。后者溃疡一般较深,黏膜破坏中断,病灶多不规则,胃周脂肪间隙模糊或消失,侵犯邻近器官常见。

3. **肿块型胃淋巴瘤应与胃间质瘤相鉴别**   胃间质瘤主要表现为胃壁肿块,往往较大,可向腔内或腔外生长,坏死多见,增强扫描病灶强化较胃淋巴瘤明显。

4. **多发结节型胃淋巴瘤与胃炎、白细胞浸润等相鉴别**   当胃淋巴瘤表现为黏膜内结节时,胃炎、白细胞浸润、多发息肉等病变需与之鉴别,溃疡的存在有助于鉴别。

当胃淋巴瘤的增粗黏膜皱襞呈巨大皱襞状或形成广泛分布的结节状改变时,需与肥厚型胃炎鉴别,后者表现为黏膜柔软,无圆隆结节或多发溃疡,CT仅表现黏膜皱襞粗大。

【知识链接】

ER 5-2-4

原发性胃淋巴瘤与进展期胃癌鉴别诊断、易漏诊胃部病变病例分析

病例 5-2-5

【临床病史】

男性,62岁,因"上腹部隐痛1个月"入院。

【影像学检查】

影像学检查见图5-2-5。

【影像征象】

胃体处胃壁节段性不均匀增厚、强化,局部软组织影突向腔内,轮廓不规整,浆膜外可见索条状突起影及絮状模糊影。肝脾周围见少许弧形液体密度影。腹腔大网膜密度增高、境界模糊,见多发结节状、絮状高密度影。

【印象诊断】

胃癌(侵犯浆膜外脂肪间隙、大网膜种植转移)。

【相关知识】

UICC/AJCC(国际抗癌联盟/美国联合癌症委员会)胃癌TNM分期是国际通用的胃癌分期系统,是临床制定胃癌治疗方案、评估预后的重要依据和参考标准,根据临床诊疗进展间隔4~6年更新1次。

胃癌为来源于胃黏膜上皮和腺上皮的恶性肿瘤。病因不明,可能与环境、饮食、幽门螺杆菌感染、癌前病变、遗传等相关。好发年龄为40~60岁,男女之比约2:1。可发生在胃的任何部位,但胃窦、小弯及贲门

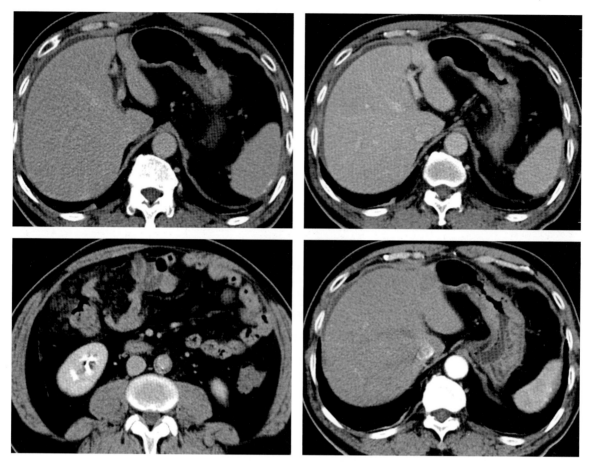

图 5-2-5　腹部 CT 增强

区常见。诊断需结合临床、影像、胃镜及病理。

进展期胃癌 Borrmann 分型：进展期胃癌指肿瘤组织超过黏膜下层已侵及肌层以下者。

（1）Ⅰ型：隆起型又称蕈伞或巨块型，少见。向胃腔内隆起，可有浅表溃疡或糜烂，浸润不明显，生长缓慢，转移晚。

（2）Ⅱ型：局限溃疡型，常见。溃疡明显，边缘隆起，浸润现象不明显。

（3）Ⅲ型：浸润溃疡型，最常见。明显溃疡伴明显浸润。

（4）Ⅳ型：弥漫浸润型。病变浸润胃壁各层且广泛，边界不清，黏膜皱襞消失，管腔狭窄，胃壁增厚变硬称"皮革胃"。

转移途径

（1）直接浸润：浸润性胃癌可沿黏膜或浆膜向胃壁内、食管或十二指肠发展（<3cm）；侵及浆膜可向周围邻近器官，可达肝、胰、脾、横结肠、空肠、膈肌、大网膜及腹壁。

（2）淋巴转移：胃小弯—肝胃韧带—胃大弯；约占 70%。

（3）血行转移：发生在晚期，可转移至肝、肺、骨、肾、脑、脑膜、脾、皮肤，肝转移为主。

（4）种植转移：大网膜、盆腔。

AJCC 第 8 版胃癌 TNM 分期见表 5-2-1。

【影像特征分析】

CT 操作规范：①保证胃腔的充分充盈和胃壁扩张。②口服阴性对比剂。③静脉注射对比剂多期增强。④多平面重组（MPR）。

参照 AJCC 第 8 版 TNM 分期的 MDCT 胃癌分期诊断标准见表 5-2-2。

表 5-2-1　TNM 分期

T 分期	N 分期	M 分期
T1 肿瘤侵犯固有层、黏膜肌层或黏膜下层	N1 1~2 个区域淋巴结转移	M0 无远处转移
T1a 侵犯固有层或黏膜肌层	N2 3~6	M1 有远处转移
T1b 侵犯黏膜下层	N3 ≥7 个区域淋巴结转移	
T2 侵犯固有肌层	N3a 7~15	
T3 侵犯浆膜下结缔组织,尚未浸润脏腹膜或邻近结构	N3b ≥16	
T4 侵犯浆膜层(脏腹膜)或邻近结构		
T4a 侵犯浆膜层(脏腹膜)		
T4b 侵及邻近器官		

表 5-2-2　MDCT 胃癌分期诊断标准

cT 分期	病理学定义	CT 常规参考征象	CT 辅助参考征象
cT1	侵犯黏膜或黏膜下层	内层高强化癌肿与外层稍高强化肌层间可见连续完整的低强化条带	高强化癌肿不超过胃壁总厚度的 50%
cT2	侵犯固有肌层	中层低强化条带中断消失,外层残余部分稍高强化肌层	高强化癌肿超过胃壁总厚度 50%
cT3	侵犯浆膜下结缔组织,未浸润脏腹膜	高强化癌肿侵犯胃壁全层,浆膜面光滑或少许短细索条	浆膜模糊或短细索条范围 <1/3 全部病变面积
cT4a	侵犯浆膜(脏腹膜)但未侵犯邻近结构	浆膜面不规则或结节样形态,周围脂肪间隙密集毛刺或条带状浸润	浆膜高强化线样征断层分区定位法
cT4b	侵犯邻近结构/器官	与邻近脏器结构脂肪间隙消失,指状嵌插或直接浸润为确切侵犯征象	脏器间脂肪间隙密度增高并索条影

【影像诊断思路与鉴别诊断要点】

1. **胃淋巴瘤**　胃淋巴瘤是发生于胃黏膜固有层和黏膜下层淋巴组织的肿瘤,可伴引流区的淋巴结转移,绝大多数为非霍奇金淋巴瘤。

原发性胃淋巴瘤可发生于胃的任何部位,但以胃窦部及幽门前区最多见。可分为 4 型:①浸润型,弥漫浸润增厚。②溃疡型或节段浸润型,形成巨大火山口样溃疡或多发浅表溃疡。③肿块型,肿块向胃腔内突入或向腔外突出。④多发结节型,多发性息肉样结节。以前 3 型或其混合型多见。

弥漫增厚型胃淋巴瘤的影像学表现:胃壁广泛性明显增厚(多大于 1cm),病变范围广,常见多个胃区多节段受累。病变段胃壁内缘常有巨大浅表溃疡形成,外缘光整并有一定柔软度,不同时期扫描胃腔形态可有改变,胃腔很少变窄或出现梗阻,这种胃部病变的严重程度与胃容积改变表现出的不一致性,为胃淋巴瘤的一个非常重要的特点。

2. **胃间质瘤**　胃间质瘤多发生于胃体,主要表现为胃壁肿块,可呈向腔内、腔外或同时向腔内外突出的圆形软组织肿块,少数呈不规则形或分叶状。多数可见完整的黏膜面。大多数边界清楚,即使是巨大的恶性间质瘤对周围组织的浸润也相对轻。低度危险性胃间质瘤多表现为类圆形软组织肿块,直径多小于 5cm,平扫密度较均匀,增强后多呈均匀强化。中高危险性胃间质瘤形态多不规则,平扫密度多不均匀,直径多大于 5cm,增强后强化不均匀,内可见囊变、坏死。

【知识链接】

ER 5-2-5

UICC/AJCC/IGCA 胃癌
TNM 分期(第 8 版)

病例 5-2-6

【临床病史】

女性,51 岁,因"黑便 2 天"入院。

【影像学检查】

影像学检查见图 5-2-6。

【影像征象】

胃小弯侧胃壁黏膜下可见类圆形软组织肿块影,主体突向胃腔,部分向胃腔外隆起,黏膜面完整,中央似见小脐凹征;肿块内部密度不均匀,增强明显强化、内部可见斑片状低强化区。周围脂肪间隙清晰,未见明确肿大淋巴结影,邻近胃壁未见异常增厚。

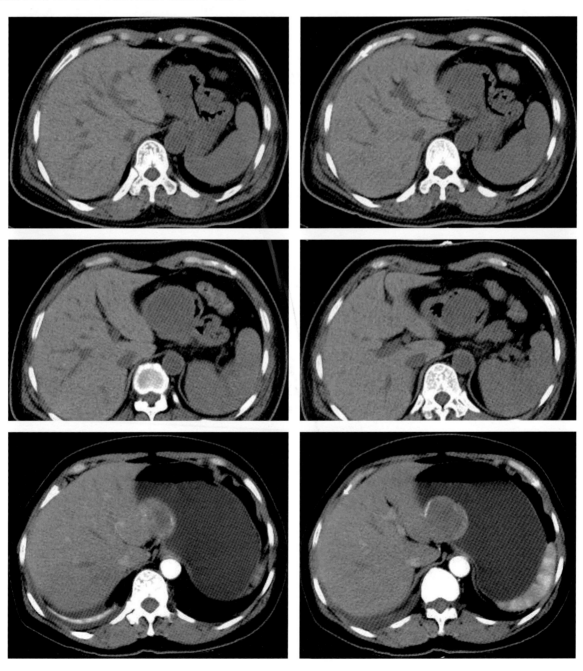

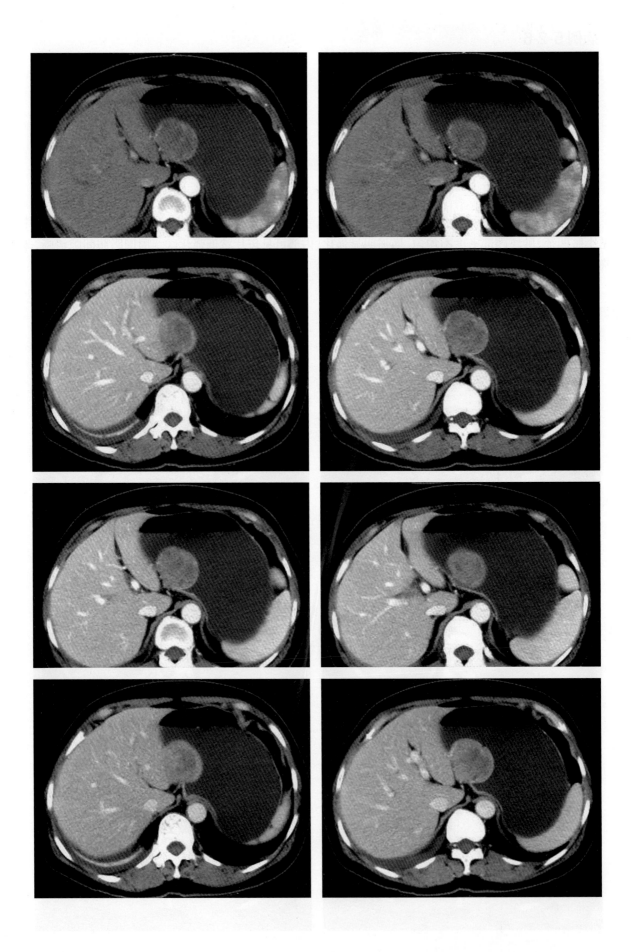

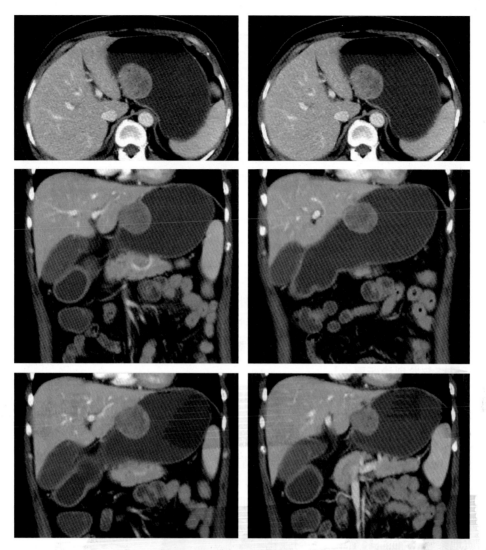

图 5-2-6　腹部 CT 平扫+增强

【印象诊断】

胃间质瘤(gastric stromal tumor,GST)。

【相关知识】

胃肠道间质肿瘤(gastrointestinal stromal tumor,GIST)是一组独立起源于胃肠道间质干细胞的肿瘤,为胃肠道的非上皮性、非肌源性、非神经源性、非淋巴性肿瘤。可以发生在消化道的任何部位,最常见发生在胃(60% ~ 70%),称为胃间质瘤(GST)。

胃间质瘤可分为:①黏膜下型:肿瘤从黏膜下向腔内突出生长,与管壁基底有蒂相连。②肌壁间型:肿瘤向腔内外突出,大部分以外生性为主,少数呈哑铃状向腔内外生长。③浆膜下型:肿瘤从浆膜下向腔外突出,与管壁基底有蒂相连。④胃肠道外型:肿瘤源于胃肠道外的其他部位。

临床特点:生物学特征多变,从良性病变到高度侵袭性的恶性病变均有可能。GIST 常发生于 50 岁以上老年人,儿童罕见。临床症状无特异性,瘤体小症状不明显,主要为消化道出血,腹部不适、腹痛、腹胀等症状,瘤体较大时可扪及腹部肿块。

病理学检查(表 5-2-3)和免疫组化标志 CD117、CD34 标记阳性是确诊间质瘤最具有诊断价值的依据。

GST 发生在胃体最多见,其次是胃底,胃窦最少见。肿瘤呈圆形或类圆形,少数为不规则分叶状。大多数边界清楚,即使是巨大的恶性间质瘤对周围组织的浸润也相对轻。CT 表现为肿瘤呈向腔内、腔外或同时向腔内外突出的圆形软组织肿块,少数呈不规则形或分叶状。可出现坏死、囊变低密度灶或出血灶。

表 5-2-3　胃肠道间质瘤危险度分级

恶性潜能	肿瘤大小	核分裂数
极低危	<2cm	<5/50HPF
低危	2~5cm	<5/50HPF
中危	5~10cm	<5/50HPF
	<5cm	6~10/50HPF
高危	任何大小	>10/50HPF
	>10cm	不论多少
	>5cm	>5/50HPF

注:HPF,高倍镜视野

增强扫描见实质部分中度或明显强化,恶性者不均匀强化。多数可见完整的黏膜面。

GST 多为血行转移,淋巴结转移少见。转移部位最常见为肝脏,也可见于腹膜、骨、肺。

【影像特征分析】

胃间质瘤主要表现为胃壁肿块,可呈向腔内、腔外或同时向腔内外突出的圆形软组织肿块,少数呈不规则形或分叶状。大多数边界清楚,即使是巨大的恶性间质瘤对周围组织的浸润也相对轻。可出现坏死、囊变低密度灶或出血灶。增强实质部分中度或明显强化,恶性者不均匀强化。多数可见完整的黏膜面。

【影像诊断思路与鉴别诊断要点】

1. **胃癌**　胃癌占胃原发肿瘤的 95%,起自黏膜上皮细胞,最好发于胃窦部,其次为胃体小弯侧。胃癌一般病史较短,发展迅速。肿块主要向腔内突起,形态不规则,多伴有溃疡、糜烂及出血,内部易发生坏死,淋巴结转移及远处转移常见,强化不均匀。

2. **胃淋巴瘤**　发病年龄相对较轻,男性发病率稍高于女性。胃淋巴瘤常同时累及胃底、胃体,多伴发腹内、腹膜后广泛淋巴结肿大,可分为浸润型、肿块型、溃疡型。胃壁增厚明显(弥漫、节段、局部),甚至达 70~90mm,但胃壁尚有一定的柔软性,由于起自胃黏膜固有层和黏膜下层的淋巴组织,病灶表面黏膜破坏少,黏膜皱襞粗大隆起呈脑回样改变,病灶内血管走行自然,即"血管漂浮征",病变沿着胃长轴生长,因缺乏纤维成分,质地柔软,增强呈轻至中度均匀强化。

3. **胃神经鞘瘤**　起源于胃壁神经鞘膜,好发于中年,30~50 岁多见,女性多于男性。好发于胃体,其次为胃底,可向腔内、腔外或同时骑跨腔内外生长,直径多小于 5cm,内部结构较均匀,多数为单发,表现为突出于胃壁的圆形或椭圆形肿块,边缘光整,边界清楚。

肿瘤多数密度较均匀,少数可见囊变及钙化;由于神经组织内脂质成分丰富,平扫密度稍低于周围肌肉组织,出现出血、坏死或钙化较少,增强多数肿瘤动脉期轻度或不强化,静脉或延迟期渐进性强化。

鉴别诊断要点如表 5-2-4 所示。

【知识链接】

ER 5-2-6

胃间质瘤

表 5-2-4　胃间质瘤鉴别诊断要点

疾病	年龄	发病率	好发部位	黏膜情况	影像学表现
胃间质瘤	55~60 岁	男女相近	胃体	胃黏膜皱襞基本完整或可有溃疡	圆形或椭圆形肿块,边缘光整,边界清楚,增强中度至明显强化
胃癌	40~60 岁	男性多于女性	胃窦	常可见胃壁局限性增厚及黏膜破坏	肿块形态不规则,增强坏死区不强化
胃淋巴瘤	40~50 岁	男性稍高于女性	胃底	胃壁弥漫增厚,病灶表面黏膜破坏少,黏膜皱襞粗大、隆起呈脑回样改变,胃腔有一定张力	胃壁明显增厚,病变沿着胃长轴生长,增强呈轻至中度均匀强化
胃神经鞘瘤	30~50 岁	女性略多于男性	胃体	胃黏膜线基本完整	圆形、类圆形、密度均匀,很少发生囊变及钙化,增强延迟强化

病例 5-2-7

【临床病史】

女性,60岁,因"体检发现 AFP 升高 1 个月余"入院。

【影像学检查】

影像学检查见图 5-2-7。

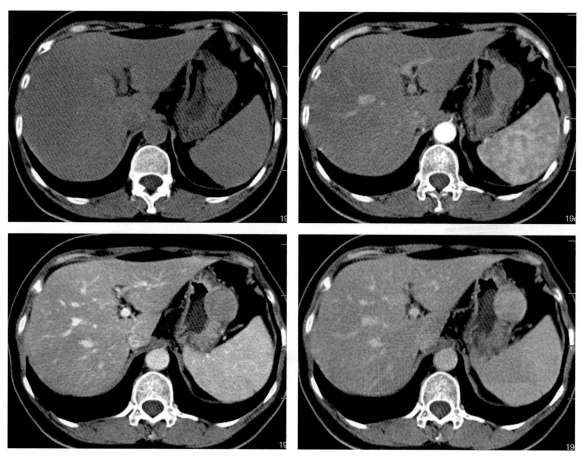

图 5-2-7 腹盆部 CT 平扫+增强

【影像征象】

胃底大弯侧可见类圆形软组织肿块影,并局部向胃腔外突出,边界清晰,最大层面大小约 3.2cm×3.5cm,黏膜面光整;增强扫描可见明显均匀强化。

【印象诊断】

胃神经鞘瘤。

【相关知识】

胃神经鞘瘤 1988 年由 Daimaru 等首先报道,为间叶组织来源,起源于胃部肌间神经丛神经鞘的施万细胞。多为良性肿瘤,恶性少见(≤10%)。临床可无明显症状,多为偶然发现。部分表现为腹部不适、腹痛或腹部包块,少数以消化道出血就诊。

病理学特点:大体观呈实性肿瘤,灰白色,质地韧。镜下瘤细胞呈编织状、栅栏状纵横交错排列,大部分区域细胞排列较紧密,细胞呈长梭形,胞质红染,核梭形,大小形态较一致,局部细胞排列较疏松,部分周围可见淋巴细胞增生。免疫组化:S100 阳性,CD117、CD34、SMA、Desmin 阴性。

影像学表现:①密度,平扫一般呈较均匀的稍低密度,多数低于周围肌肉组织密度(可能与其神经起源并富含脂质相关)。出血、坏死、囊变、钙化等少见。②强化方式,多呈轻中度的渐进性强化。③溃疡形成,可能与肿瘤生长致黏膜变薄、缺血有关。④肿块周围组织结构关系及胃周淋巴结,因其具有良性生物学行为而与周围结构分界清晰,胃周可有肿大淋巴结,一般认为是反应性增生的结果而不是恶性淋巴结转移征象。

治疗及预后:以腹腔镜或开腹切除为主,预后良好,极少复发。良性切除后可治愈。少数恶性病例可复发,倍增时间约为 5 年。

【影像特征分析】

起源于胃壁神经鞘膜,好发于中年,30~50 岁多见,女性多于男性。好发于胃体,前壁多于后壁,其次为胃底,可向腔内、腔外或同时骑跨腔内外生长,直径多小于 5cm,内部密度或信号较均匀,多数为单发,表现为突出于胃壁的圆形或椭圆形肿块,边缘光整,边界清楚。

肿瘤多数 CT 密度较均匀,少数可见囊变及钙化;由于神经组织内脂质成分丰富,平扫密度稍低于周围肌肉组织具有一定特征,出现出血、坏死或钙化较少,可伴有表面溃疡,增强后呈轻中度渐进性强化,肿块周围可见反应性淋巴结肿大。

【影像诊断思路与鉴别诊断要点】

1. **胃癌**   胃癌占胃原发肿瘤的 95%,起自黏膜上皮细胞,最好发于胃窦部,其次为胃体小弯侧。胃癌一般病史较短,发展迅速。肿块主要向腔内突起,形态不规则,多伴有溃疡、糜烂及出血,内部易发生坏死,淋巴结转移及远处转移常见,强化不均匀。

2. **胃淋巴瘤**   发病年龄相对较轻,男性发病率稍高于女性。胃淋巴瘤常同时累及胃底、胃体,多伴发腹内、腹膜后广泛淋巴结肿大,可分为浸润型、肿块型、溃疡型。胃壁增厚明显(弥漫、节段、局部),甚至达 70~90mm,但胃壁尚有一定的柔软性,由于起自胃黏膜固有层和黏膜下层的淋巴组织,病灶表面黏膜破坏少,黏膜皱襞粗大隆起呈脑回样改变,病灶内血管走行自然,即"血管漂浮征",病变沿着胃长轴生长,因缺乏纤维成分,质地柔软,增强呈轻中度均匀强化。可伴腹盆腔多发肿大淋巴结,部分可融合。

【知识链接】

ER 5-2-7

胃神经鞘瘤的诊断
与鉴别诊断

3. **胃间质瘤**   胃间质瘤多发生于胃体,主要表现为胃壁肿块,可呈向腔内、腔外或同时向腔内外突出的圆形软组织肿块,少数呈不规则形或分叶状。多数可见完整的黏膜面。大多数边界清楚,即使是巨大的恶性间质瘤对周围组织的浸润也相对轻。低度危险性胃间质瘤多表现为类圆形软组织肿块,直径多小于 5cm,平扫密度较均匀,增强后多呈均匀强化。中高危险性胃间质瘤形态多不规则,平扫密度多不均匀,直径多大于 5cm,增强后强化不均匀,内可见囊变、坏死。

三、肠道

病例 5-2-8

【临床病史】

男性,24 岁,"反复腹痛、腹泻 14 年余,加重 1 个月"。

【影像学检查】

影像学检查见图 5-2-8。

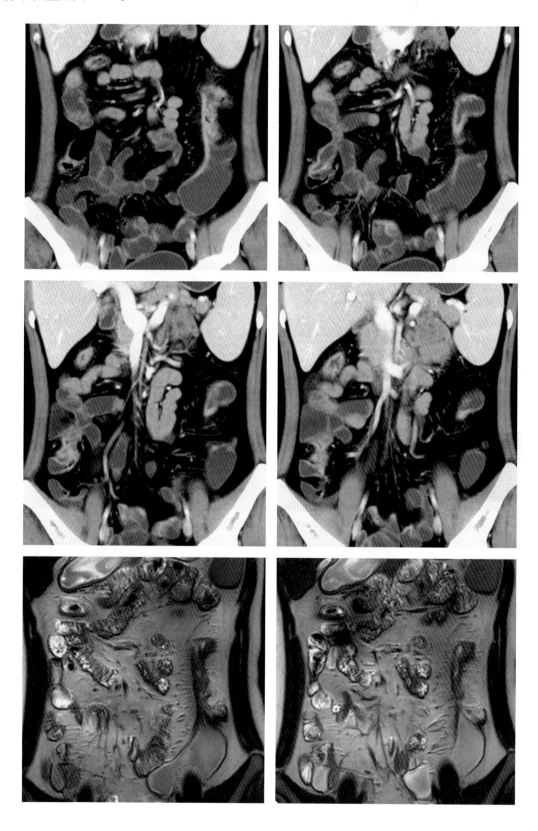

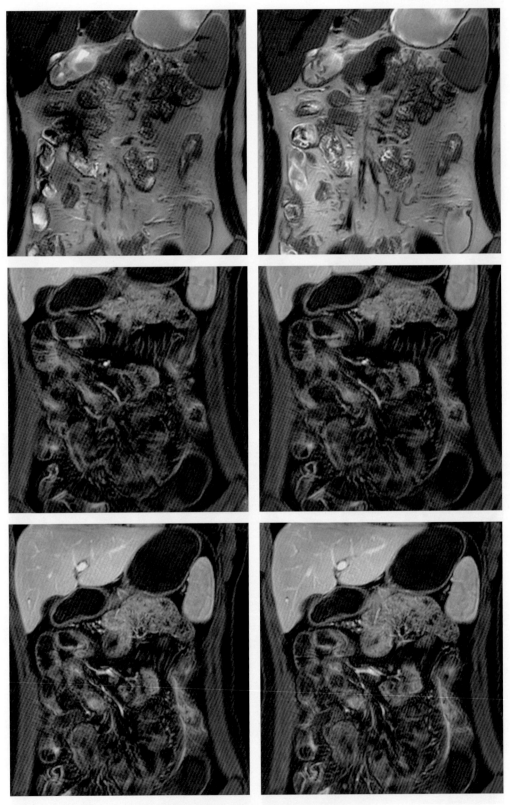

图 5-2-8　小肠 CT 增强+腹部 MRI 平扫+增强

【影像征象】

CT 表现:盆腔部分小肠、回肠末端、结肠肝曲、横结肠及降结肠多发肠壁增厚、强化、僵硬,肠腔多发节段性变窄,最厚处肠壁约 7.3mm,周围见多发条状高密度影,局部肠系膜血管呈梳征。

MRI 表现:部分空肠、回肠末端、结肠肝曲、降结肠可见肠壁局限性增厚伴肠腔狭窄,增强明显强化,最厚处约为 9mm,局部肠系膜呈梳征。

【印象诊断】

克罗恩病(Crohn disease,CD)。

【相关知识】

克罗恩病(CD)是以胃肠道慢性炎症表现为主的疾病。目前认为其发病可能与免疫系统有关,是自身免疫性疾病。CD 好发于末端回肠和右半结肠,且可发生在从口腔到肛门的胃肠道任何部位,呈跳跃性、节段性分布。

本病有终生复发倾向,重症患者迁延不愈,预后不良。15~30 岁多见,欧美国家多见。CD 临床表现多样,缺乏特异性,易延误诊断,包括腹部绞痛、腹泻、恶心呕吐、血便、发热、贫血、体重下降、消瘦、营养不良等,严重时可引起肠梗阻、穿孔、脓肿、肠瘘等;可导致青少年发育迟缓;同时 CD 可伴有胃肠道以外的症状,如皮肤、眼口、关节、肝胆、肺等。

病理表现:①溃疡,早期浅表、裂隙状溃疡,纵行刀切样,是肠瘘的病理基础。②卵石样黏膜,黏膜下层水肿、细胞浸润及溃疡愈合后纤维化。③肉芽肿,为非干酪样肉芽肿,非特异性。④瘘管,贯穿性溃疡,与周围组织发生粘连,可通向体外。

病理分期:①急性炎症期-溃疡期,局限于黏膜、黏膜下层。②狭窄期,肠壁增厚、僵硬,外形呈管状。③瘘管形成/穿孔期,可累及邻近肠管、阴道、膀胱、肛门等。

【影像特征分析】

1. **消化内镜**　内镜下可见病变呈节段性分布,见纵行或匍行性溃疡,溃疡周围黏膜正常或增生呈鹅卵石样,肠腔狭窄,炎性息肉,病变肠段黏膜外观正常,活检有时可见非干酪坏死性肉芽肿。内镜能够准确地评价黏膜,结肠镜只能观察全结肠以及回盲部结构,而小肠镜不能观察全部小肠,且肠镜可能导致并发症。

2. **X 线表现**　黏膜皱襞粗乱,纵行溃疡或裂沟,鹅卵石征,假性息肉,多发性狭窄,瘘管形成等征象,病变呈节段性分布。可见跳跃征、线样征。X 线检查对显示肠腔和黏膜的改变有较大价值,而且可以动态观察病变肠段的功能改变,但常因肠袢重叠造成假阴性,且对肠腔外病变检出率低。

3. **CT 表现**　CT 在发现肠壁和肠腔外病变上有其优越性,能较全面评价病变的范围、性质和分期,但是其大范围扫描的放射辐射不容忽视,而且 CT 获得的图像是静态的、即时的,无法观察小肠黏膜的细节及功能改变。

(1)多节段肠壁增厚:小肠肠壁呈跳跃式分布的节段性增厚(>4mm),肠壁不均匀增厚为主,可出现肠系膜侧偏心性增厚,游离缘可见假性憩室样改变。

(2)增强扫描肠壁呈分层状改变:急性炎症期由于黏膜下水肿、感染或脂肪浸润沉积,CT 增强可见黏膜内环及浆膜外环明显强化,呈"靶征"或"双晕征"。

(3)突出肠腔的卵石状结节:黏膜下层水肿或细胞浸润形成的小岛突起,加上溃疡愈合后纤维化和瘢痕收缩,使黏膜表面似卵石状。

(4)系膜缘呈梳状改变:小肠系膜因蜂窝织炎、瘘管或脓肿形成而继发性受累,特征性的表现为回肠系膜纤维脂肪增厚,在 CT 上可见肠壁或肠周血管聚集扩张。

(5)其他表现:病变肠管浆膜层毛糙;肠系膜脂肪间隙密度增高;窦道、瘘管形成;周围脓肿形成;肠腔狭窄。

4. 磁共振小肠造影（magnetic resonance enterography，MRE） 因软组织分辨率高、磁共振电影动态观察及无放射辐射等优势得到临床的认可，其不仅可以观察小肠黏膜的情况，同时能够分析肠管周围的改变，利用肠壁及肠腔内对比剂产生的信号差异显示小肠的形态及厚度；近年来，已经成为一种新的小肠影像学检查方法。但是，当前 MRI 无法进行薄层扫描，MRI 薄层扫描时信噪比降低，信号较差，空间分率低于 CT。另外，MRI 检查所需时间长，且需受检者屏气配合程度高。

（1）肠壁表现：可累及多个肠段，跳跃分布；管壁明显增厚（>4mm），可达 10mm 以上，肠壁 T_2WI 信号增高（与肠壁水肿相关），肠腔不对称狭窄（偏心性）；肠壁强化方式及其提示的肠壁性质，包括分层强化（提示水肿或壁内脂肪沉积）、均匀性强化（提示纤维化）。

（2）肠外表现：肠系膜血管增粗、扩张，排列紧密，呈"梳征"（活动期）；炎症穿透浆膜层累及相应系膜，形成渗出，边缘模糊，可有不同程度强化；肠系膜、腹膜后淋巴结多发性增大（5mm<淋巴结<1cm）（活动期）；炎症易穿透浆膜形成肠周围蜂窝织炎，表现为肠壁周围团片状异常强化的炎性肿块，边缘模糊，如中央坏死则形成脓肿；当肠管之间内瘘形成时，冠状位上可见特征性的"放射状"或"花环状"改变，提示内瘘形成。如发生外瘘，可见瘘口周围皮下脂肪缺损；病灶周围受累肌肉表现为 T_1WI 低信号和 T_2WI 高信号影。

【影像诊断思路与鉴别诊断要点】

克罗恩病具有较典型的好发部位，多节段性病变和假憩室征象较为有特征性，但本病异质性较强，目前的观点是，诊断是由临床表现、内镜表现、放射学、组织学、手术结果和血清学的非严格限定的组合建立的。该病需要与以下肠道疾病进行鉴别。

1. 肠结核 40 岁以下多见，发热、盗汗、结核菌素试验阳性，多继发于肠外结核，回盲部多见；多为干酪样坏死，病变组织密度不均，增强呈环形强化；可见肿大肠系膜淋巴结钙化、肠外结核；抗结核治疗有效；溃疡表现为横形、环形、星芒状溃疡。

2. 淋巴瘤 原发于小肠黏膜和黏膜下淋巴组织的恶性肿瘤，起源于小肠，多见于青壮年，结肠淋巴瘤多见于中老年。表现为肠壁弥漫性增厚，软组织肿块形成，密度一般较均匀，增强呈轻中度强化；受累黏膜多连续，较光整，部分可见受累肠腔呈动脉瘤样扩张；管腔无明显狭窄；溃疡面积较大。

【知识链接】

ER 5-2-8

克罗恩病

3. 溃疡性结肠炎 20~40 岁多见，溃疡性结肠炎是结肠炎和溃疡形成的慢性疾病，常起自直肠，向近端结肠进展。表现为肠壁增厚并呈连续性、均匀性增厚，更易出现肠腔向心性狭窄、结肠袋消失；左半结肠多见，主要累及黏膜及黏膜下层，溃疡较浅而小。

病例 5-2-9

【临床病史】

男性，74 岁，间断腹泻 10 年，加重 2 个月。

【影像学检查】

影像学检查见图 5-2-9。

【影像征象】

升结肠、降结肠广泛肠壁水肿、增厚，黏膜层强化，肠管周围可见多发肠系膜分支小血管影，局部呈梳征。

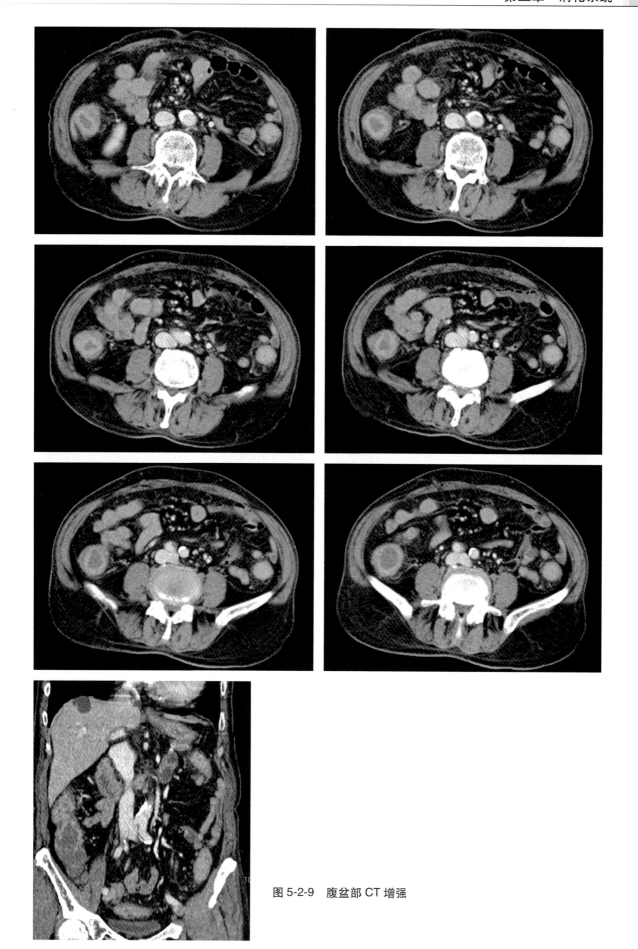

图 5-2-9　腹盆部 CT 增强

【印象诊断】

溃疡性结肠炎(ulcerative colitis,UC)。

【相关知识】

溃疡性结肠炎是一种会导致结肠与直肠发炎与溃疡的慢性疾病。为最常见的大肠特发性炎症性病变,病程可为持续或活动期与缓解期交替的慢性过程,通常其症状发生进程缓慢,且会轻重不一,其症状表现常间歇出现,两次发作中间常伴随一段无症状期。UC 发作时的主要症状包括腹痛与伴有血便的腹泻,体重减轻、发热以及贫血的症状也有可能在 UC 发作时出现。

UC 的病因尚不明确,相关理论包括自身免疫性疾病、遗传学、肠道菌群的改变,以及环境因素。

UC 多起源于直肠并向近端肠段延伸,与正常的肠段之间有着明确的分界,通常小肠不受累,连续性分布。病理变化多集中在黏膜层,部分累及黏膜下层,甚至肌层及浆膜层也可见到炎症病变,在浆膜面可见小血管充血迂曲。黏膜面正常黏膜皱襞消失,多数不规则小溃疡形成,以及残存黏膜密布着息肉样突起所造成的圆形假息肉,有时呈棒状或在肠管内形成桥状,即所谓的"黏膜桥"。

【影像特征分析】

轻度活动期表现为肠壁略增厚,扩张性降低。中度到重度活动期表现为肠壁增厚、水肿、溃疡,黏膜强化及黏膜下气泡;结肠袋消失、肠壁异常强化、肠系膜血管增粗及周围肿大的淋巴结,结肠肠壁增厚、分层(活动期黏膜下层水肿,非活动期为脂肪沉积)。

结肠镜:活动期(轻度)表现为红斑,黏膜脆性增加,黏膜血管消失;活动期(中重度)表现为黏膜呈颗粒状,不同深度的溃疡(纽扣状),明显红斑,脓性渗出物;慢性期(无活动性)表现为黏膜无明显改变,管腔狭窄、僵硬,炎性假瘤,结肠袋消失。

CT 表现:肠壁轻度增厚,常连续、对称和均匀,早中期浆膜面光滑;增厚的结肠黏膜面由于溃疡和炎性息肉而凹凸不平;增厚的肠壁可出现分层现象,形成靶征,提示黏膜下水肿;病变区肠腔变细、肠管短缩;肠系膜和直肠周围间隙可出现脂肪浸润及纤维化,致直肠周围间隙增宽。

MR 造影:活动期(轻度)表现为结肠壁轻度增厚,黏膜改变不常见,结肠壁扩张度下降;活动期(中重度)表现为内壁呈波浪状,结肠壁呈中度增厚或管壁水肿,明显强化,血管扩张,结肠袋消失;慢性期(无活动性)表现为黏膜无明显改变,肠管外观平滑,管状狭窄及僵硬,结肠袋消失。

【影像诊断思路与鉴别诊断要点】

UC 的诊断依据除影像所见黏膜粗乱,多发溃疡、息肉形成,肠管狭窄短缩,结肠袋消失呈管状肠管的特征外,还应结合临床不同程度的全身症状,以及内镜实验室的检查等进行综合诊断,并与克罗恩病、肠结核等进行鉴别诊断。

1. **克罗恩病** 多发于青年人,好发于回肠末端和回盲部,多同时累及邻近结肠,表现为肠壁全层不均匀、不规则增厚,增厚的程度较轻,病变呈多节段、跳跃式分布,范围较广泛。活动期病变肠壁强化明显,呈分层样强化,系膜侧血管增生,呈"梳征"。肠管间隙扩大、系膜脂肪密度增高(脂肪 CT 值可增加为 20~60Hu)、交界面显示不清。淋巴结多为 3~8mm,明显均匀强化。慢性期患者 CT 常表现为节段性、多发性肠管增厚,管腔狭窄,增厚范围很少超过 2cm。肠壁增厚的程度和周围淋巴结肿大的程度通常不如淋巴瘤显著,克罗恩病还可有瘘管、窦道形成,肛周病变多见。

2. **肠结核** 肠结核好发于回盲部,在临床上有"结核中毒"症状,病灶边界不清,病变肠壁明显增厚,增强后明显强化,可伴相邻腹膜强化,肠系膜淋巴结肿大、钙化,淋巴结表现为环形强化,伴中央干酪

【知识链接】

ER 5-2-9

炎性肠病的影像诊断与评价

性坏死,通常不融合。肠结核患者中肠壁分层增厚、肠壁积气和中空淋巴结的发生率均显著高于原发性小肠淋巴瘤患者。

病例 5-2-10

【临床病史】

男性,52 岁,"反复脐周疼痛 1 个月,加重 2 周"。

【影像学检查】

影像学检查见图 5-2-10。

【影像征象】

左下盆腔前部可见 30mm×20mm 结节样软组织密度影,增强后明显强化,其由肠系膜空回肠动脉分支供血,近病变处血管扩张,病变内可见网格状血管影,并可见回流静脉显影,其与肠壁关系密切;余小肠充盈良好,肠壁未见增厚,未见明显异常强化。

【印象诊断】

小肠间质瘤(small intestinal gastrointestinal stromal tumor,small intestinal GIST)。

【相关知识】

胃肠道间质肿瘤(GIST)指起源于 Cajal 间质细胞(肠蠕动收缩的起搏器)的肿瘤,通常存在于肌间丛;GIST 属于胃肠道间叶源性肿瘤,后者包括 GIST、平滑肌肿瘤、神经源性肿瘤、纤维瘤和脂肪瘤等。GIST 发病部位包含胃(60%~70%),小肠(20%~30%),食管、结直肠、肠系膜也有较少发生,可发生于各年龄段,50 岁以上的中老年多见,男女发病率相近。GIST 患者的临床症状无特异性,取决于病灶的位置,其中消化道出血是最常见的症状之一,患者多以腹部不适、包块、隐痛、消瘦或消化道出血就诊。

胃肠道间质肿瘤不能简单地判定为良性或是恶性,其恶性程度会随着时间推移及肿瘤体积增大而增加。因此,GIST 是具有恶性潜能的肿瘤,其恶性潜能的高低由肿瘤大小、部位和病理结果决定。恶性 GIST 中肝和腹膜最常转移,极少淋巴结转移。

GIST 组织学上富含梭形细胞和上皮样细胞;病理学分型包括梭形细胞型(70%)、上皮细胞型(20%)或混合型(10%),但各分型对预后意义不大。GIST 发生与 *c-kit*(*CD117*)和 *PDGFR-α* 原癌基因的突变密切相关,该原癌基因突变活化酪氨酸激酶,使下游的信号转导通路激活,导致细胞增殖分化失控从而形成肿瘤。

【影像特征分析】

CT 和 MRI 的形态学及强化方式类似,MRI 在检测坏死、囊变、出血稍敏感。体积较大的 GIST 通常伴随出血坏死、囊变。病灶黏膜面可出现溃疡。根据形态学特点将 GIST 分为:

(1)经典型:最常见,实性软组织肿块,形状为圆形、椭圆形分叶状和不规则形,向外生长、腔内生长或壁间生长,局部可有囊变、坏死、溃疡、出血或钙化;即使较大,周围的浸润也较轻,一般无淋巴结转移。

(2)囊性型:10%,囊性成分为主(囊性成分>75%)。

(3)壁增厚型:10%~15%,以肠道壁增厚为主。

GIST 增强形式多样,可为均匀/不均匀的无或明显强化,但以不均匀明显强化多见,多呈持续强化。特征性表现可见供血动脉及引流静脉,动脉期病灶内可见动静脉瘘样明显早期强化(绝大多数位于小肠),静脉期及延迟期病灶强化趋于均匀。

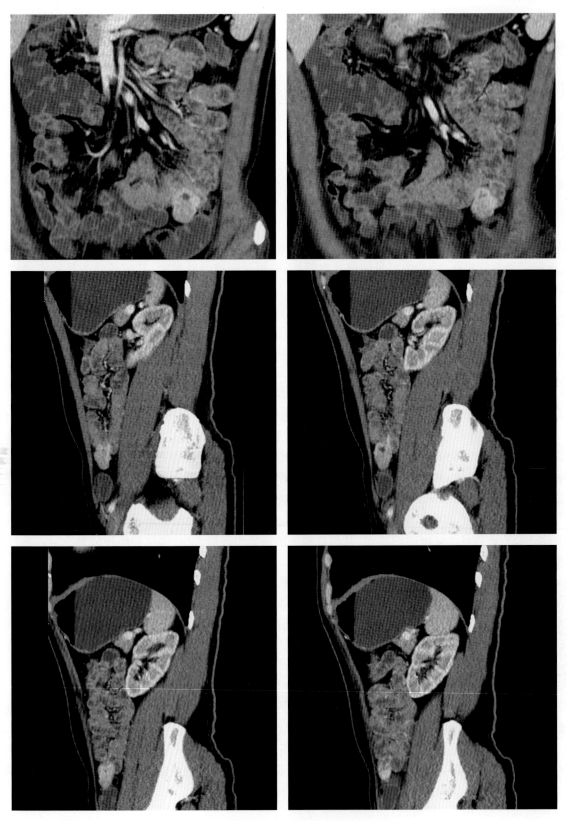

图 5-2-10　小肠 CT 增强

【影像诊断思路与鉴别诊断要点】

GIST 表现出的动静脉短路或引流静脉在动脉期早显的特征性表现有助于鉴别小肠 GIST 和非 GIST 肿瘤,也是预测 GIST 危险度的因素之一(易于血行转移,极少淋巴转移)。GIST 需要与以下疾病进行鉴别诊断:

1. **胃肠道神经内分泌性肿瘤(类癌)** 特征为腔内生长,明显强化,较大者易局部浸润、纤维性粘连及内脏梗阻。

2. **腺癌** 发生部位以十二指肠最多,易发生梗阻、浸润、淋巴结转移。增强中度强化,可表现为局灶生长的均匀软组织影或环壁狭窄,环形/非对称性增厚合并管腔狭窄。

3. **小肠淋巴瘤** 肠腔瘤样扩张,淋巴结转移更多、更大,轻至中度强化,管壁明显增厚,范围广,交界不清,质地软,病灶表面黏膜破坏少,黏膜皱襞粗大隆起呈脑回样改变,病灶内血管走行自然,即"血管漂浮征"。

【知识链接】

ER 5-2-10

小肠间质瘤的 CT 诊断

病例 5-2-11

【临床病史】

女性,38 岁,因"间断发热 2 个月"入院。

【影像学检查】

影像学检查见图 5-2-11。

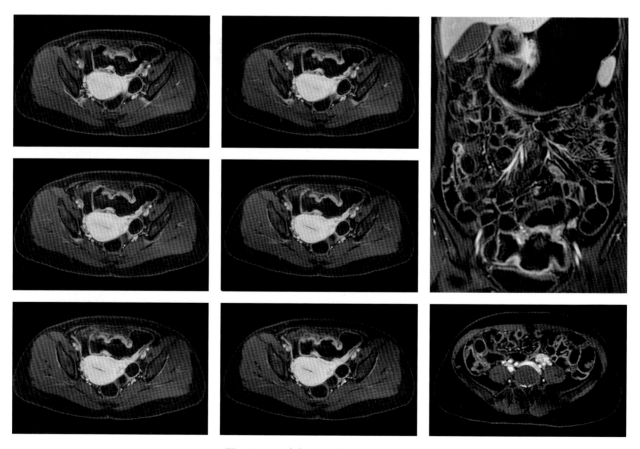

图 5-2-11　腹部 MRI 增强+小肠增强

【影像征象】

乙状结肠管壁增厚毛糙，呈明显强化，管腔局部稍扩张约 4.2cm，其上壁局部管腔呈管状不规则向上突起，其周围及上方腹腔内髂血管前方见团片状等 T_1 长 T_2 信号影，向上延伸至 L_5 椎体上缘水平，增强扫描可见强化，境界模糊。

【印象诊断】

原发性胃肠道淋巴瘤（primary gastrointestinal lymphoma，PGIL）。

【相关知识】

胃肠道是结外淋巴瘤最常累及的部位，其中绝大部分为非霍奇金淋巴瘤（NHL）。原发性胃肠道 NHL约占 NHL 的 10%～15%，发病部位依次为胃、小肠和结肠。淋巴瘤是小肠最常见的恶性肿瘤。组织学上起源于固有层和黏膜下层。

目前临床多采用 Dawson 等于 1961 年提出的小肠淋巴瘤的诊断标准：无病理性浅表淋巴结肿大；无纵隔淋巴结肿大；末梢血中白细胞计数及分类正常；肿瘤主要位于小肠或经淋巴管侵犯附近淋巴结；肝、脾无侵犯。

目前尚未明确 PGIL 的病因，高危因素包括 EB 病毒（EBV）、乙型肝炎病毒（HBV）、人类免疫缺陷病毒（HIV）、人类嗜 T 淋巴细胞病毒-1（HTLV-1）、幽门螺杆菌（Hp）、空肠弯曲杆菌感染，炎性肠病，乳糜泻，使用免疫抑制剂等。原发胃肠道淋巴瘤绝大部分为非霍奇金淋巴瘤，霍奇金淋巴瘤罕见，其中最常见为弥漫大 B 细胞淋巴瘤、T 细胞淋巴瘤，尚有套细胞淋巴瘤、伯基特（Burkitt）淋巴瘤、黏膜相关淋巴组织边缘区域淋巴瘤、肠病相关淋巴组织 T 细胞性淋巴瘤、滤泡性淋巴瘤等多种病理类型。

临床表现缺乏特异性，可出现腹部疼痛或不适、消化道出血、腹部包块、肠梗阻或肠穿孔等消化道症状，全身症状包括体重减轻、发热等，少部分病例无症状，为体检时发现。

【影像特征分析】

肠道各节段均可受累，且大体和组织学类型多样，故影像表现多样。主要表现为肠壁浸润性增厚、肠腔扩张、肠腔内或肠系膜肿块、淋巴结肿大。动脉瘤样扩张为其典型表现。按照病灶病理表现主要分为以下 5 型：

1. **息肉肿块型**　CT 表现为肠腔内呈现分叶状息肉样软组织肿块影，可累及至肠管壁周围导致肠腔狭窄，伴有相邻的肠管壁增厚表现。

2. **浸润型**　CT 表现为病变部位的肠壁呈不规则增厚，黏膜面连续，可有结节样增生组织，伴有肠壁黏膜下层和肌层增厚，同时有较长肠段受病灶牵连，可伴有肠系膜淋巴结肿大，病变肠管无明显囊状扩张。

3. **肠腔动脉瘤样扩张型**　CT 表现为病变部位的肠壁呈显著性增厚，肠黏膜层、黏膜下层遭受病灶破坏，组织结构缺乏完整性，不伴有管腔狭窄，且多呈扩张趋势类似于"动脉瘤样"征象。原因是当固有肌层和小肠自主神经丛受累时，导致平滑肌张力下降、肠管扩张。

4. **肠系膜型**　CT 表现为病灶在肠腔外侧沿着肠系膜蔓延分布，呈现卵圆形结节肿块影，结节可融合成大片状而肠管壁不受牵连，在病灶侵犯肠管、肠系膜后 CT 表现为肠腔管道变细，肠周围可以发现若干个小结节状病灶融合成较大的软组织肿块影，称为"肠管包埋征"。

5. **混合型**　指 CT 表现同时具有上述 4 种情况里的 2 种或 2 种以上。

PGIL 平扫时常呈等密度或稍低密度，肿块较小时密度多均匀，较大肿块因伴缺血坏死而密度不均。增强扫描动脉期轻度强化或不强化，静脉期呈轻至中度强化，增强前后 CT 差值为 20～35Hu，强化曲线为缓慢上升型。增强扫描后重建常表现为肿瘤病变包埋血管。

病变周围侵犯情况：病变突破浆膜层后，致浆膜层模糊，病变累及局部淋巴管，致淋巴管回流受阻，淋巴液渗出致周围肠系膜脂肪间隙模糊，密度增高，肠系膜呈线样或网格样改变，同时常见系膜根部淋巴结及腹膜后淋巴结增大,部分融合呈块状或饼样改变,当其包绕肠系膜血管及周围脂肪,形成特征性的"汉堡包征"或"夹心面包征",该征为病变累及小肠系膜的主要依据。

【影像诊断思路与鉴别诊断要点】

胃肠道淋巴瘤影像学表现多样,确诊有赖于病理组织学分型,典型影像学表现为"动脉瘤样扩张"。此外,巨大的肿块或弥漫性浸润不伴有肠梗阻、多节段累及、多发肿大淋巴结、FDG 代谢明显高摄取等都可以提示淋巴瘤。小肠淋巴瘤需要与以下疾病进行鉴别。

1. **小肠腺癌**　发生部位以十二指肠最多见,易发生梗阻、浸润、淋巴结转移;增强中度强化,可表现为局灶生长的均匀软组织影或环壁狭窄,环形/非对称性增厚合并管腔狭窄。

2. **小肠间质瘤**　好发于空肠,其 CT 典型表现为类圆形或分叶型肿块,以腔外肿块为主,良性者,肿瘤直径≤5cm,密度均匀、境界锐利光滑,形态以圆形、卵圆形多见;偶见钙化。恶性者,肿块直径常>6cm,密度不均匀,轮廓不光整;形态以分叶状或不规则形多见。肿瘤中央坏死、囊变和出血,则出现高低不等的混杂密度。当肿瘤坏死腔与肠道相通时,则显示肿瘤内液气平改变。有时瘤体表面中央出现脐凹征,则提示溃疡形成。动静脉短路或引流静脉在动脉期早显的特征性表现有助于鉴别小肠 GIST 和非 GIST 肿瘤。

3. **克罗恩病**　多发于青年人,好发于回肠末端和回盲部,多同时累及邻近结肠,表现为肠壁全层不均匀、不规则的增厚,增厚的程度较轻,病变呈多节段、跳跃式分布,范围较广泛。活动期病变肠壁强化明显,呈分层样强化,系膜侧血管增生,呈"梳征"。肠管间隙扩大、系膜脂肪密度增高(脂肪 CT 值可增加为 20~60Hu)、交界面显示不清。淋巴结多为 3~8mm,明显均匀强化。慢性期患者 CT 常表现为节段性、多发性肠管增厚、管腔狭窄,增厚范围很少超过 2cm。肠壁增厚的程度和周围淋巴结肿大的程度通常不如淋巴瘤显著,克罗恩病还可有瘘管、窦道形成,肛周病变多见。

【知识链接】

ER 5-2-11

原发性肠道淋巴瘤的
影像学表现

4. **肠结核**　好发于回盲部,在临床上有"结核中毒"症状,病灶边界不清,病变肠壁明显增厚,增强后明显强化,可伴相邻腹膜强化,肠系膜淋巴结肿大、钙化,淋巴结通常表现为环形强化,伴中央干酪性坏死,通常不融合。肠结核患者中肠壁分层增厚、肠壁积气和中空淋巴结的发生率均显著高于原发性小肠淋巴瘤患者。

第三节　肠系膜与腹膜疾病

病例 5-3-1

【临床病史】

女性,45 岁,上腹部疼痛。

【影像学检查】

影像学检查见图 5-3-1。

【影像征象】

中腹部见大片状渗出影,边界模糊。

【印象诊断】

肠系膜脂膜炎(mesenteric panniculitis,MP)。

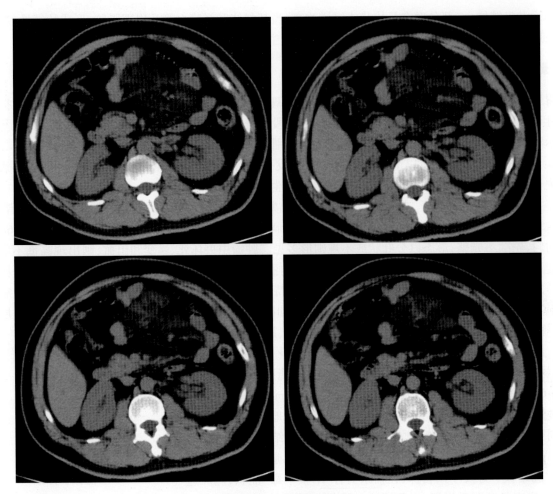

图 5-3-1   全腹 CT 平扫

【相关知识】

肠系膜由双层腹膜构成,包括小肠系膜、结肠系膜、乙状结肠系膜和阑尾系膜。其内含有丰富的血管、淋巴网、神经丛、脂肪、纤维组织及间皮巨噬细胞,还可能含有某些胚胎组织结构残余。

肠系膜脂膜炎(MP)是一种较少见的以慢性炎症为主的肠系膜炎性疾病,好发于小肠系膜,最常见于空肠系膜,病因不明,可并发于手术、外伤、感染、缺血,以及多种自身免疫性疾病。

小肠系膜是连接空肠、回肠与腹后壁之间的双层结构,整体呈褶扇状。其附于腹后壁的部分称小肠系膜根,起自第二腰椎左侧,斜向右下方,至右侧骶髂关节的前方,长约 15cm。小肠系膜长度约占整个消化道的 75% ,小肠(特别是回肠远端)系膜内淋巴组织尤为丰富,受细菌及毒素的侵袭,可发生炎性病变。

肠系膜脂膜炎病理改变主要包括肠系膜脂肪坏死、肠系膜脂肪慢性炎症细胞浸润和肠系膜脂肪纤维化;根据病理表现差异,目前将其分为 3 个病理亚型:①肠系膜脂膜炎,以肠系膜脂肪组织炎症为主;②肠系膜脂肪营养不良,以脂肪组织坏死为主;③硬化收缩性肠系膜炎,以脂肪内纤维组织增生为主。

MP 临床上较少见,多见于男性,发病率随年龄增加而升高,多见于 50 岁以上,少见于儿童。90% 以上患者累及小肠系膜,空肠系膜比回肠系膜更容易受累及,偶累及结肠系膜、乙状结肠系膜、后腹膜、网膜等。

临床表现无特异性,临床症状包括腹胀、腹痛、恶心、呕吐、厌食、发热、乏力、消瘦、恶病质、大便习惯改变(包括腹泻、便秘)和便血;部分患者无腹部症状。体征包括腹部肿块、腹膜刺激征、腹部膨隆、腹水。大多数患者血液、尿液和大便常规检查皆正常。部分表现为白细胞升高、血沉加快、缺铁性性贫血、低白蛋白血症和 C 反应蛋白(CRP)升高。

【影像特征分析】

X 线表现:对 MP 的放射学诊断最早使用普通腹部透视或摄影,胃肠钡餐和/或钡灌肠检查,约 50% 患者显示正常。异常征象包括肿块推挤小肠祥向四周移位、分离、横向延长,小肠扭结和成角(由于系膜纤维化收缩所致)、锯齿状狭窄、扩张、肠梗阻。若累及结肠系膜,则有特殊表现,结肠呈"拇指纹"样狭窄、僵硬,易误诊为结肠癌。

CT 表现:CT 是诊断肠系膜脂膜炎的有效方法,可明确显示病变的范围,提示病变为良性,对有手术指征的病例可于术前准确定位。肠系膜内成分不同 CT 表现亦不同。主要表现为:自肠系膜根部沿肠系膜血管向腹部延伸、边缘清晰、密度不均匀的脂肪密度片状影或肿块影,多数最大横径指向左腹部,小肠系膜密度增高(雾状肠系膜),包含不均匀脂肪组织且高于腹膜后脂肪密度,增强扫描前后密度变化不明显;病变包绕肠系膜血管,所包绕的肠系膜血管可因充血或血栓形成而出现增多、增粗,但不侵犯血管壁;周围肠祥可被推移但不被侵犯;且除外肠道及腹膜后肿瘤及感染性病变。肿块周围可见厚度为 2~8mm 的软组织密度带,称"假包膜征",是肠系膜炎症与周围正常脂肪组织的分界,代表炎症的一种自限性反应,肿块前方及后方包膜较厚,肿块右侧包膜较薄,部分病例可缺如,包膜随着肿块向左腹部延伸,可达肠祥。在肿块包绕的肠系膜血管及肿块内结节周围可见环状低密度影包绕,代表在血管和结节周围残存的正常脂肪组织,称为"脂环征"。"假包膜征"和"脂环征"是 MP 的特征性表现。MP 多数情况下比较稳定,数月或数年无明显变化,少数病例肿块的大小、密度、包膜厚度等方面可出现改变。

MRI 表现:虽无特异性,但显示脂肪、软组织成分和血管受累与否优于 CT,是诊断肠系膜脂膜炎最有价值的影像学检查方法之一。主要表现在 2 个方面:①显示不同组织的信号特点,如以纤维组织为主的肿物,T_2WI 呈低信号;②显示主要血管(肠系膜上动、静脉)及其分支是否受累,血管正常表现为"流空效应"。因此 MRI 对显示病变纤维组织和评价血管是否受累方面非常有帮助。

【影像诊断思路与鉴别诊断要点】

肠系膜脂膜炎的鉴别诊断较复杂,需要与肠系膜水肿、炎症及感染性疾病引起的局限性肠系膜密度增高,肿瘤性疾病如类癌、腹膜后脂肪肉瘤、硬纤维瘤等相鉴别。

1. **非炎症性肠系膜水肿**　由于各种原因导致肠系膜血管壁通透性增加,多继发于肝硬化、低蛋白血症、心功能不全等全身情况,CT 表现为弥漫性肠系膜密度增高,并有肠壁水肿,与肠系膜脂膜炎局限性脂肪密度增高不难鉴别。

2. **炎性及感染性致肠系膜病变**　患者在临床上有胰腺炎、阑尾炎、憩室炎等病史。急性胰腺炎可引起肠系膜密度改变,但本病起病急、病情重,CT 影像上肠系膜改变边界模糊,结合胰腺本身改变,有利于本病的鉴别诊断。结核性腹膜炎患者 CT 除能发现肠系膜增厚粘连外,同时可见腹腔积液、腹膜强化、肿大淋巴结等。

3. **腹膜后脂肪肉瘤**　当其内脂肪或黏液成分多时,也可表现为肠系膜大血管根部脂肪密度肿块,但脂肪肉瘤的密度往往不均匀,边界不清,无"假包膜征"与"脂肪环征",增强扫描实性成分强化与 MP 脂肪肿块不强化有明显区别。

4. **肠系膜类癌**　特征性表现为钙化肠系膜肿块、周围轮辐样线和邻近肠壁增厚,密度较 MP 明显增高,增强后强化明显,类癌患者可见肝脏内富血供性转移灶。尿中 5-羟基吲哚乙酸(5-HIAA)及血 5-羟色胺(5-HT)升高。

5. **腹膜后纤维化**　病理上主要以腹膜后组织非特异性或慢性炎症伴大量纤维组织增生为特点。CT 表现为典型的腹膜后纤维化,范围广,呈连续分布于脊柱前方,大血管周围密度较均匀的软组织密度影,病灶包绕主动脉和下腔静脉,但主动脉和下腔静脉无移位,输尿管受侵狭窄,肾盂及输尿管扩张积水。

【知识链接】

FR5-3-1

肠系膜脂膜炎

第四节 肝 脏 疾 病

一、肝脏肿瘤性疾病

病例 5-4-1

【临床病史】

男性,53 岁,发现肝占位半年余,患者半年前超声体检发现肝右后叶高回声,甲胎蛋白 549.2ng/ml↑,癌胚抗原 8.28ng/ml↑,有"巴德-基亚里综合征"病史 10 余年,否认"肝炎""结核"等传染病史。

【影像学检查】

影像学检查见图 5-4-1。

【影像征象】

患者 MRI 检查发现肝右后叶下段见一大小约 4.4cm×4.6cm 混杂信号影,T_2WI 抑脂可见中央低外周高信号,DWI 及 ADC 可见边缘弥散受限。T_1WI 反相位病灶信号明显低于同相位。增强可见边缘轻度强化。

【影像诊断】

富脂型肝细胞肝癌。

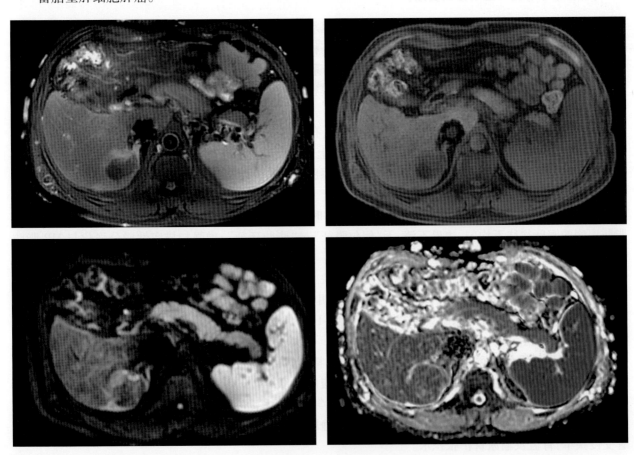

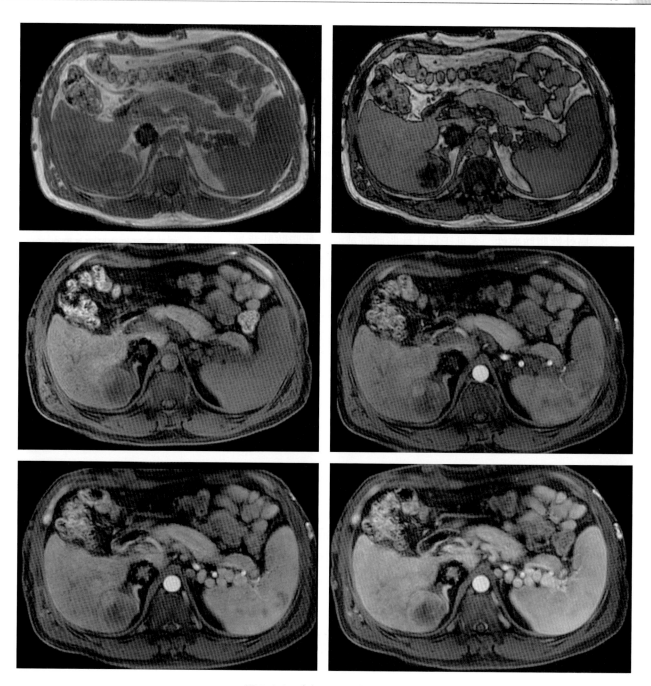

图 5-4-1　腹部 MRI 平扫+增强

【相关知识】

富脂型肝细胞肝癌(HCC)是原发性 HCC 一种比较少见的特殊类型,由于脂肪堆积在癌组织内和/或癌细胞的脂肪变性。通常认为,直径<3cm 的小肝癌容易出现脂肪变性,随着肝癌的体积增长,脂肪变性则少见。常有肝硬化背景,甲胎蛋白(AFP)多增高。

【影像特征分析】

富脂型肝细胞肝癌多为单发结节,病灶多位于肝包膜下或邻近包膜。脂肪有明显偏于病灶边缘分布的趋势,也可弥漫分布。富脂型肝细胞肝癌具有普通 HCC 的典型强化方式,即"快进快出型",动脉期可见扭曲强化血管影及不规则的强化分隔。假包膜结构为 HCC 的特征,90% 的 HCC 具有不同程度的假包膜。另外,也可有肝硬化表现及门静脉癌栓。

【影像诊断思路与鉴别诊断要点】

富脂型肝细胞肝癌需要与其他肝内含脂病变鉴别：

1. **肝血管平滑肌脂肪瘤**　AFP 无明显升高,病灶及病灶内脂肪分布无规律,早期及持续强化,多有粗大中心血管影,通常无包膜。

2. **肝细胞腺瘤**　与正常肝组织分界清晰,外围有一低密度环包绕,密度多均匀,瘤内易伴发出血、坏死、脂肪变性等使 MRI 信号混杂、多变,35%~77% 可见脂肪成分。属于肝内富血供肿瘤,增强后动脉期强化较肝细胞肝癌均匀,门静脉期和延迟期病灶持续强化,并可见明显强化包膜结构。

3. **局灶性脂肪变性**　多见于局灶性脂肪肝或弥漫性脂肪肝背景下,表现为肝内低密度结节影,无占位效应。增强扫描均匀强化,其强化形式与正常肝脏组织一致,病灶内有正常血管穿行。

【知识链接】

ER 5-4-1

富脂型肝细胞肝癌与肝血管平滑肌脂肪瘤鉴别诊断

病例 5-4-2

【临床病史】

男性,46 岁,因"右上腹部隐痛不适 3 天"入院。

【影像学检查】

影像学检查见图 5-4-2。

【影像征象】

肝右叶多发类圆形、团块状异常信号影,边界不清,部分融合呈片状;T_1WI 呈不均匀低信号,T_2WI 抑脂呈高信号,DWI 及 ADC 弥散受限;增强扫描肿块周边呈花边样强化,中央部未见明显强化。肝内胆管可见轻度扩张,肝门部可见多发肿大淋巴结影。

【影像诊断】

肝内胆管细胞癌(intrahepatic cholangiocarcinoma,ICC)。

【相关知识】

胆管细胞癌(cholangiocarcinoma)是起源于胆管上皮的恶性肿瘤,多发于 50~70 岁,男女比例为 1.4∶1;发病机制可能与结石、原发性硬化性胆管炎(PSC)、病毒性肝炎、肝吸虫感染等有关,长期的炎症刺激可以使胆管细胞发生各种不典型增生。胆管细胞癌的首发症状多为黄疸,早期胆管细胞癌缺乏特异性的临床症状,也不具备较为敏感和特异的实验室检查项目;随着病症的发展,到了晚期才会出现上腹不适、体重减轻、肝肿大等临床症状,因而确诊时患者多为晚期,预后较差。

组织学类型 95% 以上为腺癌,其他类型有鳞癌、腺鳞癌和未分化癌等;病理上大体形态可分为肿块型、乳头状癌及弥漫浸润性癌。按解剖部位,胆管细胞癌分为肝内胆管细胞癌、肝门区胆管细胞癌、肝外胆管细胞癌,其中肝内胆管细胞癌可分为肿块型、导管周围生长型、腔内生长型。

【影像特征分析】

CT 平扫表现:肝内不均匀低密度灶,边缘不清,邻近肝包膜可见凹陷,肿块内可见囊变坏死区,偶尔病灶内出现点状、片状高密度区。间接征象:肿块远端可见局限性胆管扩张、胆汁淤积或胆结石形成。特征

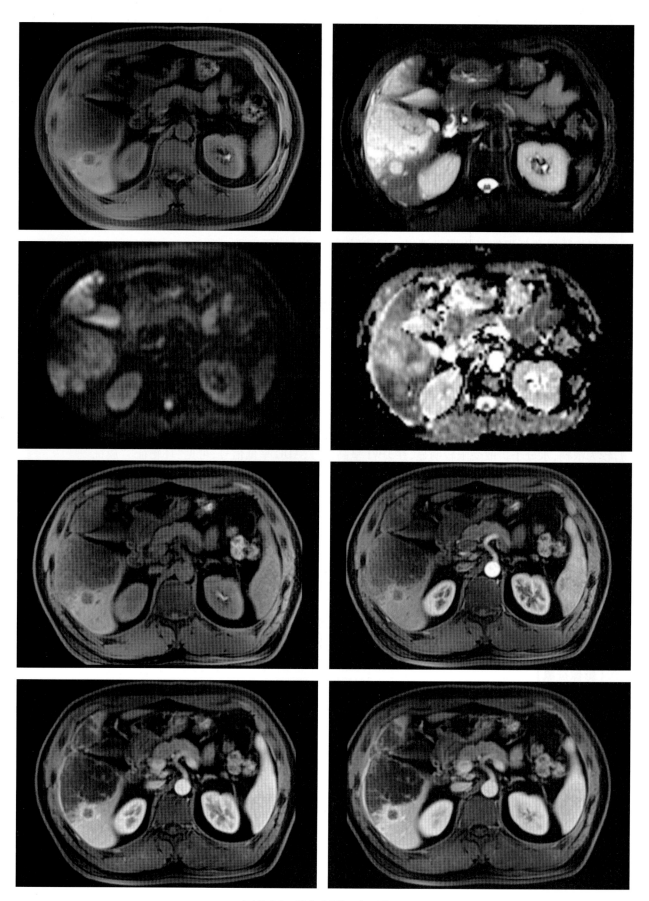

图 5-4-2 腹部 MRI 平扫+增强

性的 CT 表现为增强扫描后,因为 ICC 为少血供型且浸润性生长,所以早期强化程度不明显,对比剂注入后延迟强化呈线样或网格样强化。

MRI 平扫表现:边界不清,大小不等的肿块。T_1WI 上呈稍低信号,T_2WI 上为稍高信号,肿瘤无包膜。增强表现为渐进性强化,延迟期比正常肝实质强化明显,病灶边缘模糊,管腔不规则及偏心性狭窄。磁共振胆胰管成像(MRCP)检查可有局限性或节段性肝内胆管扩张,受累的肝内胆管阻断或不规则,但无肝外胆管扩张。

【影像诊断思路与鉴别诊断要点】

1. **原发性肝细胞肝癌**   平扫呈低密度,多期增强扫描由于肝癌主要由肝动脉供血,因此强化特点为动脉期强化明显,快进快出,在门静脉期、延迟期为低密度;肝内胆管扩张不常见,胆管癌常见近端胆管扩张。MRI 典型表现:病灶 T_1WI 呈低信号和 T_2WI 呈中等高信号,内部信号不均匀。增强后多呈动脉晚期强化,门静脉期和延迟期强化明显消退。门静脉受侵犯的特征表现为癌栓形成和门静脉主干及其分支扩张。临床大多有肝硬化病史、甲胎蛋白阳性。

2. **转移性肝脏肿瘤**   好发于中老年人,表现为原发病灶的症状或肝区疼痛;肝内多发类圆形低密度影,少数为单发;钙化少见,多为胃肠道黏液腺癌转移;T_1WI 低信号和 T_2WI 高信号,如坏死囊变 T_2WI 表现明显高信号影;CT 上呈中心低密度,边缘强化,外围低密度水肿带,典型表现呈"牛眼征"。

【知识链接】

ER 5-4-2

胆管细胞癌

3. **肝脓肿**   可单发或多发,也可为单房或多房。脓液在 CT 呈稍低密度,MRI 上 T_1WI 呈不同程度低信号,T_2WI 呈高信号。早期脓液内含有细菌、炎细胞、坏死物质及渗出物,较为浓稠,水分子扩散受限较明显,在 DWI 呈高信号,ADC 呈低信号,可见"环靶征""簇征"。

病例 5-4-3

【临床病史】

男性,45 岁,发现肝占位 1 年。

【影像学检查】

影像学检查见图 5-4-3。

【影像征象】

肝右后叶见类圆形低密度灶,CT 值约 38Hu,大小约 3.3cm×2.6cm,增强无明显强化。

【印象诊断】

肝血管平滑肌脂肪瘤(angiomyolipoma,AML)。

【相关知识】

肝血管平滑肌脂肪瘤由不同含量的脂肪组织、平滑肌和异常血管组织组成。约 6% 患者合并有结节性硬化,可与肾 AML 伴发,多数患者无任何临床症状。肝血管平滑肌脂肪瘤内脂肪含量为 5% ~ 90%,根据瘤内脂肪含量的不同分为 4 型:脂肪瘤型、肌瘤型、混合型、血管瘤型。

影像表现取决于瘤内脂肪含量及异常血管所占比例,通常边界清晰,无包膜,富血供肿瘤。①脂肪瘤型:脂肪成分以团块状表现为主,脂肪成分内见明显强化的血管影。②肌瘤型和混合型:增强后动脉期强化较明

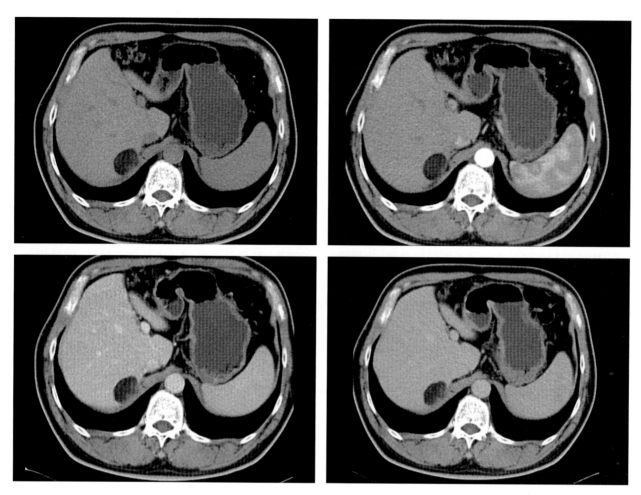

图 5-4-3 腹部 CT 平扫+增强

显,门静脉期仍有强化,表现为持续性强化。③血管瘤型:增强扫描见粗大的中心血管影或局部血管壁钙化。

【影像特征分析】

肝血管平滑肌脂肪瘤 AFP 无明显升高,病灶及病灶内脂肪分布无规律,早期及持续强化,多有粗大中心血管影,通常无包膜。

【影像诊断思路与鉴别诊断要点】

肝血管平滑肌脂肪瘤需要与其他肝内含脂病变鉴别:

1. **富脂型肝细胞肝癌** 患者多有肝炎及肝硬化基础,病灶多位于肝包膜下或邻近包膜。脂肪有明显偏于病灶边缘分布的趋势,也可弥漫分布。富脂型肝细胞肝癌具有普通 HCC 的典型强化方式,即"快进快出型",动脉期可见扭曲强化血管影及不规则的强化分隔。

2. **肝细胞腺瘤** 与正常肝组织分界清晰,外围有一低密度环包绕,密度多均匀,瘤内易伴发出血、坏死、脂肪变性等使 MRI 信号混杂、多变,35% ~ 77% 可见脂肪成分。属于肝内富血供肿瘤,增强后动脉期强化较肝细胞肝癌均匀,门静脉期和延迟期病灶持续强化,并可见明显强化包膜结构。

3. **局灶性脂肪变性** 多见于局灶性脂肪肝或弥漫性脂肪肝背景下,表现为肝内低密度结节影,无占位效应。增强扫描均匀强化,其强化形式与正常肝脏组织一致,病灶内有正常血管穿行。

【知识链接】

ER 5-4-1

富脂型肝细胞肝癌与肝血管平滑肌脂肪瘤鉴别诊断

病例 5-4-4

【临床病史】

男性,18 岁,"右上腹不适 2 天",体检发现肝右叶占位。实验室检查:血常规、生化全项、肿瘤指标、病毒八项均未见明显异常。

【影像学检查】

影像学检查见图 5-4-4。

【影像征象】

MRI 平扫发现肝右叶的类圆形肿块影,边界清晰,在 T_1WI 呈稍低信号,T_2WI 呈稍高信号,信号均匀,DWI 及 ADC 未见弥散受限。肿块内可见中央瘢痕,T_2WI 呈高信号,T_1WI 呈低信号,增强后动脉期实质部分均匀显著强化,门静脉期及平衡期与周围肝组织相比呈稍高信号。其中央瘢痕在动脉期无明显强化,门静脉及平衡期可见延迟强化。

【印象诊断】

肝脏局灶性结节增生(hepatic focal nodular hyperplasia,hFNH)。

【相关知识】

肝脏局灶性结节增生(hFNH)是一种肝内的再生性病变,是第二常见的肝脏良性肿瘤。大多数 hFNH 表现为直径小于 5cm 的实性肿块,青中年常见,好发于育龄期女性。发病原因尚不明确,可能与性激素代谢有关,可能与炎症、创伤等引起的局限性血供减少或畸形引起肝细胞萎缩和肝组织的代偿性增生有关。普遍认为是对这些结节中心的特征性异常动脉高血流灌注的增生(再生)反应。

hFNH 的临床症状不典型,多数无症状,不到 1/3 患者出现轻微的上腹部疼痛不适,多为偶然发现。hFNH 分为典型及非典型两种,典型 hFNH 是富血供实质性肿块,边界清楚,无包膜。实性部分由异常排列的肝细胞、Kupffer 细胞及毛细胆管组成。肿块内纤维间隔增生,纤维间隔向四周呈放射状将肝细胞分隔成结节状肿块。病灶中心具有星芒状纤维瘢痕组织,包含有异常厚壁供血动脉并有多个分支,通过纤维间隔向外分布。

【影像特征分析】

hFNH 典型的 CT 表现:平扫呈等低密度,部分大病灶显示中心部分的瘢痕结构呈更低密度,增强后动脉期均匀强化,门静脉期为强化部位密度下降到等密度或稍高密度。瘢痕组织在动脉期常无明显强化,门静脉期或平衡期延时强化。MRI 上实质部分在 T_1WI 为低或等信号,T_2WI 等或稍高信号,信号均匀;增强后动脉期实质部分均匀显著强化,门静脉期及平衡期与周围肝组织相比呈等信号。瘢痕在 T_2WI 高信号,T_1WI 低信号;瘢痕动脉期无明显强化,门静脉及平衡期延迟强化。注意,hFNH 中央的瘢痕并不是真正的纤维组织,是 T_2WI 高信号的小胆管和小血管。

【影像诊断思路与鉴别诊断要点】

hFNH 是肝内的富血供良性病变,需与其他富血供肿瘤鉴别。

1. **肝细胞腺瘤** 为富血供肿瘤,但强化稍弱,病灶中央瘢痕少见;如果有脂质存在,在 MRI 同反相位上显示最为清晰,反相位信号减低。

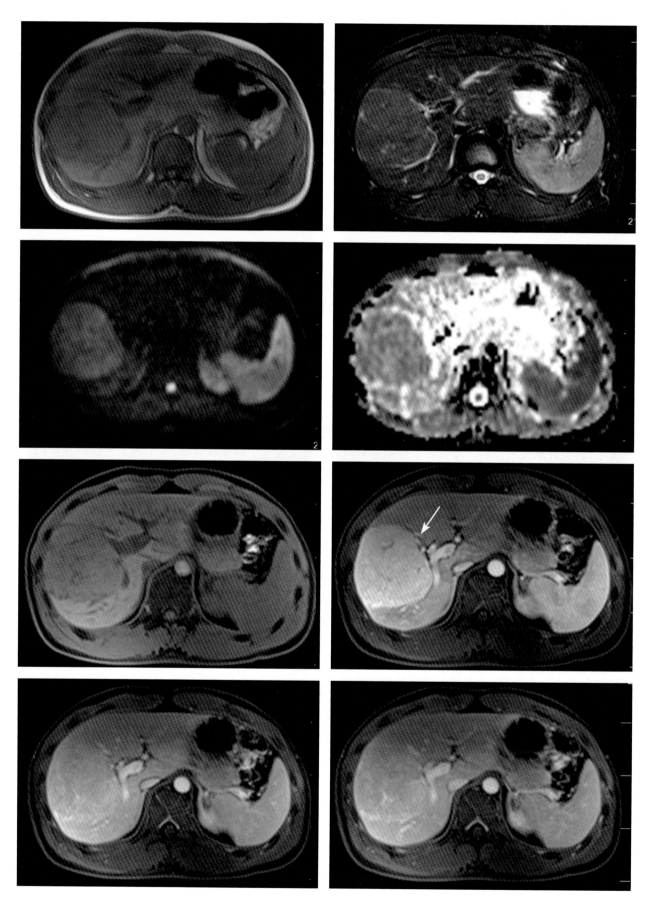

图 5-4-4 腹部 MRI 平扫+增强

2. 纤维板层型肝癌　表现为大的、不均质肿块,中心瘢痕主要由纤维成分构成。病灶在动脉期明显强化,在门静脉期廓清。中心瘢痕在 T_1WI、T_2WI 通常为低信号。其强化模式及中央瘢痕特征与本病例不同。

3. 海绵状血管瘤　在 T_1WI 呈均匀的低信号,T_2WI 呈均匀的高信号,呈典型的"灯泡征",对比增强后进行 T_1WI 动态扫描,肿瘤从边缘增强,逐渐向中央扩展,最后充盈整个肿瘤,形成高信号的肿块。强化方式与本例不同。

【知识链接】

ER 5-4-3

肝脏局灶性结节增生

病例 5-4-5

【临床病史】

男性,49 岁,因"腹胀 20 天,发现肝占位 4 天"收住入院。患者 20 天前出现无明显诱因腹胀不适,无明显恶心、呕吐,无腹痛、腹泻,未予特殊处理,腹胀及上腹部不适未见明显好转。

【影像学检查】

影像学检查见图 5-4-5。

【影像征象】

肝脏外形欠规整,肝缘可见波浪形改变,肝缘周围可见液体密度影,脾脏增大。肝右叶饱满,平扫显示密度不均,见片状低密度影。增强后动脉期可见门静脉分支及主干淡絮状显影,主干内见充盈缺损。门静脉主干及左右支管径增宽,内可见软组织密度影,周围多发侧支代偿血管。

【印象诊断】

弥漫浸润型肝癌伴门静脉癌栓形成。

【相关知识】

浸润型肝细胞肝癌占 HCC 病例的 7%~20%,通常被认为与乙型肝炎病毒感染有关。患者可有明显升高的 AFP(>1 000ng/ml),但对 HCC 的诊断准确性较差。患者 AFP 水平也可能正常(<20ng/ml)或仅轻度升高(<400ng/ml)。几乎所有浸润型 HCC 的肝脏都有潜在的肝硬化,可伪装成肝硬化结节,因此也被称为弥漫性 HCC 或肝硬化样 HCC。因为频繁的血管侵犯和侵袭性生物学行为有关,浸润型 HCC 预后较差。手术切除后存活率降低,患者通常接受局部区域或全身治疗。

浸润型 HCC 生长方式较组织学特点更具特征性,肿瘤结节明显,边界清晰。浸润型 HCC 是由单个原发肿瘤肝内转移而来,还是由多个独立肿瘤组成仍然存在争议。68%~100% 浸润型 HCC 伴门静脉癌栓形成,常常累及肝内外分支。

【影像特征分析】

由于弥漫性表现,动脉期轻微且不均匀的强化及静脉期不均匀的对比剂廓清,浸润型 HCC 很难从潜在的肝硬化中被识别。

动脉期表现为轻微的斑片状或粟粒样强化。静脉期相对于周围肝实质的低密度/信号仍然是浸润型 HCC 的有效特征,但对比剂廓清为不规则、不均匀的,且在浸润型 HCC 中较其他亚型更少见;在门静脉期和平衡期常为网格状表现。肝胆期肿瘤通常表现为低摄取。肿瘤弥漫浸润性生长特性及门静脉栓子的形成改变了肿瘤的灌注特征,从而掩盖了肿瘤,相对降低了动态增强成像对浸润型肝癌的显示。

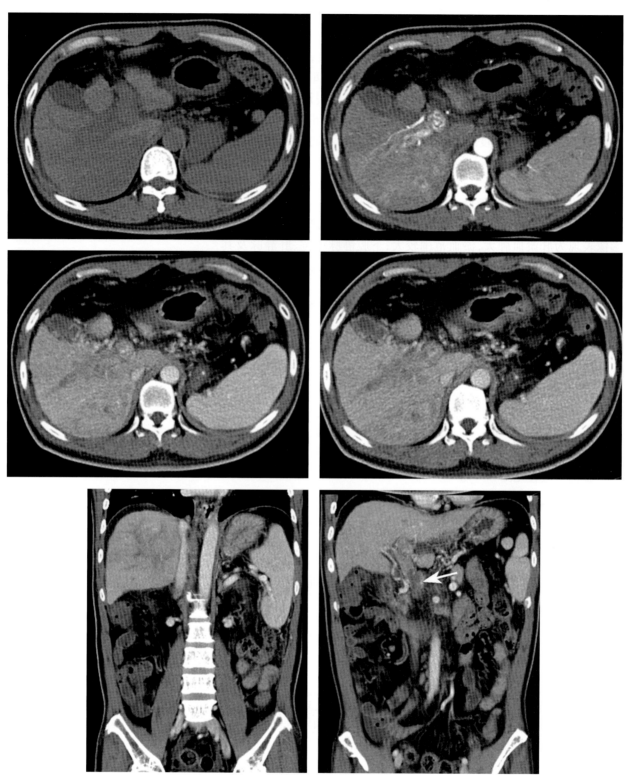

图 5-4-5　肝脏 CT 平扫+增强

DWI、T_1WI 和 T_2WI 更易将肿瘤与周围肝实质区分开来，T_2WI 呈中等不均匀高信号，T_1WI 呈均匀或不均匀低信号，DWI 呈高信号。

门静脉癌栓形成常影响到门静脉肝外、内分支。表现为门静脉扩张，增强后与相邻肿瘤类似的强化模式，8.1% 的病灶门静脉癌栓有动脉血供表现，即动脉化。癌栓可见弥散受限及 T_2WI 高信号，有时成为浸润型 HCC 的唯一特征。

【影像诊断思路与鉴别诊断要点】

1. 巴德-基亚里综合征发生于肝小叶下静脉以上,右心房入口以下肝静脉主干和/或肝段下腔静脉任何性质的阻塞,使肝脏出现肝窦淤血、出血、坏死等病理变化,最终导致窦后性门静脉高压症的临床综合征。肝叶比例失调,尾状叶体积增大。斑片状强化首先出现在肝门区、尾状叶,随着时间延长强化范围加大,延迟扫描时密度逐渐趋均匀。有部分患者门静脉期出现尾状叶扇形强化及尾状叶明显增大。

【知识链接】

ER 5-4-4

肝脏弥漫性病变随访

2. **淤血性肝病**　当患有充血性心力衰竭或心包疾病时,回心静脉压力的增高,导致肝静脉血液回流障碍,肝内中心静脉被动性充血,肝脏淤血性肿大,肝细胞萎缩、变形、坏死,并出现肝功能损害。影像表现为肝淤血肿大,淤血范围较大;下腔静脉增宽、肝静脉及其分支扩大,而门、脾静脉内径并不明显增加;心影增大、心包积液等。

二、肝脏血管性病变

病例 5-4-6

【临床病史】

女性,49 岁,因"左侧肋腹部隐痛 1 个月余"入院。

【影像学检查】

影像学检查见图 5-4-6。

【影像征象】

肝脏外形呈波浪状,左右叶大小比例失调,右叶体积缩小,肝实质密度不均,肝脏增强后灌注不均。下腔静脉肝段阻塞,纵隔内可见多支扩张交通静脉影,并收集腹盆腔回流血液,脊椎旁、主动脉两侧见扩张的奇静脉、半奇静脉,两侧肾静脉扩张,腹壁静脉迂曲扩张。

【影像诊断】

巴德-基亚里综合征。

【相关知识】

巴德-基亚里综合征(Budd-Chiari syndrome,BCS,布加综合征)指由于各种原因所致肝静脉和/或其开口以上段下腔静脉狭窄或阻塞,血液回流受阻,导致肝淤血,表现为门静脉和/或下腔静脉高压,是一种窦后性门静脉高压。门静脉高压症可分为 3 型:①肝前型,包括血栓形成(门静脉血栓形成、脾静脉血栓形成、门静脉海绵样变性)及门静脉或脾静脉受外来肿瘤或假性胰腺囊肿压迫或浸润,或门静脉癌栓。②肝内型(最多见),a. 窦前性,早期血吸虫病、先天性肝纤维化、特发性门静脉高压、早期原发性胆汁性肝硬化、胆管炎、肝豆状核变性;b. 窦型/混合型,肝炎肝硬化、酒精性肝硬化、脂肪肝、不完全间隔性纤维化、肝细胞结节再生性增生、晚期血吸虫病及胆管炎等;c. 窦后性,肝静脉血栓形成或栓塞、巴德-基亚里综合征等。③肝后型,下腔静脉闭塞性疾病、缩窄性心包炎、右心衰竭等。

巴德-基亚里综合征病因复杂,有明确的地域差异。无论何种病因,其组织病理学变化主要是血栓与隔膜形成;西方国家以肝静脉血栓性阻塞为主,多有明确病因。亚洲国家多以下腔静脉和肝静脉膜性病变为主。主要分为:①下腔静脉型(IVC),下腔静脉膜性阻塞、节段性阻塞、阻塞伴血栓形成;②肝静脉型

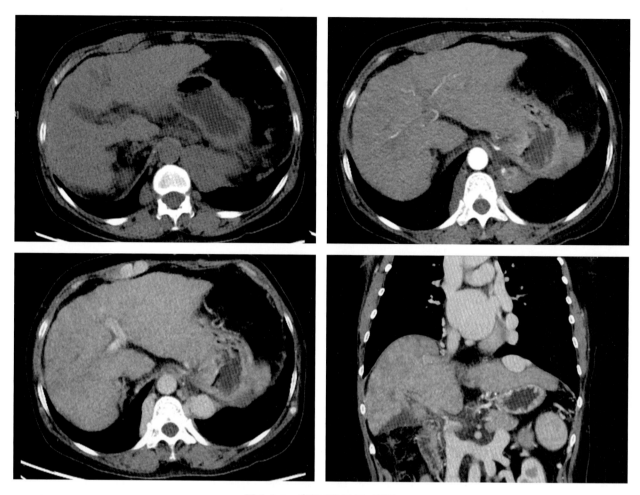

图 5-4-6　腹部 CT 平扫+增强

（HV），肝静脉局限性阻塞、广泛性阻塞、肝静脉和副肝静脉阻塞；③混合型，肝静脉和下腔静脉阻塞、阻塞伴副肝静脉代偿形成。

临床主要表现为腹痛、腹水、肝脾肿大三联征。

【影像特征分析】

急性期表现为肝脏肿大，密度减低。增强表现为肝门附近形成"扇形"强化，周边强化不明显。亚急性期/慢性期表现为肝脏体积缩小，尾状叶增大，肝脏周边或萎缩的肝叶可见斑片状、楔形、不规则低密度影。增强可见中央部斑片状强化，呈"地图"样，周边呈低密度区，延迟扫描密度逐渐趋向均匀，整个肝脏等密度。肝静脉、下腔静脉内可见血栓形成。肝内侧支血管通过包膜下血管与体循环（膈上-心包静脉、脐静脉）相交通；阻塞的肝静脉与未阻塞的肝静脉相交通。侧支血管表现为"逗号"样；或为迂曲粗大的血管影，走行无规律。肝外侧支循环发生率高达 95%；主要通过左肾静脉-半奇静脉通路、腰升静脉-奇静脉通路、腹壁浅静脉通路、膈下静脉-心膈周围侧支血管及副肝静脉通路来完成，最常见的为奇静脉和半奇静脉扩张。

下腔静脉数字减影血管造影（DSA）是诊断的"金标准"，能够明确梗阻位置与程度，明确侧支循环情况。

【影像诊断思路与鉴别诊断要点】

肝小静脉闭塞病（HVOD）是指由于肝窦内皮细胞和肝小静脉损害致肝窦流出道阻塞所引起的肝内窦后性门静脉高压。病因为摄入

【知识链接】

ER 5-4-5

布加综合征

"土三七"、干细胞移植、免疫抑制剂、化疗等。影像表现为第二肝门为中心围绕三支肝静脉和下腔静脉分布的"爪"形强化,肝内扩张静脉较少,侧支循环较少。

病例 5-4-7

【临床病史】

女性,60 岁。因"腹胀半个月,腹痛 2 天"入院。患者半个月前口服"中药(具体不详)"及不洁饮食后出现腹胀,呈持续性,伴恶心、呕吐,呕吐为喷射性,呕吐物为胃内容物,伴排便次数减少,大便为稀水便,伴尿量减少。既往有"2 型糖尿病"病史 10 年,平素口服重组人胰岛素(优泌林)降糖;有"高血压病"病史 5 年;"冠心病"病史数年。

【影像学检查】

影像学检查见图 5-4-7。

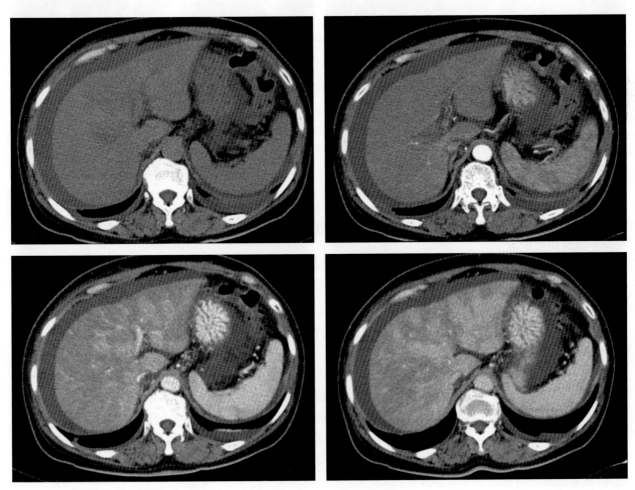

图 5-4-7　腹部 CT 平扫+增强

【影像征象】

肝脏外形规整,各叶比例在正常范围内,肝实质密度呈不均匀性减低,增强示肝实质强化程度不均匀,内见多发楔形、爪形强化程度减低区,以肝右叶为著。肝脾周围、胆囊窝及腹盆腔诸肠管间隙内可见多发片状液性无强化低密度影。

【印象诊断】

肝小静脉闭塞病。

【相关知识】

肝小静脉闭塞病是由于肝窦以及肝小叶中央静脉等肝内小静脉内皮细胞损伤,导致管腔狭窄或闭塞,肝窦血流回流障碍,从而引起肝内窦性门静脉高压症,以肝肿大、高胆红素血症、腹水、体重增加为主要临床特征。国内多见于食用含肝毒性吡咯双烷生物碱的中草药而发病,最常见于外伤后服用"土三七";国外多见于干细胞移植、恶性肿瘤放化疗后及肝移植后。

急性期肝窦内皮细胞损伤和脱落,纤维坏死物沉积,继而肝窦扩张淤血,肝细胞发生缺血、变性和坏死。临床表现为起病急,黄疸、疼痛性肝肿大及腹水。亚急性期肝中央静脉及小叶静脉内皮下纤维化,管腔狭窄、闭塞,临床表现为肝持续肿大、顽固性腹水、轻至中度肝功能损害、高胆红素血症。慢性期小结节性肝硬化;晚期部分继发门静脉纤维化和血栓。临床表现为门静脉高压。

【影像特征分析】

CT 平扫表现为肝肿大,密度不均呈斑片状或地图状改变;腹水(中大量)、胆囊壁水肿、轻度食管-胃底静脉曲张,甚至脾肿大及小肠壁增厚水肿等。MRI 平扫表现为肝肿大,T_1WI 信号不均匀减低,T_2WI 不均匀絮状及斑片状高信号;DWI 等或不均匀稍高信号。门静脉周围见高信号水肿带,T_2WI 见沿门静脉走行的条状高信号。增强扫描动脉期表现为肝动脉增粗、迂曲,肝实质可不强化或不均匀强化。门静脉期肝实质斑片样/地图样强化(以肝静脉小分支为中心),爪形强化,肝静脉显示不清,下腔静脉肝段变扁,管腔旁见低强化环。肝实质强化峰值减低、峰值时间延迟。延迟期低强化范围逐渐缩小,局部严重肝组织淤血及坏死区仍呈不规则低强化。

【影像诊断思路与鉴别诊断要点】

1. **巴德-基亚里综合征**　发生于肝小叶下静脉以上,右心房入口以下肝静脉主干和/或肝段下腔静脉任何性质的阻塞,使肝脏出现肝窦淤血、出血、坏死等病理变化,最终导致窦后性门静脉高压症的临床综合征。肝叶比例失调,尾状叶体积增大。斑片状强化首先出现在肝门区、尾状叶,随着时间延长强化范围加大,延迟扫描时密度逐渐趋于均匀。有部分患者门静脉期出现尾状叶扇形强化及尾状叶明显增大。

2. **淤血性肝病**　当患有充血性心力衰竭或心包疾病时,由于回心静脉压力的增高,导致肝静脉血液回流障碍,肝内中心静脉被动性充血,肝脏淤血性肿大,肝细胞萎缩、变形、坏死,并出现肝功能损害。影像表现为肝淤血肿大,淤血范围较大;下腔静脉增宽,肝静脉及其分支扩大,而门、脾静脉内径并不明显增加;心影增大、心包积液等。

【知识链接】

ER 5-4-4

肝脏弥漫性病变随访

三、肝脏代谢性疾病

病例 5-4-8

【临床病史】

女性,86 岁,因"胃大部切除术后 5 年,上腹痛 2 天"入院。既往身体状况较差,5 年前因"胃癌"行根治性全胃切除术,有"骨髓异常增生综合征"6 年,诉"血压升高"1 年,口服苯磺酸氨氯地平片 5mg/d,血压控制尚可;近 3 年有反复输血史,具体不详。

【影像学检查】

影像学检查见图 5-4-8。

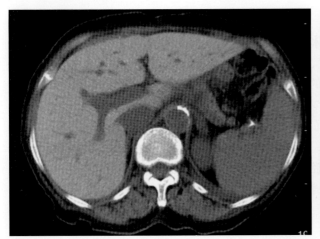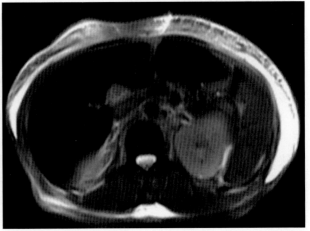

图 5-4-8 腹部 CT 平扫+MRI 平扫

【影像征象】

CT 平扫发现肝实质密度升高,MRI 可见肝实质 T_2WI 信号减低。

【影像诊断】

肝脏铁沉积。

【相关知识】

各种原因引起铁代谢混乱,使大量铁蛋白和含铁血黄素形成并沉积所致,严重者可致肝硬化,甚至肝癌。先天性铁代谢缺陷所致者称原发性(血色素沉着病),其他疾病所致者为继发性(原因包括肝硬化、骨髓增生异常综合征、地中海贫血、外源性摄取增加、输液、多次输血等)。

【影像特征分析】

CT 表现为弥漫性肝实质密度升高,CT 值>75Hu,可达 132Hu。铁沉积导致 T_1、T_2,尤其是 T_2^* 时间缩短,在 SE 序列表现为 T_1WI 肝实质信号升高,T_2WI 信号减低。GRE 序列 T_2WI 最敏感。T_1WI 同相位较反相位信号减低。

【影像诊断思路与鉴别诊断要点】

脂肪肝　CT 表现为肝实质密度减低,MRI T_1WI 反相位较同相位信号减低。

【知识链接】

ER 5-4-4

肝脏弥漫性病变随访

第五节 胆道疾病

病例 5-5-1

【临床病史】

男性,61 岁,因"中上腹痛 10 小时"入院。

【影像学检查】

影像学检查见图 5-5-1。

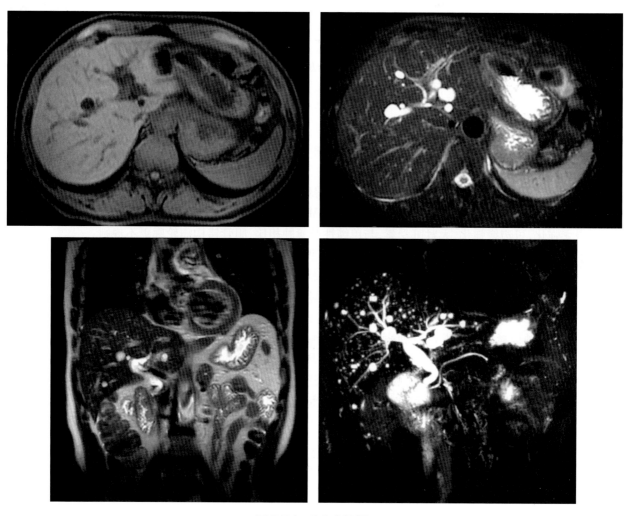

图 5-5-1 腹部 MRCP

【影像征象】

肝内胆管可见多发小囊状扩张,境界较清,且与胆道树相通,其周边肝实质内可见条状及斑点状 T_2WI 稍高信号影。胰腺段以上肝外胆管扩张,最宽处约 1.2cm,内未见明显异常信号影。MRCP:胆囊未见明确显示。肝内胆管局部呈囊样扩张。胰腺段以上肝外胆管稍扩张,最宽处约 1.2cm,内未见明显负性影。胰管显影。

【影像诊断】

卡罗利病（Caroli 病）。

【相关知识】

Caroli 病为先天性肝内胆管扩张，儿童青少年多见。本病可合并肾脏囊性病变（尤其是髓质海绵肾），可进展为胆管癌。组织学上分为 2 型：Ⅰ型（单纯型），①肝内胆管节段性扩张；②无肝硬化及门静脉高压；③可合并胆管炎、胆结石；④活检肝实质正常；⑤多位于肝实质。Ⅱ型（复杂型，亦称为 Caroli 综合征），①肝内胆管弥漫性扩张；②伴有先天性肝纤维化，导致肝硬化及门静脉高压，可伴有髓质海绵肾；③可合并胆管炎、胆结石及胆管癌；④活检可见肝纤维化；⑤多位于肝门附近。

【影像特征分析】

CT 表现为肝内多发、大小不等、无强化的囊性病灶，可与胆管相连。增强扫描可发现囊状扩张中央有明显的点状、条状强化，称为"中央点征"与"索条征"，病理上为沿扩张胆管走行的门静脉分支，为此病的特征性征象。MRCP 示扩张的囊区与胆管相通，囊区及胆管同时显影，肝内胆管扩张但无胆道梗阻。而单纯性多发性肝内囊肿与胆道不相通。

【影像诊断思路与鉴别诊断要点】

1. **肝囊肿** 起源于肝内迷走胆管的滞留性囊肿，不与胆管相通，可继发出血、感染、破裂，单房或多房，无强化。

2. **胆管错构瘤** 胚胎期肝内细小胆管发育障碍错构性病变，由多发分支状扩张胆管与纤维基质构成，与胆道树不相通，通常没有临床症状。在 CT 和 MRI 中，表现为肝内多个小（直径多<1.5cm）囊性病变，增强无强化，可边缘强化，无肾脏受累，与单纯性肝囊肿相比，胆管错构瘤轮廓更不规则。

3. **胆管黏液性肿瘤** 胆管细胞肿瘤特殊病理类型，癌前病变，以分泌黏液为特征。2010 WHO 将其分为黏液性囊性肿瘤（MCN）、黏液性导管内乳头状肿瘤（M-IPN），后者更易恶变，影像上很难鉴别两者。影像学表现常单发，界清，有包膜，内有分隔和壁结节，囊液因蛋白浓度不同、出血表现为不同密度/信号，壁结节及分隔可见不同程度延迟强化。出现厚分隔、粗大钙化、息肉样赘生物提示恶变。

4. **原发性肿瘤囊变** 原发性肝肿瘤的囊性亚型是非常罕见的，通常与不成比例的生长或全身和局部治疗后的内部坏死有关。肝脏原发肿瘤中，HCC 可以自发性或治疗后出现瘤内广泛的出血坏死而呈囊性改变。良性肿瘤或肿瘤样病变也有少数发生显著囊变的报道，如巨大海绵状血管瘤等。

【知识链接】

ER 5-5-1

肝脏囊性病变

5. **囊性转移瘤** 转移瘤发生显著囊变时称为囊性转移瘤，多发或单发圆形囊样灶，边缘光整，可有壁结节，少数也可有分叶。增强囊壁及壁结节有强化，囊内无强化。

6. **肝脓肿** 可单发或多发，也可为单房或多房。脓液在 CT 表现为呈稍低密度，MRI 表现为 T_1 呈不同程度低信号，T_2 呈高信号。早期脓液内含有细菌、炎细胞、坏死物质及渗出物，较为浓稠，水分子扩散受限较明显，DWI 呈高信号，ADC 呈低信号，可见"环靶征""簇征"等。

病例 5-5-2

【临床病史】

女性，57 岁，"体检发现胆囊结石 1 个月，右上腹部疼痛 4 天"。患者 1 个月前体检，腹部 B 超提示胆囊结石,无特殊症状未予处理,4天前无明显诱因下出现右上腹部疼痛不适,为持续性胀痛,自服头孢类药物抗炎治疗无好转,门诊拟"胆囊结石伴慢性胆囊炎"收住入院。

【影像学检查】

影像学检查见图5-5-2。

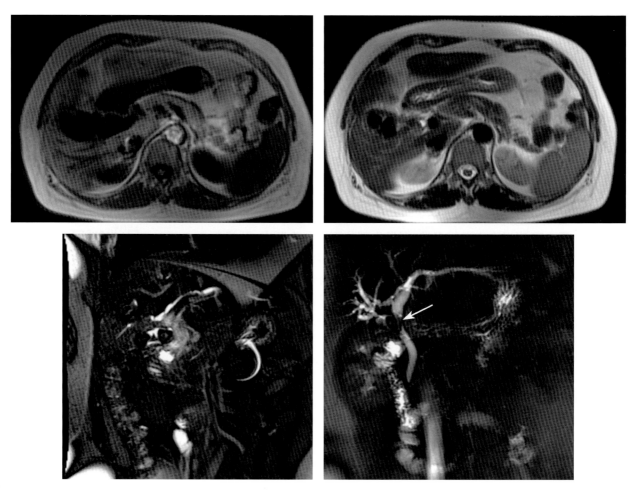

图5-5-2 腹部MRCP

【影像征象】

胆囊壁增厚,内充满多发结节样充盈缺损,邻近肝外胆管上段局部明显受压变窄(箭头所示),其以上肝内外胆管扩张。

【影像诊断】

米里齐综合征(Mirizzi综合征)。

【相关知识】

Mirizzi综合征指胆囊管或胆囊颈部结石嵌顿,合并炎症,进而压迫胆总管或肝总管导致胆管狭窄(甚至形成胆囊胆管瘘),进而引起以胆管炎、阻塞性黄疸、胆绞痛为特征的临床综合征。

病因:胆囊管开口过低或平行于肝总管;相邻两管壁有缺如,仅间隔一层覆有胆管上皮的薄纤维膜。有时周围组织形成一鞘样结构,将胆囊管与肝总管一并包裹在内。这样的解剖结构使得结石一旦嵌顿在胆囊管中,就很容易压迫肝总管使之狭窄,甚至形成瘘。

Nagakawa 分型(1997 年):Ⅰ型,胆囊颈部或胆囊管结石嵌顿引起肝总管狭窄;Ⅱ型,胆囊颈部或胆囊管结石导致其与肝总管间形成胆囊内瘘;Ⅲ型,胆囊管与肝总管汇合部结石引起肝总管狭窄;Ⅳ型,胆囊颈或胆囊管无结石,而是胆囊的炎症反应引起肝总管狭窄。

临床表现:以阻塞性黄疸为主要症状,常无特异性,可见上腹痛、黄疸、发热、胆管炎等急性发作期症状,也可见于并无明显急性症状的相对静止期。患者病程较长,临床症状逐渐加重,是胆囊结石的一种少见并发症。

【影像特征分析】

CT 表现:胆囊颈增宽,胆囊结石伴邻近肝总管或胆总管受压,受压以上水平胆管扩张;肝门区扩张的胆管壁增厚以及肝门区各结构之间的脂肪间隙显示模糊和消失征象,后者是由于胆囊颈或胆囊管嵌顿结石引起胆囊管扩张、扭曲和胆囊周围炎的表现,通常无肝门部及腹主动脉周围淋巴结肿大、无肝脏转移等恶性肿瘤的影像表现,但可有胆囊床的炎性浸润。

MRCP 典型表现:发现肝总管或胆囊管因胆囊颈嵌顿结石以致狭窄,并向左侧移位,偏侧性充盈缺损,狭窄边缘光滑则考虑诊断。

【影像诊断思路与鉴别诊断要点】

胆管癌 50 岁以上中老年多见,据发生部位不同分为肝内、肝门部和中下段胆管癌,以肝门部最常见,肝内少见。临床表现为梗阻性黄疸,进行性加重,常伴上腹部不适或胀痛。典型表现:肝门区软组织肿块影或胆管壁局限性或环形增厚,肿块以上部位胆管梗阻扩张,管腔形态不规则,肝内胆管常显著扩张,呈"软藤样"改变,增强后肿块可见强化。

病例 5-5-3

【临床病史】

女性,75 岁,因"上腹部疼痛 5 个月"入院。患者 5 个月前无明显诱因出现右上腹疼痛,为锐痛,不能忍受,不向他处放射,对症治疗后未进一步处理。现再次发作,无发热、寒战,无恶心、呕吐,无胸痛、濒死感,无腹泻、便秘,无呕血、血便,无尿频、尿急;发现胆囊结石 10 年,未予手术治疗。

【影像学检查】

影像学检查见图 5-5-3。

【影像征象】

胆囊增大,胆囊壁弥漫性增厚,内可见结节样致密影。胆囊壁增强可见点状低强化区(箭头所示)。胆囊周围脂肪间隙模糊。

【影像诊断】

黄色肉芽肿性胆囊炎。

【相关知识】

黄色肉芽肿性胆囊炎是少见胆囊炎性疾病,60~70 岁老年女性多见。发病机制为胆囊结石、胆汁淤积等因素作用导致罗-阿窦破裂,胆汁进入胆囊壁,降解为胆固醇及脂质,巨噬细胞吞噬脂肪形成泡沫细胞,

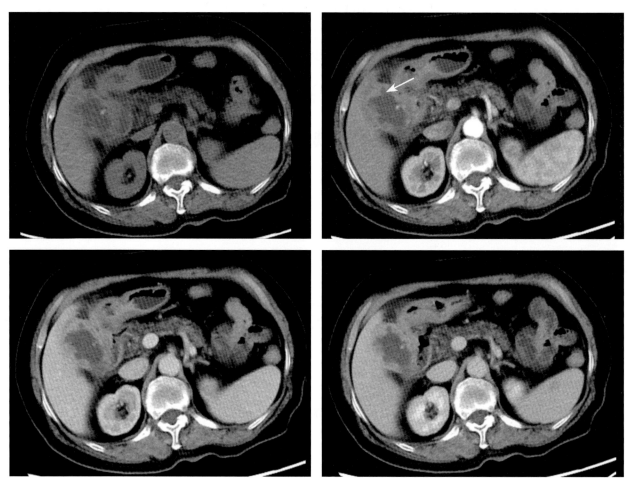

图 5-5-3　腹部 CT 平扫+增强

炎症机化,纤维细胞增生,形成黄色肉芽肿。病理学表现为以慢性炎症为基础,泡沫细胞为特征的黄色肉芽肿形成,周围脂肪、肝组织可被浸润,邻近器官如结肠、十二指肠可被累及,伴发脓肿及瘘管形成,部分报道胆囊癌可共存。

【影像特征分析】

胆囊壁局限性、弥漫性增厚,以弥漫性增厚为主,增厚的胆囊壁内可见低密度区。增强可见"夹心饼干征",即胆囊浆膜面和黏膜面强化较明显,而肌层则明显减弱,增强三期中以门静脉期更明显。中间黄色肉芽肿不强化呈低密度影(因为富含脂质或胆固醇)。多发肉芽肿的存在,将薄层肌层连同黏膜层推向胆囊腔,CT 显示为密度较高的线状影,称为黏膜线,此黏膜线可完整显示也可局部显示,类似于胆囊的局部分割。绝大多数病例伴胆囊结石或胆总管结石。

通常无肝门部及腹主动脉周围淋巴结肿大、无肝脏转移等恶性肿瘤的影像表现,但可有胆囊床的炎性浸润。较重的黄色肉芽肿性胆囊炎可与胃肠等形成致密粘连,分界不清,甚至形成内瘘,这难以与胆囊癌区分。增厚胆囊壁内低密度结节是黄色肉芽肿性胆囊炎的特异性 CT 表现。

【影像诊断思路与鉴别诊断要点】

1. **胆囊癌**　60 岁以上女性多见,早期无症状,常合并慢性胆囊炎、胆囊结石,癌胚抗原(CEA)、糖类抗原 19-9(CA19-9)升高。发病始自胆囊黏膜,多伴有黏膜的大量破坏。胆囊壁弥漫或局限性增厚,

【知识链接】

ER 5-5-3

黄色肉芽肿性胆囊炎

可见息肉样肿块,广基底与胆囊壁相连,可侵犯肝门、胰腺。

2. 胆囊腺肌瘤　女性多见,病因不明;右上腹部不适或无症状。内外壁光整,壁内见多发憩室(罗-阿窦),内含胆汁,相对局限,以胆囊底为主,囊相对小、少,囊腔小、光整。

3. 胆囊炎　右上腹部持续性绞痛、阵发性加剧,向右肩或背部放射;可伴有发热、寒战、恶心、呕吐。胆囊增大或者缩小,胆囊壁弥漫性、向心性肥厚;大多患者可见胆囊结石,胆囊窝积液。

第六节　胰　腺　疾　病

一、胰腺炎性疾病

病例 5-6-1

【临床病史】

男性,53 岁,上腹痛 4 天,加重 2 天。

【影像学检查】

影像学检查见图 5-6-1。

【影像征象】

胰腺体积肿大,周围脂肪间隙模糊,增强扫描胰腺实质强化不均匀,可见斑片状低强化区,胰腺周围及腹腔内可见散在片絮状渗出影。

【印象诊断】

急性胰腺炎(acute pancreatitis,AP)。

【相关知识】

AP 是指多种病因引起的胰酶激活,继以胰腺局部炎性反应为主要特征,伴或不伴有器官功能改变的疾病。女性多见,好发于 20~30 岁青年。病因包括胆石症、长期酗酒、高脂血症、高钙血症、穿透性消化性溃疡、外伤等。临床表现为中上腹痛,向背部放射;发热、恶心、呕吐,呕吐出现在腹痛后。体征为上腹部压痛、反跳痛及肌紧张;严重者低血压、休克及多脏器功能衰竭;实验室检查示白细胞计数(WBC)升高,血尿淀粉酶升高。

2012 年修订版 Atlanta 分类要求,诊断急性胰腺炎一般需要符合以下 3 点中的 2 点:①具有急性胰腺炎特征性腹痛;②血清淀粉酶和/或脂肪酶高于正常值上限 3 倍;③急性胰腺炎特征性影像学表现。

在病理生理学上,急性胰腺炎分为早期和晚期。早期阶段发生在发病后的第一周,表现为全身性炎症反应。此时,临床严重性和治疗主要根据器官衰竭的类型和程度来确定。晚期通常在第二周开始,可以持续数周至数月,仅在中度或重度胰腺炎患者中发生,其定义为持续性器官衰竭和局部并发症。

【影像特征分析】

修订版 Atlanta 分类将急性胰腺炎分为两类:间质水肿性胰腺炎(IEP)和坏死性胰腺炎。①IEP 更常见,指胰腺炎为非坏死性炎症。IEP 在增强 CT 或 MRI 扫描时,因为水肿原因可较正常胰腺强化程度低,但不会出现无强化区。IEP 多表现为胰腺体积局限或弥漫性增大,周围可见条状胰周炎症或少量液性密度。可合并胰腺假性囊肿。②坏死性胰腺炎,"坏死"包括同时累及胰腺及其胰周组织、局限胰腺实质、局限胰周组织 3 类,除了有水肿性胰腺炎的表现外,还常见胰腺密度不均,坏死灶呈略低密度而出血呈略高密度。可合并急性胰腺周围液体积聚、急性坏死物积聚、包裹性坏死。

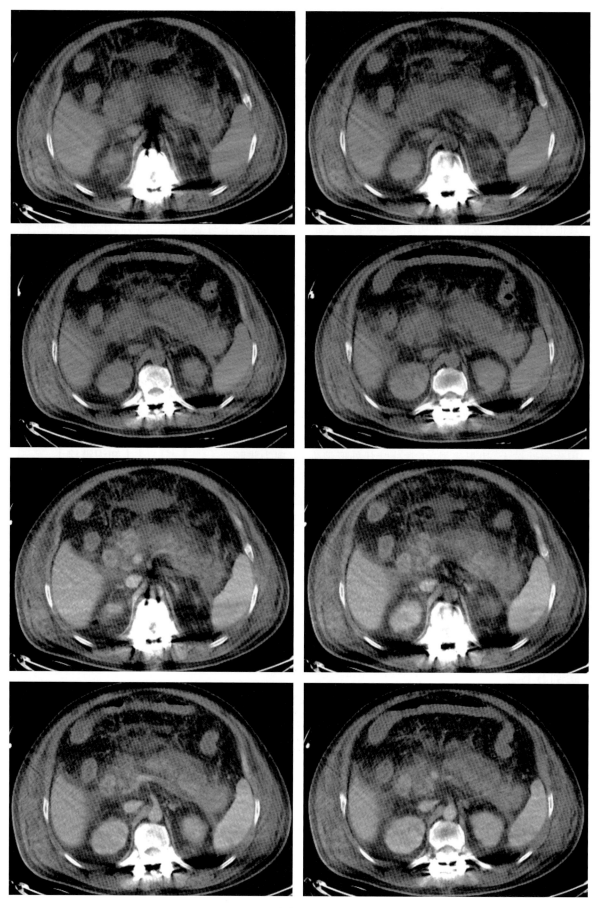

图 5-6-1　腹部 CT 平扫+增强

胰腺假性囊肿仅见于间质水肿性胰腺炎,发生在胰腺外周,不累及胰腺实质,囊壁通常较薄且均匀,内部仅含液体。水样低密度影或均匀长 T_1、长 T_2 信号(合并出血时例外),增强无强化。

急性坏死物积聚是在胰腺坏死或胰周脂肪坏死后出现的包含数量不等的液体和坏死组织积聚,仅发生在急性坏死性胰腺炎。可在不同部位出现不同程度、不均匀的非液体密度影(有部分在病早期可呈均匀密度),积聚周围没有壁包裹,胰腺内和/或胰腺外都可累及。

包裹性坏死仅见于急性坏死性胰腺炎,胰腺外周和胰内同时受累,囊壁通常较厚且厚薄不均。表现为囊内液体包裹不同量的脂肪碎片或胰腺组织碎片混杂表现;坏死物通常在 CT 上呈等低密度影,MRI T_2WI 抑脂为低信号,增强后无强化。

其他局部并发症包括胸腔积液、胃流出道梗阻、消化道瘘、假性囊肿出血、脾静脉/门静脉血栓、坏死性结肠炎。

其他全身并发症包括器官功能衰竭、全身炎症反应综合征、全身感染、腹腔内高压/腹腔间隔室综合征、胰性脑病。

【影像诊断思路与鉴别诊断要点】

胰腺炎特征性较强,结合临床表现和实验室检查,不难做出诊断,但需要与以下疾病进行鉴别:

1. **沟槽状胰腺炎**　主要表现为餐后腹痛,同时可伴有恶心、呕吐、体重进行性下降,通常不合并黄疸、脂肪泻、糖尿病等症状。当年龄为 40~50 岁男性,既往有慢性饮酒病史的患者出现上述症状时,则应高度警惕存在沟槽状胰腺炎的可能。CT 胰腺沟槽部可见板层状软组织密度影,界线不清,增强后病灶延迟强化。

2. **自身免疫性胰腺炎**　IgG_4 相关性硬化性疾病发生在胰腺上的表现,是以胰腺肿大和胰管不规则狭窄为特征的一种慢性炎症过程。常合并有其他自身免疫性疾病。胰腺体积弥漫性扩大,边界光滑,正常分叶状外形消失,表现为腊肠征。

【知识链接】

ER 5-6-1

急性胰腺炎随访

3. **胰头癌**　CT 表现为胰头部不规则肿块影,强化明显,MRI 及 MRCP 可见胰腺萎缩、胰管串珠样改变及胰管截断征。约 80% 患者糖类抗原 19-9(CA19-9)、CA242 升高。血管造影可见胰头部血管网丰富,且被肿物浸润包绕。

4. **胰腺黏液性囊腺瘤/癌**　主要与胰腺后期假性囊肿进行鉴别。黏液性囊腺瘤好发于 40~50 岁的女性,多位于胰腺体尾部,呈现单个或多个大囊,不与胰管交通,当囊内出现壁结节,囊壁出现钙化及软组织肿块时提示黏液性囊腺癌。

病例 5-6-2

【临床病史】

男性,30 岁,"右上腹痛 1 周"。

【影像学检查】

影像学检查见图 5-6-2。

【影像征象】

胰头明显肿胀增大,与十二指肠分界不清,十二指肠降部壁增厚,内侧壁见小片状低密度影,胰头及十二指肠降部间见条片状低密度分隔,胰头周围及十二指肠周围可见片絮状模糊渗出影及液体密度影,境界欠清;胰腺体尾部形态密度未见明显异常。

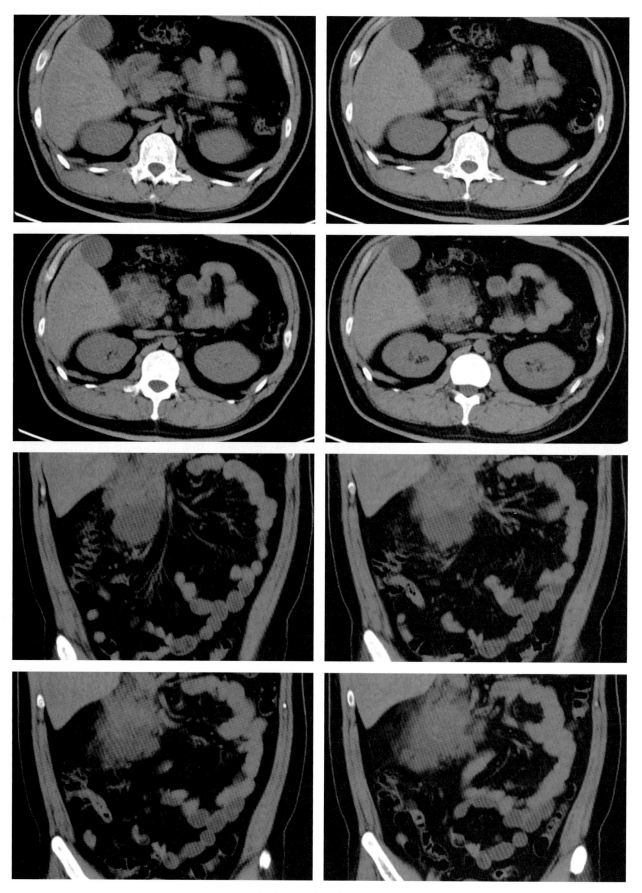

图 5-6-2　腹部 CT 平扫

【印象诊断】

沟槽状胰腺炎（groove pancreatitis，GP）。

【相关知识】

沟槽状胰腺炎（GP）是一种慢性局限性胰腺炎，多见于有长期大量饮酒史的中年男性。其发生于胰头背侧、十二指肠降部和胆总管之间的解剖区域，即所谓的沟槽状区域。该区域间有淋巴组织和血管走行，若该区域有炎症所致的瘢痕组织形成则可导致血管、淋巴系统、胆总管及十二指肠受压。

各种原因所致的十二指肠副乳头解剖学异常或功能性障碍，使胰液经副胰管排出不畅，是 GP 的主要发病机制。病因包括消化道溃疡、胃酸分泌过多、胃部分切除、十二指肠壁真性囊肿、十二指肠壁内异位胰腺、胰液引流不畅、胰腺分裂。长期大量饮酒可能是 GP 发生的诱发因素。

GP 无特异性的临床症状，主要为体重减轻、上腹部疼痛以及由于十二指肠狭窄、十二指肠动力减弱及胃排空能力下降所致的餐后恶心、呕吐。当病灶累及胆总管，合并胆总管下段狭窄时，可出现黄疸，但较少见。有些患者表现为复发性急性胰腺炎，而有些患者症状同慢性胰腺炎相似。症状可以持续数周到数年不等。血清胰酶（淀粉酶、脂肪酶及弹力蛋白酶）可有轻度升高，也可正常。

【影像特征分析】

GP 可分为单纯型和节段型：①单纯型，病变仅累及胰十二指肠沟，胰腺实质及主胰管未受累；②节段型，病变累及沟部和胰头，伴主胰管狭窄、近段胰管扩张，沟内可见纤维瘢痕。

CT 表现：平扫时沟槽部可见板层状软组织密度影，界线不清。增强后病灶延迟强化，即动脉期由于有大量纤维组织形成而呈相对的低密度灶，延迟期病灶延迟增强，这可能是由纤维组织增生压迫血管影响局部血供或异位胰腺营养不良造成。十二指肠表现包括壁增厚、壁内囊肿、肠腔狭窄。邻近胰腺组织密度减低；节段型 GP 主胰管轻度扩张、胆总管下段狭窄，但胰周血管较完整，没有血栓形成及浸润等改变。

MRI 表现：T_1WI 多呈低信号，形态不规则，有时信号可不均匀；T_2WI 病变信号多变，主要与其所处病程有关。急性期、亚急性期由于局部水肿呈高信号，慢性期因纤维化呈低信号；增强病变以延迟强化为特征；十二指肠、胰腺、胆管、胰管改变同 CT，但 MRI 更敏感。节段型 GP 的 MRCP 可见胆总管、主胰管末梢较长的细管状狭窄或光滑的渐进性狭窄，近段扩张不显著。

【影像诊断思路与鉴别诊断要点】

节段型 GP 同胰头癌的临床表现和影像学特征较相似，故两者的鉴别诊断较为困难。由于两者的相似性，对诊断为 GP 的患者进行密切随访是十分有必要的，长期饮酒史提示 GP 可能。鉴别诊断包括：

1. 胰头癌 CT 表现胰头部不规则肿块影，强化明显，MRI 及 MRCP 可见胰腺萎缩、胰管串珠样改变及胰管截断征。约 80% 患者 CA19-9、CA242 升高。血管造影可见胰头部血管网丰富，且被肿物浸润包绕。

2. 胰腺炎 急性起病，淀粉酶高，特征性的胰腺和胰腺周围渗出表现，常发生于暴饮暴食后或继发于胆管末端梗阻。

3. 自身免疫性胰腺炎 IgG_4 相关性硬化性疾病发生在胰腺上的表现，是以胰腺肿大和胰管不规则狭窄为特征的一种慢性炎症过程。常合并有其他自身免疫性疾病。胰腺体积弥漫性扩大，边界光滑，正常分叶状外形消失，表现为腊肠征。

4. 十二指肠癌 临床表现为出血、黄疸、腹部肿块和梗阻；CEA、CA19-9 不同程度升高；病变呈团块或偏心性肠壁局限性增厚，密度、信号不均，轻中度强化，周围血管或器官受侵，胆总管截断，近段扩张明显。

5. 胆总管下端癌 胆总管壁偏心性不均匀增厚，常有结节肿块

【知识链接】

胰腺炎的影像评估

形成,增强后动脉期边缘性中等强化,逐渐向中心充填。

病例 5-6-3

【临床病史】

男性,72 岁,体检发现胰腺体部饱满。

【影像学检查】

影像学检查见图 5-6-3。

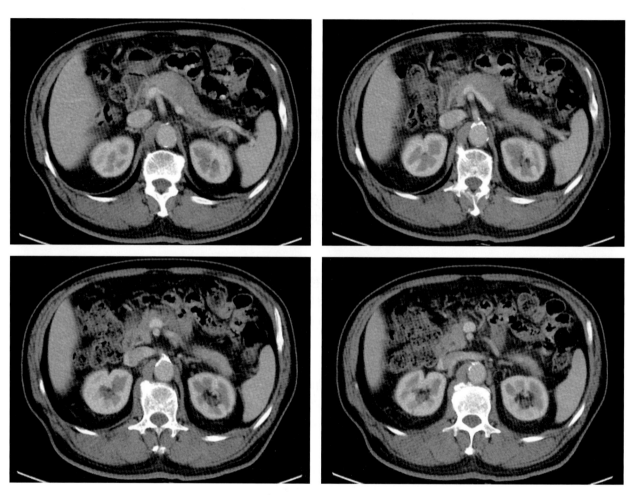

图 5-6-3　腹部 CT 增强

【影像征象】

胰腺体部见软组织密度,大小约 3.8cm×2.3cm,增强低于正常胰腺组织。远端胰管扩张。

【印象诊断】

IgG₄ 相关性自身免疫性胰腺炎(IgG$_4$-related autoimmune pancreatitis,IgG$_4$-AIP)。

【相关知识】

IgG$_4$ 相关性疾病(IgG$_4$-related disease,IgG$_4$-RD)是一种以血清 IgG$_4$ 升高,大量淋巴细胞和 IgG$_4$ 阳性

浆细胞广泛浸润多组织器官为主要特点的慢性炎性伴纤维化疾病(2006 年根据其组织病理学中有纤维化改变而将其命名为 IgG$_4$ 相关性硬化性疾病)。可累及各个脏器,最常见的是胰腺。

IgG$_4$ 相关性自身免疫性胰腺炎(IgG$_4$-AIP)是 IgG$_4$ 相关性硬化性疾病的胰腺表现,属于 1 型 AIP(2 型 AIP 为特发型导管中心性胰腺炎)。其特征在于 IgG$_4$ 阳性浆细胞的导管周围浸润,导管周围和小叶间纤维化,导致胰管弥漫性狭窄和腺泡萎缩。

IgG$_4$-AIP 多发生于 60~70 岁男性(男女比例约≥2:1),临床表现包括上腹不适或轻微腹痛、梗阻性黄疸、体重减轻、脂肪泻及糖尿病。

常见类型:①弥漫性,最常见,胰腺弥漫性肿大失去正常"羽毛状"结构,外缘平直呈"腊肠"状。②局灶性,局灶性肿块,常累及胰头,无胰腺或胰周炎性改变,上游胰管轻度扩张(需与胰腺肿瘤鉴别);也有部分仅累及背侧胰腺或胰尾,一般不会表现出黄疸。③多灶性,少见,多发病灶,随着时间延长可以表现为病灶增大融合从而演变至典型弥漫性表现。

【影像特征分析】

1. **主要表现** 胰腺肿大,表现为弥漫性、局灶性及多灶性肿大;胰腺失去正常"羽毛状"结构,外缘平直呈"腊肠样"改变;当出现局灶性肿大时,局部呈肿块样改变(需与胰腺癌鉴别);CT 平扫呈低密度,MRI 平扫 T$_1$WI 呈低信号,T$_2$WI 呈稍高信号,增强扫描早期呈低强化,强化幅度低于胰腺实质,延迟期呈中等程度的延迟强化。可见假包膜形成,胰腺周围可见"胶囊样"("包壳样")低密度或低信号环(病灶边缘的纤维组织)。

主胰管弥漫性或节段性不规则狭窄,可以表现为单段狭窄或者多段狭窄,主胰管不规则狭窄(长度>3cm),上游胰管轻度扩张(管径<5mm)。弥漫性 AIP 胰腺弥漫性肿大,可见胰管不显示或仅有胰尾部分显示。局灶性 AIP 可见胰管走行于病灶内穿透肿块("胰管穿通征"或"导管穿行征"),为与胰腺癌鉴别要点。

2. **其他征象**

(1) 胰尾回缩:胰尾突然变钝或回缩,胰尾向内卷入或似胰尾切除。

(2) 胰周静脉狭窄:静脉壁及其周围组织淋巴浆细胞浸润、纤维化所致阻塞性炎性改变;表现为胰周脾静脉受累,脾静脉不显影或不规则管腔狭窄,脾肿大,区域性门静脉高压,胃周围较多增粗迂曲代偿血管,脾静脉肠系膜上静脉门静脉汇合处管腔变细。

3. **胰腺外组织受累**

(1) 胰腺周围软组织及腹膜后组织:肠系膜上动脉周围软组织密度影围绕,腹膜后纤维化。

(2) 胆管受累:最常累及胆总管胰腺段,呈鸟嘴样狭窄,管壁均匀增厚,延迟强化,上方肝内外胆管扩张;常合并 IgG$_4$ 相关性硬化性胆管炎,胆管壁环形增厚呈连续性,管腔狭窄,外缘光滑,伴上游胆管扩张,增强扫描示受累胆管壁延迟均匀强化。

(3) 胆囊受累:胆囊增大,胆囊壁增厚伴延迟强化。

(4) 肾脏受累:双肾结节状或楔形病灶,增强扫描呈低强化。

【影像诊断思路与鉴别诊断要点】

IgG$_4$ 相关性胰腺炎是 IgG$_4$ 相关性硬化性疾病的胰腺表现,主要影像特点为胰腺腊肠样肿胀、胶囊征、胰管穿通征。局灶性 AIP 需要与胰腺癌鉴别,以防不必要的手术。主要的鉴别诊断包括:

1. **胰腺炎** 急性起病,淀粉酶高,特征性的胰腺和胰腺周围渗出表现,常发生于暴饮暴食后或继发于胆管末端梗阻。

2. **胰腺癌** 病灶无假包膜,境界欠清,呈分叶状;乏血供肿瘤,增强扫描表现为不均匀低强化,无延迟强化;病灶处胰管截断,远端胰管扩张>5mm(梗阻性黄疸);胰头处病变可出现"双管征",胆总管截断;邻近血管受侵,周围淋巴结肿大;CA19-9 明显升高。

3. **沟槽状胰腺炎** 主要表现为餐后腹痛,同时可伴有恶心、呕吐、体重进行性下降,通常不合并黄疸、脂肪泻、糖尿病等症状。年龄在 40~50 岁男性,既往有慢性饮酒史的患者出现上述症状时,则应高度警惕存在沟槽状胰腺炎的可能。CT 胰腺沟槽部可见板层状软组织密度影,界线不清,增强后病灶延迟强化。

4. **胰腺神经内分泌肿瘤**　少见,功能性多数较小,形态规则,非功能性多数较大,常伴出血、囊变、钙化;增强扫描动脉期明显强化,强化高于正常胰腺组织。

5. **血液系统恶性肿瘤累及胰腺**　弥漫大 B 细胞淋巴瘤最常见,多为继发或见于免疫功能低下者,影像上无慢性胰腺炎改变,胰管轻度扩张或无扩张,胆总管扩张较胰管扩张常见,可伴胰周淋巴结肿大。

6. **胆总管下段癌**　胆总管壁偏心性不均匀增厚,常有结节肿块形成,增强后动脉期边缘性中等强化,逐渐向中心充填。

【知识链接】

ER 5-6-3

自身免疫性胰腺炎

二、胰腺发育性异常

病例 5-6-4

【临床病史】

男性,57 岁,上腹部胀痛 2 天。

【影像学检查】

影像学检查见图 5-6-4。

【影像征象】

胰头体积增大,其内信号不均匀,胰腺周围、十二指肠降部周围脂肪间隙模糊,T_2 信号增高,两侧肾前筋膜增厚;胰头包绕十二指肠降部。

【印象诊断】

环状胰腺(annular pancreas)。

【相关知识】

环状胰腺是指胰腺组织以环状或钳状包绕十二指肠致其梗阻的一种先天性畸形,占十二指肠梗阻病例的 10%~30%。环状胰腺是一种少见的先天性异常,发生率低于胰腺分裂,发生率约 1/2 000,男性略多于女性,多见于新生儿,成人常在 20~30 岁发病。大部分环状胰腺位于 Vater 乳头以上(85%),可合并其他先天性畸形(70%),以十二指肠闭锁或狭窄、肠旋转不良最为常见。

目前,胰腺腹侧始基旋转异常学说受到众多学者认可,即腹侧始基的一端与十二指肠异常融合,导致逆向旋转过程中胰腺腹侧始基未能伴随十二指肠旋转,且以带状延伸的形态部分或完全围绕十二指肠降部,使肠腔狭窄或梗阻。

新生儿型常在出生 1~2 天内出现呕吐等十二指肠梗阻症状。成人型常无症状,有症状者可表现为腹痛、腹胀、恶心、呕吐及营养不良等非特异性症状。并发症(40%~50% 会合并)包括消化性溃疡,胰腺炎、胆道梗阻。

根据环状部胰管的走行可分为 4 型:①Ⅰ型,环状部胰管汇入主胰管,其中 50% 从前外侧环绕十二指肠;②Ⅱ型,环状部胰管单独开口于胆总管末端,与主胰管不交通;③Ⅲ型,环状部胰管与胆总管并行开口于十二指肠乳头;④Ⅳ型,环状部胰管开口于副胰管。

根据胰腺组织环绕十二指肠的程度,可分为:①完全型,胰腺组织环绕十二指肠全周;②不完全型,环绕周长的 2/3~4/5。

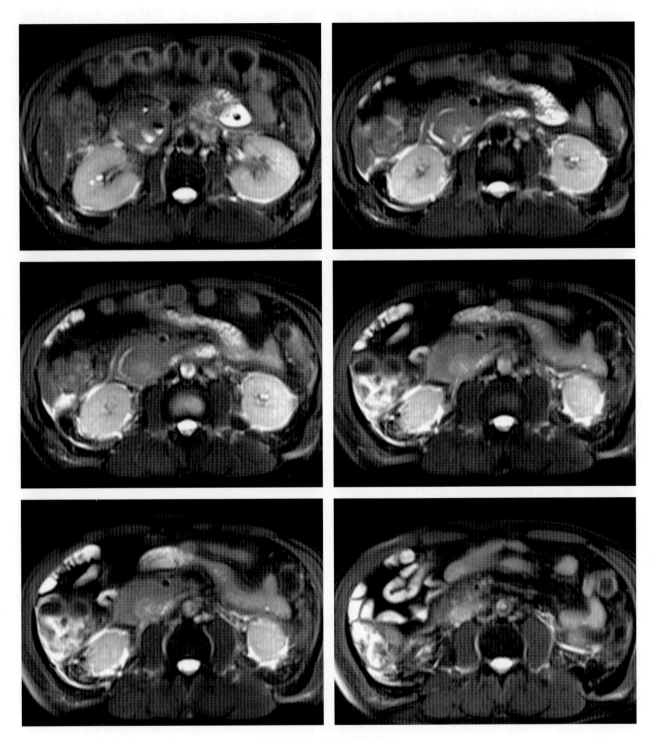

图 5-6-4 腹部 MRI 平扫

【影像特征分析】

X 线:可见"双泡征",上腹部或双侧膈肌下见两个含气囊泡影,为胃扩张及十二指肠近端扩张。

钡餐检查:十二指肠降段环形压迹,肠腔狭窄,黏膜无破坏;胃腔及狭窄近端十二指肠扩张;狭窄段近端可见逆蠕动;狭窄附近出现溃疡更提示本病。

内镜逆行胰胆管造影(ERCP)、MRCP:可显示胰管环绕十二指肠。

CT 或 MRI:可见十二指肠狭窄,壁增厚,周围绕以胰腺组织。

【影像诊断思路与鉴别诊断要点】

新生儿"双泡征"提示十二指肠梗阻,需要进一步检查确认环状胰腺。成人一般在非特异性症状检查或体检时发现,超声、CT 及 MRI 见十二指肠完全或大部由胰腺组织包绕。环状胰腺需要与以下疾病鉴别:

1. **胰腺分裂**　胰腺分裂是指胚胎发育过程中腹侧胰管和背侧胰管融合异常,是最常见的胰管先天性异常,MRCP 可显示腹侧及背侧胰管,两者分别开口于十二指肠,之间未融合。

2. **异位胰腺**　异位胰腺又称迷走胰腺或副胰腺,是正常胰腺解剖部位以外的孤立胰腺组织,是一种先天性畸形,多位于消化道黏膜及黏膜下。CT 及 MRI 可发现异位胰腺结节,密度/信号与正常胰腺相当,典型病灶可见导管样结构呈边缘脐凹征或中央导管征。

3. **胰头癌**　CT 表现为胰头部不规则肿块影,强化不明显或低于正常实质,MRI 及 MRCP 可见胰腺萎缩、胰管串珠样改变及胰管截断征。约 80% 患者 CA19-9、CA242 升高。血管造影可见胰头部血管网丰富,且被肿物浸润包绕。

4. **十二指肠癌**　临床表现为出血、黄疸、腹部肿块和梗阻;CEA、CA19-9 不同程度升高;病变呈团块或偏心性肠壁局限性增厚;密度、信号不均,轻度强化,周围血管或器官受侵,胆总管截断,近段扩张明显。

5. **胆总管下段癌**　胆总管壁偏心性不均匀增厚,常有结节肿块形成,增强后动脉期边缘性中等强化,逐渐向中心充填。

【知识链接】

ER 5-6-4

胰腺变异

三、胰腺肿瘤性疾病

病例 5-6-5

【临床病史】

女性,48 岁,因腰背部疼痛不适 1 个月入院。

【影像学检查】

影像学检查见图 5-6-5。

【影像征象】

胰体部体积增大,见团块状软组织密度影,边界不清,大小约为 5.0cm×3.1cm,密度不均匀,其内见斑片状低密度影,增强后呈低强化,周围脂肪间隙模糊,胰腺体尾部萎缩,胰管明显扩张,腹腔干分叉处、肝总动脉及脾动脉近段被软组织影包绕、模糊不清;脾静脉显示不清,腹腔可见多发侧支影。胰头钩突可见小斑片状低密度影。腹膜后及腹主动脉旁见多发肿大淋巴结影,增强后强化,部分环形强化。

【印象诊断】

胰腺癌(pancreatic cancer,PC)。

【相关知识】

胰腺癌是胰腺原发的恶性肿瘤,病理类型包括导管腺癌、腺泡细胞癌、特殊类型导管起源的癌、小腺体癌、大嗜酸性颗粒细胞性癌及小细胞癌。其中导管腺癌为最主要的类型,约占 90%。主要由分化程度不同的导管样结构腺体构成,伴有丰富的纤维间质。

胰腺癌是胰腺恶性肿瘤中最常见的病变,发病年龄以 40~70 岁为高峰,男女比例为(2~5):1。早期无症状或症状不明显,发现时多已晚期;主要表现为腹痛、腹泻、体重下降、背痛,晚期恶病质表现。多数癌

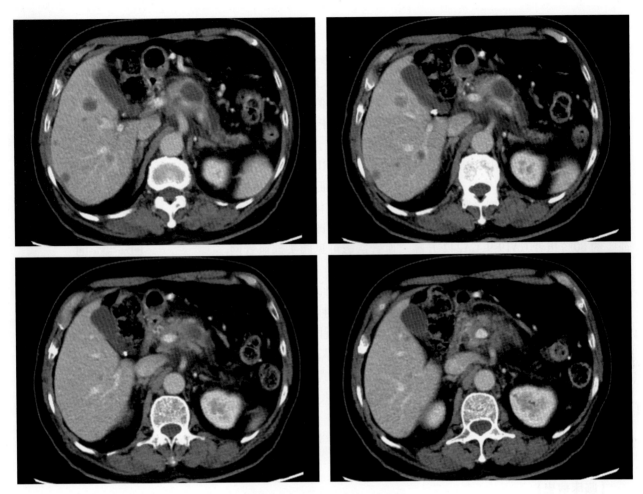

图 5-6-5　腹盆部 CT 平扫+增强

肿质地坚硬,与周围组织分界不清。肿瘤发生率:胰头颈钩突部 60%~70%;体部 15%~20%;尾部 5%~10%;另有 5%~10% 累及全胰。

　　胰头癌体积小,早期侵犯胆总管造成阻塞性黄疸,为无痛性进行性加重的黄疸,远端胰腺组织萎缩及纤维化。胰体尾癌体积较大,可出现坏死囊变,背痛明显。患者常不能准确说出疼痛部位,常以手掌去触摸。病程短,手术治愈的病例极少,预后很差,一般自觉症状出现到死亡平均短于 1 年。

【影像特征分析】

1. CT 表现

（1）直接征象:胰腺实质性肿块,肿块形态为类圆形,分叶状或不规则,肿块的边缘不光整,与正常胰腺组织界线不清。平扫时肿块呈等密度或略低密度,肿块较大时可出现更低密度的液化坏死区。肿块呈浸润性生长,胰周脂肪消失,远端腺体可因血供及排泌受阻而致萎缩。增强扫描时由于胰腺癌大多为乏血供肿瘤,并具有硬化、纤维化等特点,早期不强化或强化不明显,延迟扫描时呈慢性强化。胰腺的外形、轮廓及大小的改变是其另一重要征象。

（2）间接征象:①胆管系统和胰管梗阻扩张,肝内胆管扩张可表现为软藤样改变,胆胰管狭窄、梗阻的上方层面扩张,表现为典型的"双管征"。②血管受侵及淋巴结转移,周围血管受侵及包裹,血管边缘模糊,血管根部被包埋。肠系膜上动静脉、门静脉、脾静脉、下腔静脉、腹主动脉常见侵犯。③胰腺周围组织器官受侵和远处转移,肝转移比例较高,占 36%~55%,其次为肺、脑、骨及肾上腺。④继发囊肿,6%~8% 的胰头癌可在体尾部发生潴留性囊肿,近端可见肿块形成。⑤腹水,肝脾外带新月形水样低密度区。可能原因为门静脉高压、癌肿扩散到小网膜囊或腹膜腔,均属晚期表现。

2. **MRI 表现** ①胰腺肿块,T₁WI 为低或稍低信号,T₂WI 为略高或混杂信号,抑脂像可助于区分出肿块境界。增强扫描正常胰腺明显强化,肿瘤部分仅轻微强化。②MRCP 可清晰显示狭窄、扩张的胆胰管。③胰周脂肪受侵,早期浸润,可见胰周脂肪中出现条纹状或毛刺状低信号影;晚期脂肪间隙消失。④血管受侵和淋巴结转移,MRI 显示血管受侵优于 CT,血管壁毛糙、模糊、狭窄以致闭塞均可清楚显示,特别是对紧贴胰腺的脾静脉、肠系膜上动静脉和腹腔动脉的判断准确率高,对淋巴结转移的判断与 CT 相同。

【影像诊断思路与鉴别诊断要点】

胰腺癌病灶无假包膜,境界欠清,呈分叶状;乏血供肿瘤,增强扫描表现为不均匀低强化,无延迟强化;病灶处胰管截断,远端胰管扩张>5mm(梗阻性黄疸);胰头处病变可出现"双管征",胆总管截断;邻近血管受侵,周围淋巴结肿大;CA19-9 明显升高。胰腺癌应与以下疾病进行鉴别:

1. **慢性胰腺炎** 胰腺癌病变区多肿大、局限,边缘欠整齐,液化坏死多见,钙化少见。而胰腺炎病变区可大、可小,也可正常,液化坏死少见,钙化多见,特别是沿胰管走向分布的钙化是其重要特点。胰腺炎的胆胰管扩张一般不规则,常贯通病灶(肿块型胰腺炎),胰腺癌的胰管扩张多较光滑且均匀一致,不能贯通病变,常在肿块区突然截断。发现转移灶也是一鉴别的重要征象;此外,还可以通过临床症状(腹痛、体重下降、糖尿病、脂肪泻、胰腺周围囊肿)及实验室指标助诊。

2. **胰腺囊腺瘤/癌** 当胰腺癌出现较大的液化坏死灶时,需要与之鉴别,胰腺囊腺瘤/癌表现为囊实性肿块,可有分隔,囊壁可见不规则壁结节,增强可见囊壁和纤维分隔强化,部分瘤体中央可见钙化,MRCP 上少见胆胰管扩张梗阻征象。浆液性囊腺瘤可位于胰腺任何部位,为多囊状结构,均有分叶状轮廓。呈典型的"蜂巢样"改变,由多于 6 个小囊构成,小囊直径≤2cm,囊壁光滑,少见乳头状结构。病灶中心星状瘢痕及瘢痕钙化为特异性表现。黏液性囊腺瘤/癌 70%~90% 发生于胰腺体尾部,肿块较大、界清,无分叶状轮廓,肿瘤可为单囊或多房性改变,囊腔直径多>2cm,数目小于 6 个,囊内间隔较薄,囊壁较薄或厚薄不匀,局部可见乳头状突起。属相对良性肿瘤,具有潜在恶性,一经发现均应手术切除。

【知识链接】

ER 5-6-5

胰腺癌及易误诊病例分析

3. **壶腹癌** 壶腹癌来源于胆总管末端、主胰管末端、十二指肠乳头,多为息肉恶变,恶性程度较低。由于瘤体位于胰胆管内或其周围,很早就出现梗阻性黄疸。就诊早,预后比胰腺癌好。影像检查以胆管、胰管扩张为特征,偶见瘤体。其典型 CT 表现为十二指肠内乳头部局限性肿块影,增强扫描动脉期肿块明显均匀强化或周边环状强化,比周围正常十二指肠强化更显著,而胰头癌为乏血供肿瘤,在动脉期扫描呈强化不明显的低密度肿块,这是两者的主要鉴别点。另外,胰头癌可合并体尾部萎缩,而壶腹癌无胰腺体尾部萎缩。

病例 5-6-6

【临床病史】

女性,48 岁,上腹部疼痛 1 个月余。

【影像学检查】

影像学检查见图 5-6-6。

【影像征象】

胰腺体尾部见类圆形低密度影,其内密度稍欠均匀,边界清晰,CT 值约 19Hu,最大层面范围约 2.7cm×2.6cm,增强扫描可见囊壁轻度强化,囊内未见强化,脾静脉局部稍受压。

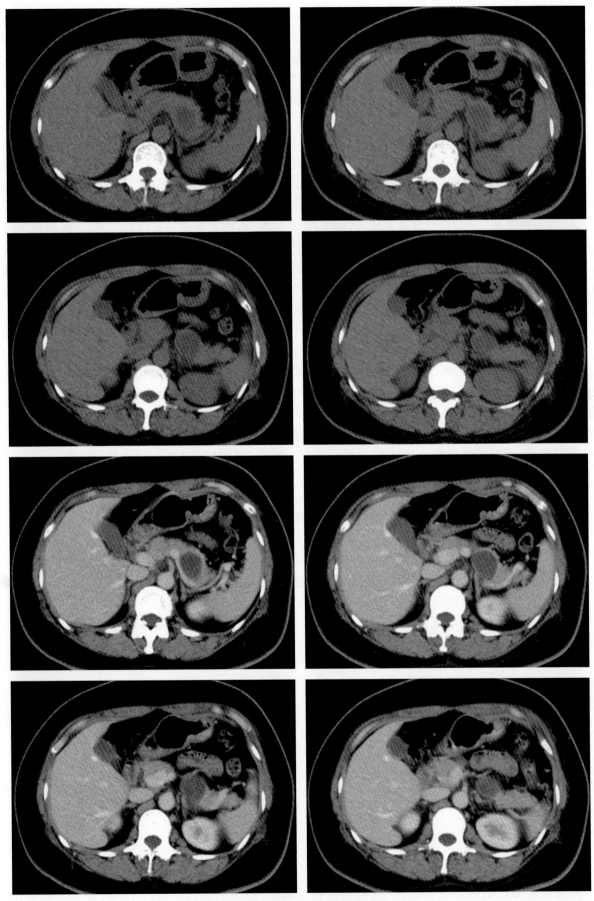

图 5-6-6   腹盆部 CT 平扫+增强

【印象诊断】

胰腺囊腺瘤(pancreatic cystadenoma,PC)。

【相关知识】

胰腺囊腺瘤和囊腺癌,又称胰腺囊性肿瘤,占全部胰腺肿瘤的 10%~15%,囊腺瘤约占胰腺良性囊性病变的 10%,囊腺癌仅占胰腺原发性恶性肿瘤的 1%。

此类疾病起病隐匿,病史较长,即使是原发性囊腺癌其病程也比胰腺癌长。临床症状无特异性,腹痛是早期出现的症状,腹部肿块是主要的症状和体征。常为患者就诊的主要原因。少数位于胰头部的囊性肿瘤,因囊肿压迫胆总管而发生黄疸;当肿瘤压迫脾静脉或侵及脾静脉时可使其发生栓塞,表现为脾脏增大,并且可引起胃底和食管下段静脉曲张,甚至发生呕血。个别情况下肿瘤可侵犯胃、十二指肠、横结肠,并破溃进入消化道引起少见的消化道出血表现。

并发症包括:①囊内出血感染,当囊性肿瘤囊内出血坏死感染时,可出现肿块突然增大、腹痛加剧、发热,也有因囊肿破裂、囊液流入腹腔内出现腹膜炎症状的报道;②急性胰腺炎或糖尿病,肿瘤压迫或侵犯主胰管导致胰液引流不畅,不到 5% 患者表现为急性胰腺炎发作,肿瘤破坏胰腺实质可导致内分泌功能不全,患者出现糖尿病或糖耐量异常;③10%~25%的患者合并胆囊结石。

胰腺囊性肿瘤包括浆液性和黏液性两类。浆液性囊腺瘤是一种少见的胰腺良性肿瘤,常发生在体尾部,老年女性多见。由多个 1~20mm 小囊组成,内含透明液体,切面呈蜂窝多孔状,囊内有结缔组织间隔将囊肿分成许多 1~2cm 的小囊肿。囊肿内壁光滑无乳头状突起,瘤细胞无异型性,无核分裂象。故其一般无临床症状,无恶变倾向。黏液性囊腺瘤和囊腺癌囊肿较大,切面多为大的单房性或多房性囊肿,囊内充满黏液,囊肿内壁光滑或有乳头状突起,黏液性囊腺瘤有潜在的恶变危险。本病多见于 40~60 岁的女性,胰体尾部多见,肿瘤常较大,直径 20~30cm,为单个或几个大囊组成,囊内充满黏液。小的肿瘤(1~3cm)多为良性,肿瘤超过 5cm 要考虑恶变的可能,超过 8cm 则多为恶性。

【影像特征分析】

X 线:价值不大,胃肠造影可显示胃肠道被肿瘤推移的情况。

CT 与 MRI:CT 通常表现为分叶状、圆形或卵圆形肿块,肿块密度多与水的密度相近,MRI 表现为边界清楚的 T_1WI 低信号,T_2WI 高信号肿瘤。

1. **浆液性囊腺瘤**

(1)CT 表现:肿瘤呈分叶状,中心纤维瘢痕和纤维间隔使病变呈蜂窝状,囊内含低密度液体。中央纤维瘢痕和分隔有时可见条状不规则钙化和特征性日光放射状钙化,则高度提示为浆液性囊腺瘤。增强扫描后肿瘤的蜂窝状结构更清晰。

(2)MRI 表现:蜂窝状,T_2WI 上肿瘤包膜及瘤内纤维间隔呈低信号,肿瘤中央纤维瘢痕及钙化也表现为低信号。

2. **黏液性囊腺瘤和囊腺癌**

(1)CT 表现:肿瘤可为大单囊,也可为几个大囊组成,囊壁厚薄不均、囊内有线状菲薄分隔。囊壁有时可见壳状或不规则钙化,有时可见乳头状结节突入腔内。恶性者囊壁较厚。增强扫描可见囊壁、分隔、壁结节强化。

(2)MRI 表现:肿瘤大,直径可大于 10cm,为圆形或卵圆形。囊壁较厚,多囊者有纤维间隔,可有乳头样或脑回样凸起。多囊时各囊腔信号强度不同,这可能与出血和蛋白含量有关。

【影像诊断思路与鉴别诊断要点】

胰腺的囊性病变种类较多,临床治疗和预后各不相同,因此有必要与胰腺的其他囊性病变鉴别。

1. **假性囊肿** 是胰腺最常见的囊性病变,主要是与黏液性囊性肿瘤鉴别。患者常有胰腺炎病史或胰腺外伤史,表现为单房囊性低密度区,少数可有分隔和钙化,囊壁一般较薄,无强化,也无壁结节,部分可伴有慢性胰腺炎的胰腺改变,胰腺萎缩、胰实质或胰管钙化、胰管不规则扩张等。根据影像表现并结合临床病史及胰腺的继发改变,一般不难做出判断。

2. **胰腺真性囊肿**　为先天性囊肿,壁菲薄,无强化。为胰腺导管发育异常所致,单发或多发,囊腔不与胰管相通,囊内无间隔及软组织结节,可以单纯发生在胰腺,也可同时伴有肝肾的多囊病或希佩尔-林道病(VHL 病)。

3. **潴留囊肿**　为胰腺导管近端梗阻,远端扩张形成,因此囊肿与胰导管相通,一般较小,近端可见肿瘤或结石存在。

4. **胰腺导管内乳头状黏液性肿瘤**　为一种罕见的胰腺囊性肿瘤,分支型表现为位于钩突的分叶状多囊或单囊结构,易与囊腺瘤混淆,患者以中老年男性多见。病变绝大多数位于胰头或钩突;均伴有胰管扩张,且囊与扩张的胰管相交通;有时可看到导管壁上的乳头状肿物突入管腔。

5. **胰腺实性假乳头状瘤**　肿瘤由实性和囊性部分以不同比例混合而成,多位于胰腺边缘部位,突出于胰腺轮廓之外,向腹腔及腹膜后相对空虚部位生长。肿块可位于胰腺任何部位,但均无胆管及胰管扩张。多发生于青春期及年轻女性,男女发病之比为 1:9,平均发病年龄在 30 岁左右。

6. **胰腺癌囊性变**　多由肿瘤组织阻塞导管引起潴留性囊肿,或由肿瘤发生坏死液化形成囊腔。潴留性囊肿的近端常有实性肿块,肿瘤坏死囊变,肿瘤实性组织构成囊壁,故囊壁不完整,厚而不规则,或无明确囊壁显示。癌性病灶常位于胰实质轮廓内,边缘模糊,与正常胰腺多分界不清。

【知识链接】

ER 5-6-6

胰腺囊性肿瘤的
影像学表现

病例 5-6-7

【临床病史】

男性,57 岁,"上腹胀 3 个月伴消瘦,加重 1 周"。

【影像学检查】

影像学检查见图 5-6-7。

【影像征象】

胰腺头部信号不均匀,胰管扩张,胰头部及胰体尾周围见多发囊性信号与胰管相连,大者位于胰头部,直径约 3.8cm。

【印象诊断】

胰腺导管内乳头状黏液性肿瘤(intraductal papillary mucinous neoplasm of the pancreas,IPMN)。

【相关知识】

胰腺导管内乳头状黏液性肿瘤是起源于主胰管或其分支导管的一种分泌黏液的乳头状肿瘤,属于癌前病变,有恶变倾向。多见于 60~70 岁老年男性。

早期无特异性表现,主要表现为反复上腹痛、乏力、纳差、消瘦等。可有胰腺炎发作,可能是由于胰腺内黏液聚集,胰管高压,腺泡破裂,胰液外渗造成。伴随恶变时可出现腹痛、包块、黄疸等症状。

按肿瘤发生部位分为主胰管型、分支胰管型和混合型。

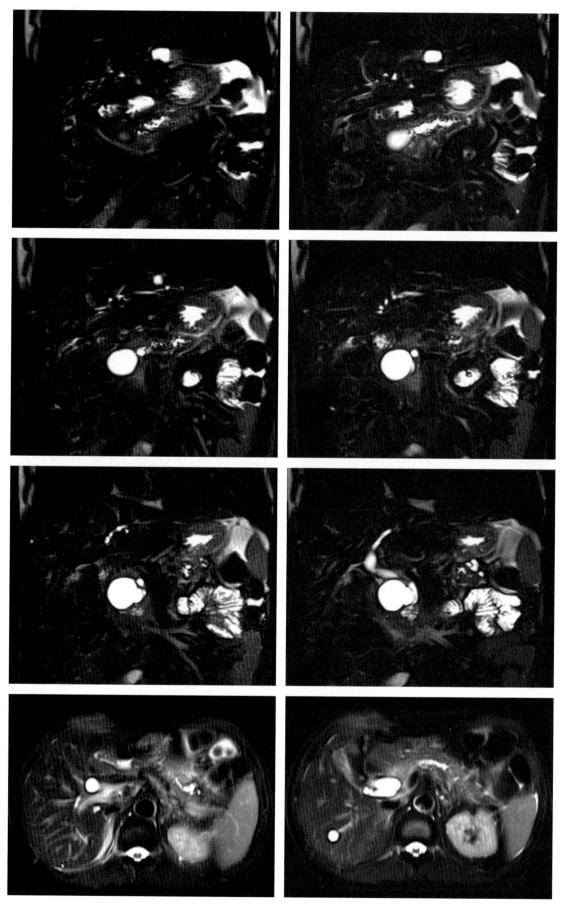

图 5-6-7 腹部 MRI 平扫+MRCP

【影像特征分析】

肿瘤表现为单个或多发小圆形低密度影,可见等密度条状间隔,囊壁结节样突起,增强可见分隔及壁结节轻中度强化(微小壁结节很难显示)。常伴有胰腺萎缩。

主胰管型典型表现为主胰管扩张、壁结节,胰腺囊性灶与胰管相通,MRCP 观察较佳。分支胰管型好发于钩突,呈浅分叶或葡萄状,多由小囊聚合而成。

主胰管型更易恶变,大于 30mm 的病灶恶变可能性大,需要手术干预,壁结节、胰管壁强化、囊壁增厚均为恶性倾向。主胰管≥10mm 高度怀疑恶变可能;远端胰腺萎缩伴随主胰管管径突然改变,邻近淋巴结改变也支持恶变可能;CA19-9 升高也需考虑恶变可能。

【影像诊断思路与鉴别诊断要点】

胰腺导管内乳头状黏液性肿瘤见于 60~70 岁老年男性,胰头多见,胰管扩张,胰腺萎缩,囊性灶与胰管沟通,分支胰管型与其他囊性肿瘤鉴别有困难。

1. **胰腺癌伴囊变**　多由肿瘤组织阻塞导管引起潴留性囊肿或肿瘤发生液化坏死而形成。囊壁不完整,厚而不规则。增强扫描肿块多呈低强化,低于邻近胰腺密度;胰头部肿块可并胰体尾部萎缩。多合并胰管、肝内外胆管扩张,"双管征";侵犯周围组织。

2. **慢性胰腺炎**　一般较为局限,有反复胰腺炎病史。胰管扩张较不规则,呈串珠样,粗细不等,胰管内常见结石/钙化,并伴有假性囊肿(胰腺导管内乳头状黏液性肿瘤少见钙化)。胰周可有脂肪间隙模糊、肾筋膜增厚等。

3. **胰腺囊腺瘤/癌**　胰腺囊腺瘤/癌表现为囊实性肿块,可有分隔,囊壁可见不规则壁结节,增强可见囊壁和纤维分隔强化,部分瘤体中央可见钙化,MRCP 上少见胆胰管扩张梗阻征象。

4. **胰腺真性囊肿**　为先天性囊肿,壁菲薄,无强化。为胰腺导管发育异常所致,单发或多发,囊腔不与胰管相通,囊内无间隔及软组织结节,可以单纯发生在胰腺,也可同时伴有肝肾的多囊病或 VHL 病。

【知识链接】

ER 5-6-7

胰腺导管内乳头状
黏液性肿瘤

5. **胰腺实性假乳头状瘤**　肿瘤由实性和囊性部分以不同比例混合而成,多位于胰腺边缘部位,突出于胰腺轮廓之外,向腹腔及腹膜后相对空虚部位生长。肿块可位于胰腺任何部位,但均无胆管及胰管的扩张。多发生于青春期及年轻女性,男女发病之比为 1:9,平均发病年龄在 30 岁左右。

病例 5-6-8

【临床病史】

男性,61 岁,近期体重减轻,查 CA19-9 升高。

【影像学检查】

影像学检查见图 5-6-8、图 5-6-9。

【影像征象】

MRI 表现:胰体尾、脾门区可见巨大团块状异常信号影,边界欠清,其内信号稍欠均匀,T_1WI 呈等低信号,T_2WI 及抑脂呈不均匀稍高信号,DWI 以高信号为主,ADC 以低信号为主,增强后呈稍欠均匀明显强化,动脉期最明显,其内可见多条脾动脉分支,病灶累及胰腺体尾部及脾门部实质,其上缘与胃壁紧邻。

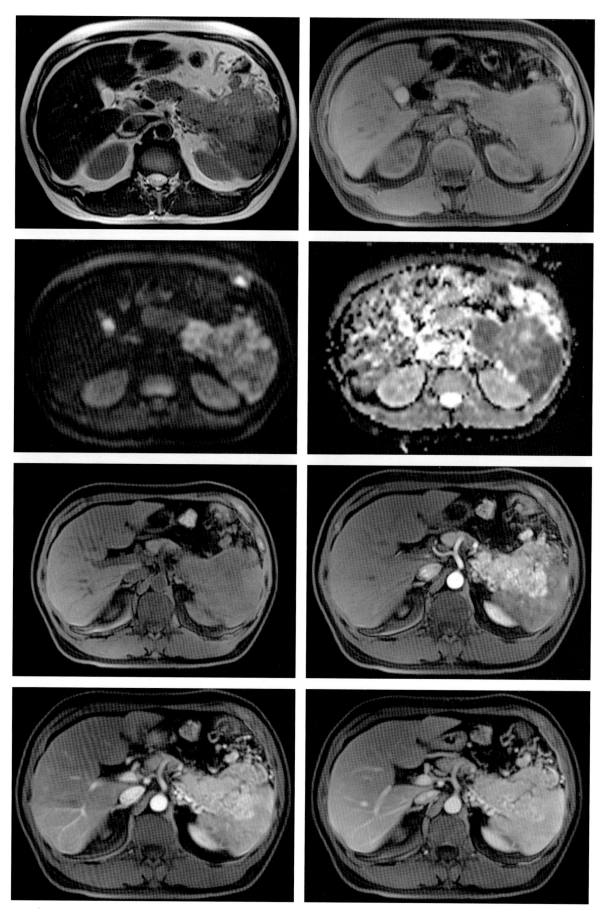

图 5-6-8 腹部 MRI 平扫+增强

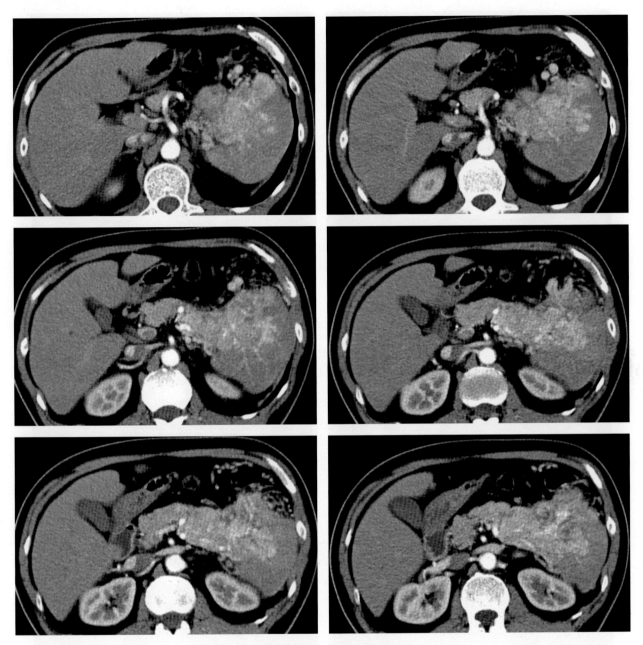

图 5-6-9   腹盆部 CT 平扫+增强

CT 表现:胰尾脾门区可见团块状软组织密度影,边界欠清,其内密度稍欠均匀,实质内见点状致密影,平扫 CT 值为 25~43Hu,增强后呈稍欠均匀明显强化,可见多条脾动脉分支,病灶累及胰腺体尾部及脾门部,其上缘与胃壁紧邻。

【印象诊断】

胰腺神经内分泌肿瘤(pancreatic neuroendocrine tumors,pNETs)。

【相关知识】

胰腺神经内分泌肿瘤(pNETs)是一类起源于肽能神经元和神经内分泌细胞的异质性肿瘤。发病率为 (1~4)/100 000,占胰腺肿瘤的 1%~5%,好发年龄为 40~69 岁,男女无明显差异。根据其是否导致临床症状分为功能性(约 20%)和无功能性(75%~85%)。肿瘤指标 CEA、CA19-9 及 CA125 一般无异常。

胰岛素瘤主要分泌胰岛素,引起低血糖(Whipple 三联征)。胃泌素瘤分泌胃泌素,引起高胃酸及顽固性消化道溃疡(卓-艾综合征)。胰高血糖素瘤分泌胰高血糖素,引起糖尿病、坏死性游走性红斑、重度体重减轻。生长抑素瘤导致糖尿病、腹泻或脂肪泻、多发性神经纤维瘤。血管活性肠肽(VIP)瘤分泌血管活性肠肽,导致大量水样泻、低血压、低胃酸。另还有无功能性肿瘤,引起肿瘤压迫症状(黄疸、胰腺炎、十二指肠梗阻)。

【影像特征分析】

1. **平扫**　极少引起胰管及胆管系统扩张。①功能性:胰岛细胞瘤最多见,体积一般较小,形态规则,边界清晰,多包膜完整,多为实性或囊实性,可伴囊变、出血、钙化。②无功能性:体积较大,圆形或椭圆形,囊变、出血、钙化多见。③恶性:常较大,呈分叶状,形态不规则,边界不清,并可发生肝及胰周淋巴结转移。

2. **增强**　肿瘤实性部分明显强化(富血供),动脉期强化程度高于胰腺组织。恶性者强化程度低于良性。①实性者:早期均匀或环形强化(钮扣征)。②伴坏死囊变者:囊变区无强化,周围肿瘤组织明显强化。③肿瘤纤维组织成分多,则强化较轻或延迟强化。

【影像诊断思路与鉴别诊断要点】

最常见的功能性 pNETs 是胰岛素瘤,典型临床表现为 Whipple 三联征:空腹血糖降低、低血糖症状、葡萄糖摄入低血糖症状消失。胰腺神经内分泌肿瘤好发于女性,肿瘤多为富血供,CT 增强实性成分显著强化,往往持续至静脉期及延迟期。鉴别诊断包括:

1. **胰腺癌**　多见于 40 岁以上中老年人,好发于胰头部,约 90% 为导管细胞癌,恶性程度较高,早期可发生周围组织侵犯及肝脏、淋巴结转移,CT 增强扫描呈典型的乏血供型低度强化,易产生坏死而囊变。另少部分为腺泡细胞癌,早期症状不典型,也缺乏特异性影像学表现,但 CA19-9 等肿瘤标记物会明显升高。

2. **胰腺实性假乳头状瘤**　肿瘤由实性和囊性部分以不同比例混合而成,多位于胰腺边缘部位,突出于胰腺轮廓之外,向腹腔及腹膜后相对空虚部位生长。肿块可位于胰腺任何部位,但均无胆管及胰管的扩张。多发生于青春期及年轻女性,男女发病之比为 1 : 9,平均发病年龄在 30 岁左右。

【知识链接】

ER 5-6-8

胰腺神经内分泌肿瘤

3. **胰腺淋巴瘤**　可表现为胰头多见的局灶肿块或弥漫浸润型。增强轻中度均匀强化;可伴有胰周和腹膜后淋巴结增大。无血管侵犯,血管受包绕,管腔及走行正常(血管漂浮征)。

病例 5-6-9

【临床病史】

女性,54 岁,因"腹部疼痛 1 周,为绞痛"入院。

【影像学检查】

影像学检查见图 5-6-10。

【影像征象】

胰腺明显增大,胰头为著,胰周少许渗出,胰管稍扩张。胰腺旁、腹盆腔内及腹膜后见多发肿大淋巴结影,部分淋巴结融合呈团,与周围组织分界欠清,尤以胰头旁及下方为著,增强后呈中度渐进性强化,病灶内亦可见片状无强化低密度区。

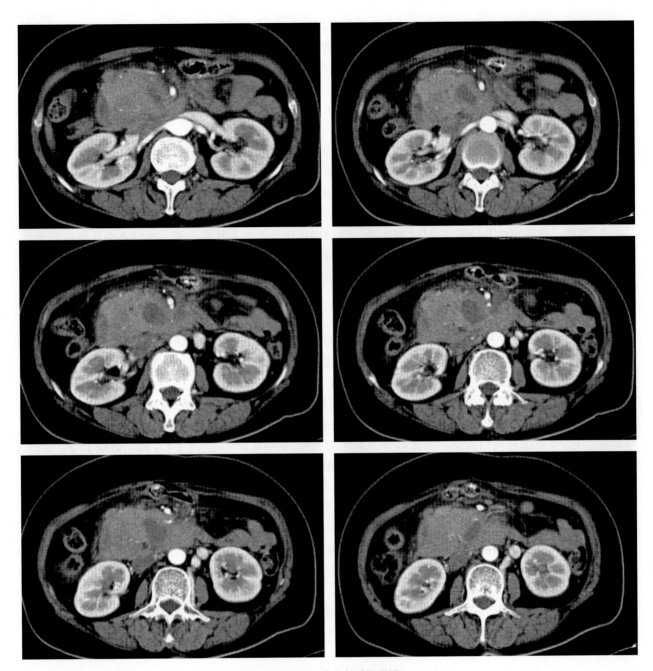

图 5-6-10 腹盆部 CT 增强

【印象诊断】

胰腺淋巴瘤(pancreatic lymphoma,PL)。

【相关知识】

胰腺淋巴瘤(PL)最常见类型是 B 细胞型 NHL,分为原发性(PPL)和继发性(SPL);原发性罕见,约占结外淋巴瘤的 2%,胰腺肿瘤的 0.5%;继发性见于 30% NHL;最常见于中年人(平均年龄 55 岁,范围为 35~75岁)。PL 临床表现无特异性,可见腹痛(约 83%)、腹部肿块(约 58%)、体重减轻(约 50%)、梗阻性黄疸(37%~42%)、急性胰腺炎(约 12%);NHL 的典型表现为发热、寒战等。手术治疗效果不佳,对化疗敏感。

【影像特征分析】

局灶肿块型:约 80% 位于胰头,平均约 8cm,范围为 2~15cm,CT 均匀低密度;MRI 信号长 T_1WI,中等

T_2WI(稍高于胰腺,低于液体),轻度强化。

弥漫浸润型:胰腺体积增大,边界不清,T_2WI 信号较高且均匀,增强轻中度均匀强化;可伴有胰周和腹膜后淋巴结增大。

无血管侵犯,血管被包绕,管腔及走行正常(血管漂浮征),这是由于淋巴瘤累及胰腺间质,肿瘤可跨越或沿解剖结构生长,所以肿瘤内可见原有解剖结构残留。

SPL 合并多器官淋巴瘤,且影像表现相似。

【影像诊断思路与鉴别诊断要点】

胰腺淋巴瘤表现为胰头多见的局灶肿块或弥漫浸润。增强轻中度均匀强化;可伴有胰周和腹膜后淋巴结增大。无血管侵犯,血管被包绕,管腔及走行正常(血管漂浮征)。鉴别诊断包括:

1. **胰头癌** 多见于 40 岁以上中老年人,胰头部局部软组织肿块形成,呈等或略低密度;胰腺钩突肿大;肿块强化不明显而呈低密度,强化程度始终低于胰腺组织。早期即有胰管破坏,示"双管征""四管征""软藤征"。T_1WI 呈等信号或低信号,坏死区为低信号;T_2WI 为等到略高信号,坏死区则信号更高;T_1WI 抑脂呈低信号;肿块强化不明显,与正常胰腺组织均匀强化呈明显对比。CA19-9 等肿瘤标记物会明显升高。

2. **胰腺实性假乳头状瘤** 肿瘤由实性和囊性部分以不同比例混合而成,多位于胰腺边缘部位,突出于胰腺轮廓之外,向腹腔及腹膜后相对空虚部位生长。肿块可位于胰腺任何部位,但均无胆管及胰管的扩张。多发生于青春期及年轻女性,男女发病之比为 1:9,平均发病年龄在 30 岁左右。

3. **自身免疫性胰腺炎** IgG_4 相关性硬化性疾病是在胰腺上表现为以胰腺肿大和胰管不规则狭窄为特征的一种慢性炎症过程。常合并有其他自身免疫性疾病。胰腺体积弥漫性扩大,边界光滑,正常分叶状外形消失,表现为腊肠征。

4. **胰腺结核** 局灶性肿块、多发结节或弥漫性胰腺肿大,最常见的是胰腺内局灶性轻到中度环形强化或蜂房状强化的肿块,与正常胰腺分界清晰,不伴有远端胰管的扩张。

5. **胰腺转移瘤** 好发于中老年人,没有明显性别差异。常见的原发肿瘤包括肺癌、胃癌、结肠癌、乳腺癌、肾癌等。分为单发结节型、多发结节型、弥漫型,以单发结节型多见。肿瘤发生部位无特异性,大部分直径小于 40mm,呈类圆形,少数增强扫描多呈轻到中度环形强化,边缘较清晰但轮廓欠光整。可大于 40mm 而呈分叶状。CT 表现取决于原发肿瘤。

【知识链接】

ER 5-6-9

胰腺淋巴瘤

四、胰腺结核

病例 5-6-10

【临床病史】

女性,64 岁,因"反复上腹部及腰背部不适 2 年"入院。

【影像学检查】

影像学检查见图 5-6-11。

【影像征象】

肝门部延续至胰头周围可见多发软组织密度影,呈簇状部分融合,与十二指肠及门静脉主干紧邻、分界欠清,平扫 CT 值约 36Hu,增强后周边明显强化,三期 CT 值约 59、84、85Hu,中央密度仍较低,约 24Hu。

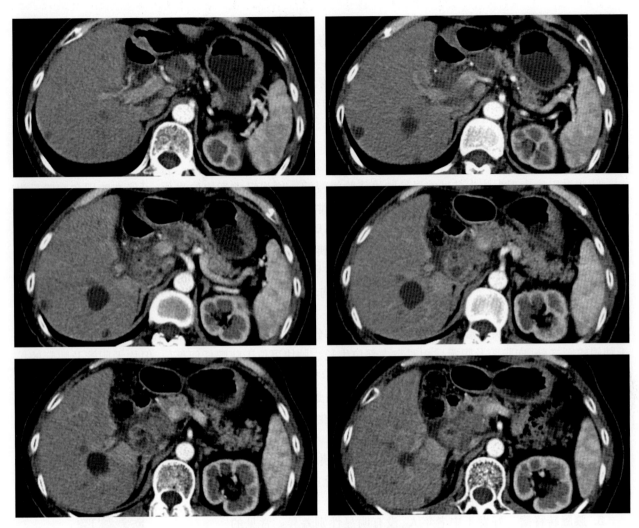

图 5-6-11   腹盆部 CT 平扫+增强

胰颈部也可见一囊性灶,增强后呈周边延迟强化。余胰腺体尾部大小形态可,胰管未见明显扩张。

【印象诊断】

胰腺结核(pancreatic tuberculosis,PT)。

【相关知识】

胰腺结核非常少见,极易误诊,常继发于常见部位的结核,约 80% 的患者发病年龄集中在 20~35 岁。胰腺结核的影像表现主要包括胰腺病灶本身和胰外病变 2 个方面。胰腺病灶表现:胰腺结核好发于胰头,体尾部亦可发生,亦可累及整个胰腺;可表现为胰腺局灶性肿块、胰腺内多发结节病灶、胰腺弥漫性肿大。

胰腺结核缺乏典型的临床症状和体征,多为非特异性消化道症状和胰外压迫表现,血清肿瘤标志物一般无明显变化。易与转移性淋巴结肿大、淋巴瘤、胰头癌等混淆,容易造成误诊、误治。

【影像特征分析】

1. CT 表现   胰腺内局灶性低密度肿块、多发低密度结节或弥漫性胰腺肿大,最常见的是胰腺内局灶性轻到中度环形强化或蜂房状强化的肿块,与正常胰腺分界清晰,不伴有远端胰管的扩张。增强后动脉期呈现边缘轻度不均匀或环形强化,静脉期环形强化更明显,但其强化程度低于正常胰腺。常伴有邻近淋巴结肿大,且肿大淋巴结呈环形强化,环壁较规则,胰管及胆管扩张程度轻,周边血管为受压改变(不侵犯)。

2. **MRI 表现**　T_1WI 等或略低信号,T_2WI 等或稍高信号,DWI 呈高信号,增强扫描显示边缘环形强化。病变周围炎症反应重或淋巴结肿大情况与胆胰恶性肿瘤不相符合,要考虑结核。

【影像诊断思路与鉴别诊断要点】

胰腺结核表现为局灶性肿块、多发结节或弥漫性胰腺肿大,最常见的是胰腺内局灶性轻到中度环形强化或蜂房状强化的肿块,与正常胰腺分界清晰,不伴有远端胰管的扩张。鉴别诊断包括:

1. **胰头癌**　多见于 40 岁以上中老年人,胰头部局部软组织肿块形成,呈等或略低密度;胰腺钩突肿大;肿块强化不明显而呈低密度,强化程度始终低于胰腺组织。早期即有胰管破坏,示"双管征""四管征""软藤征"。T_1WI 呈等信号或低信号,坏死区为低信号;T_2WI 为等到略高信号,坏死区则信号更高;T_1WI 抑脂呈低信号;肿块强化不明显与正常胰腺组织均匀强化呈明显对比。CA19-9 等肿瘤标记物会明显升高。

2. **胰腺淋巴瘤**　可表现为胰头多见的局灶肿块或弥漫浸润。增强轻中度均匀强化;可伴有胰周和腹膜后淋巴结增大。无血管侵犯,血管被包绕,管腔及走行正常(血管漂浮征)。

3. **胰腺转移瘤**　好发于中老年人,没有明显性别差异。常见的原发肿瘤包括肺癌、胃癌、结肠癌、乳腺癌、肾癌等。分为单发结节型、多发结节型、弥漫型,以单发结节型多见。肿瘤发生部位无特异性,大部分直径小于 40mm,呈类圆形,少数增强扫描多呈轻到中度环形强化,边缘较清晰但轮廓欠光整。可大于 40mm 而呈分叶状。CT 表现取决于原发肿瘤。

【知识链接】

ER 5-6-10

胰腺结核

第七节　脾脏疾病

病例 5-7-1

【临床病史】

男性,55 岁,因"体检发现脾脏占位 1 周"入院。

【影像学检查】

影像学检查见图 5-7-1。

【影像征象】

脾脏增大呈球形,增强可见脾内类圆形低密度低强化影,CT 值约 44Hu,增强三期 CT 值约 58、85、89Hu(三期脾脏实质 CT 值约 91、102、84Hu),边界欠清,强化程度欠均匀。

【印象诊断】

脾脏硬化性血管瘤样结节性转化(sclerosing angiomatoid nodular transformation,SANT)。

【相关知识】

脾脏外缘呈圆滑弧形凸出,内缘常呈分叶状内凹,脾门部见大血管出入。CT 平扫密度均匀一致并低于肝脏。动脉期:不均匀明显强化,"花脾"(红髓早期强化)。门静脉期:密度渐趋向均匀(白髓延迟强化)。

脾脏硬化性血管瘤样结节性转化是一种少见的脾脏良性血管增生性病变。2004 年由 Martel 等首次提出的病理描述性诊断。多为体检偶然发现,有症状者常以腹痛或腹部不适为主,其他包括发热、脾大、贫

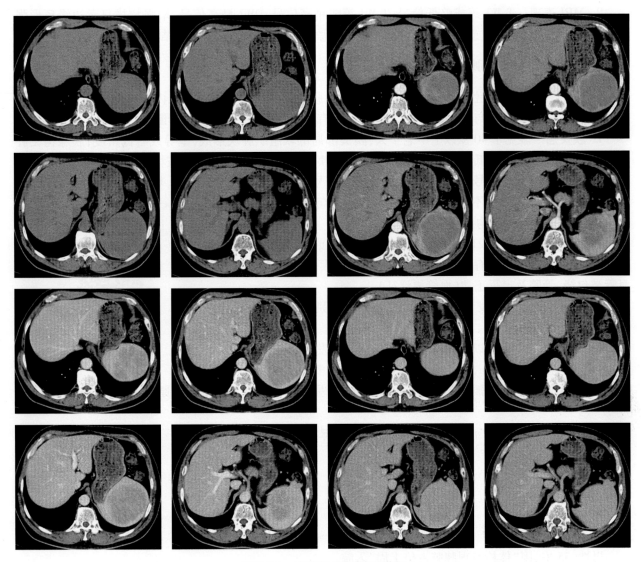

图 5-7-1　腹盆部 CT 平扫+增强

血、全血细胞减少等。多数学者认为 SANT 与脾内病变如血管瘤、错构瘤等关系密切,是脾内多种病变的最后转归。

组织病理学:病理形态具有特征性,大体上常为单发类圆形的肿块,边界清楚,无明确包膜,一般肿块的中央为纤维瘢痕组织,周边为血管瘤样结节。镜下见脾脏纤维硬化性间质中分布着多个血管瘤样结节,结节周围围绕着向心性分布的纤维束。血管瘤样结节由裂隙样圆形或不规则形血管腔隙构成,结节内及结节周围可见散在分布的炎症细胞及含铁血黄素沉积。

影像学表现:脾内低密度病灶。MRI 上 T_1WI 呈等或稍低信号,T_2WI 上呈稍高信号。病灶内有"星芒状"或"放射状"低信号或低密度影。增强扫描呈渐进性强化,"轮辐状"强化。延时期中央见无强化区,病灶与周边脾组织分界清楚。

【影像特征分析】

CT 表现:平扫呈脾内低密度病灶,中央可见钙化点,界清。动脉期及门静脉期增强可见边缘环状强化及结节样强化,延迟期中央可见无强化区。

MRI 表现:多为类圆形肿块,可见浅分叶和假包膜,界清。T_1WI 呈等或稍低信号,T_2WI 上呈稍高信号。典型者增强呈"轮辐状"改变,延迟期病灶呈等或高信号,内均见未强化裂隙。DWI 呈等或略高信号。

【影像诊断思路与鉴别诊断要点】

1. **血管瘤**　最常见,良性肿瘤。常为单发,可多发。通常无症状,<2cm,多无脾大及脾门淋巴结肿大,大者伴有脾大,压迫周围器官。

CT 表现:平扫多为单发,类圆形,等低密度,界清,形态规则。偶见点状钙化,大的瘤灶中央可见更低密度纤维瘢痕区。

MRI 呈 T_1WI 等低信号,T_2WI 高信号。增强周围明显结节状增强,由边缘向中心渐进性强化。

2. **错构瘤**　罕见,为良性。由畸形的红髓成分构成。临床病史有一定特征,患者可有贫血、血小板减少或全血细胞减少等表现。可能与结节性硬化有关。

CT 表现:等或低密度肿块,界清,点状钙化,增强扫描时,其内血管、肌肉、纤维组织部分明显强化,脂肪成分无强化。内含脂肪时具有特征性。

MRI 表现:T_2WI 等或稍高信号,早期不均匀强化,延迟期强化相对均匀。

3. **血管肉瘤**　罕见,多见于成人。临床上多有脾大、腹痛、发热、体重下降、贫血及血小板减少等。极具侵袭性,生长快,易发生脾破裂(约25%),早期转移,预后差,6个月生存率约20%。

CT 表现:平扫为低密度、不均质肿块,边缘多不清,肿瘤坏死或出血灶可表现为更低密度区或片状较高密度区。

MRI 表现:T_1 和 T_2 混合高、低信号,不均匀强化。强化方式多变且不均匀。常伴腹膜腔淋巴结和/或肝内多发转移瘤灶。

4. **脾转移瘤**　恶性肿瘤晚期伴全身转移时约50%累及脾脏。原发肿瘤可为肺癌、乳腺癌、卵巢癌、黑色素瘤等。可有多发性(多见),孤立性(约5.2%)。血行播散为主,少数淋巴管转移。

脾脏稍大或正常。单发或多发,圆形,低密度肿块,内可见坏死。钙化罕见,除黏液腺癌(结肠最常见)。增强后部分环形或不均匀强化,示"牛眼征""靶征"。

T_1WI 呈低信号,出血则为高信号,T_2WI 为中等信号,也可为混杂信号。肿瘤本身的强化程度取决于原发肿瘤是否富血供。原发肿瘤病史、多脏器或淋巴结转移是脾转移瘤诊断的重要依据。

【知识链接】

ER 5-7-1

脾脏硬化性血管瘤样结节性转化

病例 5-7-2

【临床病史】

女性,25 岁,因"撞伤致左季肋部疼痛3小时"入院。

【影像学检查】

影像学检查见图 5-7-2。

【影像征象】

脾脏形态欠规则,实质内密度不均匀。增强后脾脏上缘包膜不连续,上部实质断裂,内可见不规则斑片状无强化稍高密度影,CT 值约65Hu,其边缘、脾周、肝周及左侧结肠旁沟内可见游离稍高液性密度影。

【印象诊断】

脾脏外伤(脾破裂)。

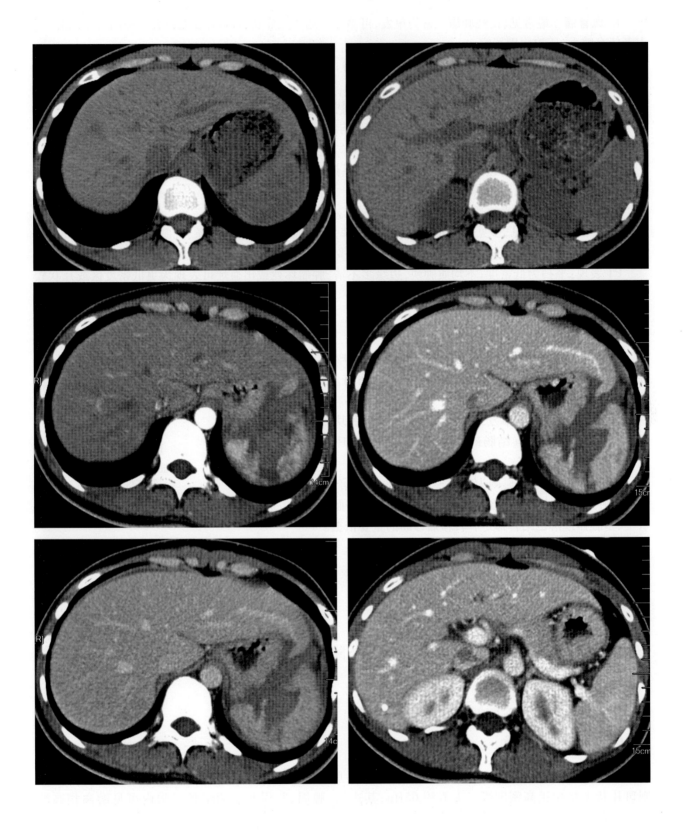

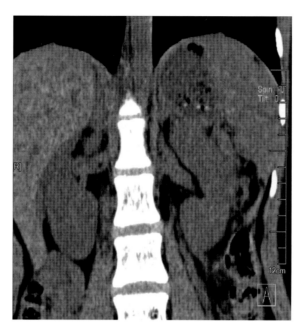

图 5-7-2　腹部 CT 平扫+增强

【相关知识】

脾是人体最大的免疫器官,由淋巴组织构成。脾实质可分为白髓、红髓及边缘区。脾内无淋巴窦,但有大量血窦。在腹部闭合性损伤中,脾损伤占 20%~40%,在开放性损伤中,脾损伤约占 10%。脾脏质脆易碎,是腹部闭合性损伤中最容易受损的器官,脾脏损伤伴有一定的病死率,尤其是合并多发伤或复合伤的患者。

按病因分类:

1. **外伤性**　临床中以各类闭合性或开放性腹部损伤为多见,约占 85%。

2. **医源性**　医源性损伤以各类腹部手术、内镜检查或其他医疗操作引起。

3. **自发性**　自发性脾破裂多有脾脏基础病理改变,伴有腹压骤增等诱因。

按病理解剖分类:

1. **中央型破裂**　脾实质深部。

2. **被膜下破裂**　脾实质周边部分。

3. **真性破裂**　累及被膜。

有时被膜下破裂及中央型破裂可转为真性破裂,称为延迟性脾破裂。

AAST(美国创伤外科学会)脾脏外伤 CT 分级标准(2018 版)如表 5-7-1 所示。

表 5-7-1　脾脏外伤 CT 分级标准

分级	影像表现要点(CT)
I	包膜下血肿<10% 表面积 实质撕裂深度<1cm 包膜撕裂
II	包膜下血肿占 10%~50% 表面积;脾内血肿直径<5cm 实质撕裂深度 1~3cm
III	包膜下血肿占>50% 表面积;包膜下血肿破裂 脾内血肿直径≥5cm 撕裂深度>3cm
IV	任何脾脏血管损伤或局限于包膜内的活动性出血 脾脏裂伤累及段或脾门血管,造成缺血>25%
V	任何脾脏血管损伤及活动性出血突破脾脏包膜 脾脏碎裂

Marmery 基于增强 CT 的 4 级法如表 5-7-2 所示。

表 5-7-2 基于增强 CT 的 4 级法

分级	影像表现要点（CT）
1 级	脾被膜下或实质内血肿厚度<1cm，实质撕裂深度<1cm
2 级	脾被膜下或实质内血肿 1~3cm，实质撕裂深度 1~3cm
3 级	脾被膜破裂，被膜下血肿>3cm，实质撕裂深度>3cm，实质内血肿>3cm
4a 级	活动性脾实质内或被膜下出血，脾血管损伤（假性动脉瘤或动静脉瘘），脾脏粉碎性损伤
4b 级	腹腔内活动性出血

治疗原则：先保命后保脾；年龄越小越优先保脾；根据脾脏损伤程度选择一种或几种保脾方法；施行脾保留手术后应注意严密观察，防止出现延迟性脾破裂；对高龄、一般状态差、严重多发伤、凝血酶原时间显著延长等病情不稳定者，建议施行脾切除术。

对于Ⅰ级、Ⅱ级肝脾损伤的保守治疗应卧床制动，同时密切观察血红蛋白和血细胞比容的变化。严密影像学随诊，评估并发症。

脾脏切除之后的患者感染的风险明显增加。脾切除术后暴发性感染（OPSI）是一种急危病症。其特点是发生于全脾切除术后数年乃至数十年，起病急促而凶猛，病情迅速恶化，短期内进入休克，血液细菌培养呈阳性。其发病急，死亡率高。文献报道，OPSI 更容易发生在脾脏切除后的 2 年内。

【影像特征分析】

脾脏血肿：局灶性血液积聚（与强化的脾脏相比低密度，与无强化的脾脏相比为高密度），最常位于包膜下。血肿也可能位于实质内，形态可不规则。

脾脏撕裂：仅在增强检查中才能很好地显示，表现为线样或分支状密度减低区。

活动性出血：血管损伤引起的活动性对比剂外溢可表现为密度增高区，最初相对于动脉血池而言为等密度，在延迟扫描时因持续性出血，该区域会进一步增大。

【影像诊断思路与鉴别诊断要点】

CT 平扫+增强为首选评估检查。评估脾脏必须在门静脉期进行，因为在动脉期脾脏会出现生理性不均匀强化，从而会掩盖或被误认为损伤。

假性动脉瘤和动静脉瘘是局限性的血管损伤，最初也表现为边界清楚的密度增高区，但是在延迟扫描，病灶不会进一步增大。

1. 假性动脉瘤是动脉壁内膜和中膜损伤所致，本质上是血管撕裂仅有外膜包裹，如果不及时治疗，破裂机会很大。

2. 创伤性动静脉瘘在 CT 上与假性动脉瘤不易区分，为损伤动脉及其邻近的静脉所致。脾动脉造影是区分假性动脉瘤和动静脉瘘的唯一方法。

【知识链接】

ER 5-7-2

脾脏外伤

第六章　泌尿生殖系统

第一节　泌尿系统感染性病变

病例 6-1-1

【临床病史】

女性,59 岁,因"体检发现右肾多发结石、左输尿管结石、双肾积水伴萎缩"入院。肾功能:肌酐 161μmol/L,尿酸 361μmol/L。

【影像学检查】

影像学检查见图 6-1-1。

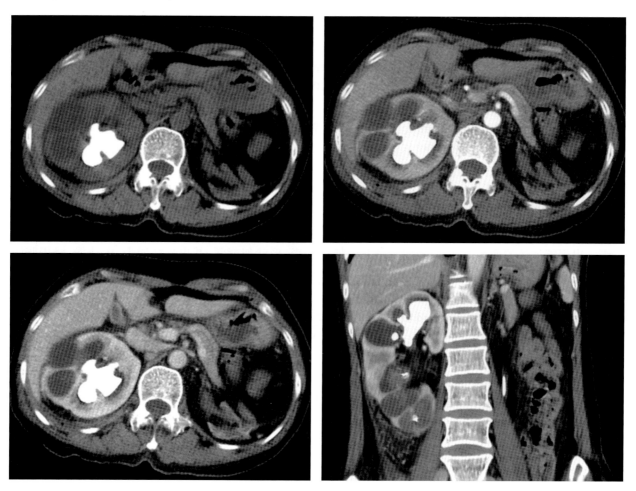

图 6-1-1　腹部 CT 平扫+增强

【影像征象】

横断位和冠状位 CT 增强图像显示右肾体积增大,肾盂肾盏内可见鹿角形结石,肾皮质萎缩,肾实质内可见低强化区,呈"熊掌征"表现,肾周脂肪间隙模糊,肾周筋膜增厚。

【印象诊断】

黄色肉芽肿性肾盂肾炎(xanthogranulomatous pyelonephritis,XGP)。

【相关知识】

黄色肉芽肿性肾盂肾炎(XGP)又名肾性黄色瘤病、泡沫细胞肉芽肿、肾盂肾炎黄色瘤、肿瘤样黄色肉芽肿肾炎等,是一种少见的肾实质慢性肉芽肿样炎性疾病。发病原因主要为细菌感染,最常见为大肠埃希菌、变形杆菌。常见于中年女性,男女比例为 1:2,婴幼儿及老年人较少见。临床表现不具有特征性,最常见的是腰痛、发热、消瘦及脓尿等急慢性肾盂肾炎症状。发病特点为进展缓慢,早期难发现,通常以中晚期并发症(肾萎缩、肾积水、肾结石或单侧肾功能下降)为首要症状就诊;多发生于单侧肾,罕见双肾发病。约 70% 合并尿路结石,典型为鹿角样结石。主要发病机制是由于长期慢性炎症致肾组织持续破坏,脂质释放被巨噬细胞吞噬形成泡沫细胞,形成特征性黄色肉芽肿结构。

XGP 的 Malek 临床分期:根据对邻近组织的累及程度可分为 3 期。1 期,病变局限于肾实质;2 期,累及肾实质并延伸至肾周脂肪;3 期,病变累及肾周和肾旁间隙或腹膜后。根据病变范围又可以分为弥漫型(90%)和局限型(10%)。

【影像特征分析】

弥漫型 XGP 的典型 CT 表现为:①肾脏轮廓消失、体积增大;放射状分布的低密度纤维脂肪肿块,形似熊掌,又称为"熊掌征"。②集合系统结石,"鹿角形结石"最为常见。③肾周筋膜增厚、肾周间隙渗出积液,严重者累及腰大肌。局限型 XGP 又称不典型 XGP,CT 表现为局限性病变,只累及上半肾或下半肾,类似肾脓肿;肾萎缩而非肿大,可见囊实性占位,增强后实性部分强化明显,邻近集合系统内可见结石。

XGP 的典型 MRI 表现为患肾增大,轮廓不规则,肾实质内可见单个或多个形态不一的囊状异常信号区,T_1WI 呈混杂等低信号,边界模糊不整,T_2WI 呈不均匀高信号,增强后仅见腔壁不规则强化。常伴有肾周围组织的炎症、肾结石和肾盂积液。

【影像诊断思路与鉴别诊断要点】

CT 成像为 XGP 最重要的诊断方法,因为多数病例可见特异征象,而且手术计划需要了解确切的切除范围。出现特征性的鹿角形结石,放射状分布的低密度影,形状似熊掌,并出现肾增大,无功能,肾周脂肪炎性改变则强烈提示此病,有助于区分 XGP 与其他肾脏病变。

1. **肾结核**　20~40 岁青壮年多见,男多于女,多为单侧发病。绝大多数由血源性感染引起,原发灶主要位于肺,有结核中毒症状及膀胱刺激征,尿检可见结核分枝杆菌。影像学表现:早期呈肾实质内低密度灶,边缘不整,增强检查壁呈环形强化并可有对比剂进入,代表肾实质内结核性空洞;进展期发生肾盂、肾盏狭窄,可见部分肾盏乃至全部肾盏、肾盂扩张,呈多个囊状低密度影,CT 值略高于水,肾盂壁增厚;肾结核钙化时,呈多发点状或不规则高密度影,甚至全肾钙化;肾自截时由于输尿管结核结节、溃疡及纤维化,使输尿管增粗、管腔狭窄或闭塞,含菌的尿液不能进入膀胱,膀胱病变反见好转或愈合,症状消失,但患肾功能丧失,甚至全肾钙化。

2. **肾脓肿**　多为急性起病,常伴寒战高热,尿培养可有致病菌生长。影像表现:①早期炎症期,表现为比正常肾实质密度略低的界限不规则的病灶,增强轻度不规则强化;②脓肿形成期,平扫呈类圆形均匀低密度病灶,边界不清,增强可见脓肿壁呈环形明显强化,中心脓腔无强化,部分脓腔内可见低密度气体影,若出现液平面为典型表现;③肾周脓肿,表现为肾周或肾旁脂肪内不规则软组织密度块,可累及腰大肌和肾前筋膜。

3. **肾盂肾盏积水**　多由梗阻性疾病引起,增强 CT 表现为肾盂肾盏扩张呈分叶状,壁薄光滑清晰,密度均匀,囊腔边缘可见较薄的肾皮质,肾周筋膜无增厚,肾周组织无炎性反应。

4. **肾癌**　是肾脏最常见的恶性肿瘤,多发生于 40 岁以上,20 岁以下仅占 5.6%,男女比例 2:1。临床表现为无痛性肉眼血尿、腹部疼痛、腹部肿块。影像表现为肾实质内规则或不规则肿块,密度不均匀,其内常伴出血、坏死等低密度区或者伴有点状或弧线状钙化等,增强扫描后,肾癌较 XGP 强化明显,多呈明显不均质强化,肿瘤外侵使肾周脂肪间隙消失,肾周筋膜增厚,并可浸润其他脏器或组织,如浸润肾静脉及下腔静脉形成癌栓,表现为管径增粗,其内有充盈缺损影。淋巴结转移多表现为肾血管及腹主动脉周围多发类圆形结节。

【知识链接】

ER 6-1-1

黄色肉芽肿性肾盂肾炎

第二节　肾脏外伤性病变

病例 6-2-1

【临床病史】

男性,46 岁,因"外伤后右侧腰部疼痛 1 个月"入院。1 个月前外伤后右侧腰部疼痛,于当地医院就诊,诊断为右肾挫伤伴包膜下血肿,给予保守治疗,效果不佳,后行介入栓塞治疗。目前仍诉右侧腰部胀痛。尿色淡红,血压(BP)为 114/71mmHg,血红蛋白(Hb)为 81g/L,红细胞(RBC)为 2.80×10^{12}/L,血细胞比容(HT)为 25.80%(正常值:40% ~ 50%)。

【影像学检查】

影像学检查见图 6-2-1。

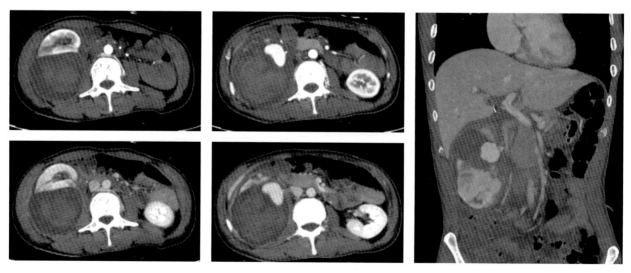

图 6-2-1　腹盆部 CT 增强

【影像征象】

横断位和冠状位 CT 增强图像显示右肾区大片状高低混杂密度影,呈包裹样,右肾实质受压向前上方移位,右肾组织欠完整、局部破损,动脉期右肾区可见对比剂外漏,呈椭圆形,范围约4.2cm×2.2cm,邻近组织受压推移。

【印象诊断】

右侧多发肾裂伤,右肾包膜下、肾周血肿形成伴活动性出血。

【相关知识】

钝性或穿透性腹部损伤的患者中8%～10%可见肾脏损伤。肾脏位于腹膜后脊柱两侧的肾周间隙内,一般在第12胸椎至第3腰椎的范围内,右侧略低于左侧。肾脏分为2个部分,包括肾实质和收集腔。肾实质包括皮质和髓质,皮质深入髓质部分称肾柱;髓质突向收集腔的部分称肾乳头;肾锥体位于肾髓质内的圆锥样结构。收集腔分为肾盂和肾盏。

肾脏外伤的影像学检查指征:①血尿(红细胞>5个/高倍视野),有肾损伤病例超过95%有血尿(注意:无血尿并不排除严重的肾脏损伤,肾动脉血栓形成病例无血尿多达24%,输尿管肾盂移行处损伤病例无血尿占1/3)。②穿透性损伤、钝性创伤(伴肉眼血尿、镜下血尿和低血压 BP<90mmHg)或镜下血尿伴严重相关损伤。③与肾脏损伤相关的其他损伤(如直接挫伤或腰部软组织血肿,下位肋骨、横突或胸腰椎骨折)。④儿童患者,如果有钝性外伤和血尿,无论血压或血尿程度如何,均应进行肾脏影像学检查。美国创伤外科协会(AAST 肾脏损伤分级)见表6-2-1。

表 6-2-1　器官损伤分级(OIS)

1 级损伤	最常见(95%),包括肾挫伤和包膜下血肿。采用保守治疗
2 级损伤	浅表性撕裂(深度<1cm),或有局部肾周血肿但无尿外渗。采用保守治疗
3 级损伤	深度撕裂(深度>1cm),无尿外渗。多数采用保守治疗
4 级损伤	深度撕裂并达到集合系统(导致尿外渗),或损伤累及动/静脉伴局限性出血。尿外渗通常需要外科修复以避免尿性囊肿及脓肿形成。血管的IV级损伤可通过血管腔内手术修复
5 级损伤	肾碎裂或肾门撕裂。有多种治疗方法,但通常为外科治疗

手术指征:①绝对适应证,大量出血、活动性出血(血流动力学不稳定:外科手术或介入栓塞)。②相对适应证,严重失活的组织(>50%的肾实质);肾实质梗死<50%且伴有大范围血肿或尿外渗;通过保守治疗方法(如输尿管支架置入或肾造瘘术)仍不能控制的尿外渗(仅尿外渗约87%可自发性好转);肾动脉血栓形成。

【影像特征分析】

1. **Ⅰ型(轻微损伤)**　占75%～85%,大多数仅需保守治疗。CT影像学表现为:①肾挫伤、肾内血肿,边界不清、类圆形的局灶性低密度低强化区;②包膜下血肿,圆或弧形高密度灶(平扫:40～70Hu),局部肾周轮廓变平甚至凹陷;③轻微包膜裂伤伴肾周血肿(局限性);④小的亚段皮层梗死,肾实质内小片、边界清晰的楔形低强化区(副肾动脉、被膜动脉、肾动脉亚段分支血栓形成)。

2. **Ⅱ型(较大损伤)**　约占肾损伤的10%。CT影像学表现为:①严重裂伤,肾实质内深入髓质的病灶,内可填充高密度血肿,增强后无明显强化;肾周高密度血肿;②可累及集合系统,可在增强延迟期出现对比剂外渗;③肾段梗死,边界清晰的肾实质内低强化区。

3. **Ⅲ型(严重损伤)**　约占5%,通常需要手术,最常为肾切除术。CT影像学表现为:①多发肾裂伤,通常一个或多个失活碎片,对比剂的排泄障碍;②肾盂和集合系统的裂伤;③大量出血及活动性出血(低密度血肿内片状高密度对比剂:85～370Hu);④血管损伤累及肾蒂,主肾动脉栓塞(减速造成动脉内膜的牵拉撕脱),肾动静脉撕裂、肾静脉血栓罕见。

4. **Ⅳ型(肾盂输尿管交界区损伤)**　罕见,往往继发于钝伤突然减速。CT影像学表现为:①肾内集合系统完整,而肾周出现对比剂外渗;通常无肾周血肿;②撕裂(完全性断裂)与裂伤(不完全撕裂)的鉴别,远段输尿管内是否有对比剂。

【影像诊断思路与鉴别诊断要点】

需要掌握肾脏损伤的影像学分类(表6-2-2),CT是首选的影像检查方法。其余检查方法包括:①静脉肾盂造影,初步评估血流动力学不稳定患者肾功能。②选择性肾动脉、静脉造影,血管损伤情况。③逆行性肾盂造影,输尿管肾盂连接处损伤。④超声,腹腔积血。⑤MRI、放射性核素肾成像。

表6-2-2　肾脏损伤的影像分类

类型	描述
Ⅰ(轻微损伤)	肾挫伤;肾内或肾包膜下血肿;轻微的裂伤伴有局限性肾周血肿,而未累及集合系统或肾髓质;小的亚段皮层梗死
Ⅱ(较大损伤)	较严重裂伤,深入肾髓质,伴或不伴累及集合系统,伴或不伴有尿液外渗;肾段梗死
Ⅲ(严重损伤)	多发肾裂伤;血管损伤累及肾蒂
Ⅳ(肾盂输尿管交界区损伤)	撕裂(完全性断裂);裂伤(不完全撕裂)

影像表现明确,一般无需鉴别。但要注意肾脏损伤的伴发和并发症。肾脏损伤常伴发:①腹膜后出血、积液、积气;②肋骨、胸腰椎椎体及附件损伤:椎旁血肿、骨折;③邻近脏器损伤,如肾上腺、胰腺、肝脏、脾脏、十二指肠等肠管损伤。肾脏损伤的常见并发症包括:①早期,发生在创伤后4周内,包括尿液外渗和尿性囊肿形成、迟发型出血、感染性尿性囊肿、肾周脓肿、败血症、动静脉瘘、假性动脉瘤和高血压;②晚期,肾积水、高血压、肾结石形成和慢性肾盂肾炎。

【知识链接】

FR6-2-1

肾脏外伤CT影像学评估

第三节　泌尿系统肿瘤性病变

一、肾脏肿瘤性病变

病例6-3-1

【临床病史】

男性,36岁,因"上腹部隐痛5天"入院。患者5天前无明显诱因下出现上腹部隐痛,伴不成形软黑便3次,无肩、背、腰部放射痛,无恶心、呕吐、胸闷、气短、畏寒、发热,未予特殊治疗。

【影像学检查】

影像学检查见图6-3-1。

【影像征象】

横断位CT平扫左肾下极可见一类圆形低密度影,大小约22mm×27mm,密度不均,边界尚清,CT值15~31Hu,CT增强后可见分隔,呈多房囊性,囊壁及分隔增强扫描三期均呈明显强化,CT值约120Hu,囊内低密度区未见明显强化。

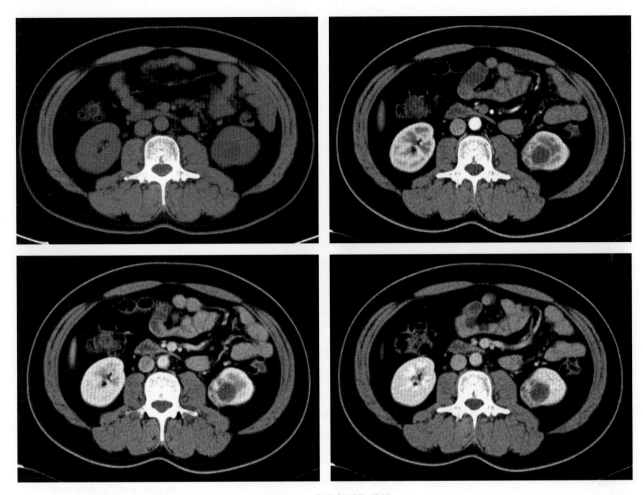

图 6-3-1　腹盆部 CT 增强

【印象诊断】

囊性肾癌。

【相关知识】

囊性肾癌(cystic renal cell carcinoma)指影像学及大体病理学上呈现囊性改变的肾细胞癌。男性多发,占肾癌的 10%~15%,以透明细胞癌为主。临床表现无特异性,可见为肉眼血尿、腹部包块、腰痛。囊性肾癌形成的原因包括肿瘤呈囊性生长、肿瘤来源于囊肿、肿瘤坏死形成囊肿、肿瘤出血吸收形成囊肿。囊性肾癌是肾细胞癌的一种特殊类型,相对于传统肾癌,囊性肾癌患者临床症状较少,病理分级分期一般较低,生物学行为良好,侵袭性较低,手术切除预后较好,可采取肾癌根治术、肾部分切除术。

肾脏囊性病变 Bosniak 分型:

(1) Bosniak Ⅰ型(良性,无需随访):水样密度(0~20Hu),囊壁薄而光滑(<2mm),无钙化无分隔,囊壁可强化。

(2) Bosniak Ⅱ型(良性,无需随访):包括细小钙化性囊肿、分隔性囊肿、感染性囊肿、高密度囊肿。壁薄均匀且光滑,囊壁厚度(≤2mm);分隔厚度(<2mm,数量 1~3 条),分隔可有强化及钙化。

(3) Bosniak ⅡF 型(不能确定,需随诊):囊壁光滑增厚(≥3mm),可有强化,一个或多个光滑增厚且强化的分隔(3mm),多个(≥4)光滑并伴有强化的分隔(<2mm)。

(4) Bosniak Ⅲ型(良恶难定,需手术):囊壁不规则增厚,一个或多个强化的囊壁或分隔(厚度≥4mm);或者不规则强化的囊壁及分隔(突起≤3mm,且与分隔或囊壁成钝角)。

（5）Bosniak Ⅳ型（恶性，需手术）：由囊壁或分隔凸出凸起形成增强结节，一个或多个增强结节（≥4mm）或与分隔或囊壁成锐角的任何大小的结节。

【影像特征分析】

CT 表现：病灶密度多不均匀，囊壁或分隔不均匀增厚，可有壁结节，囊内可见絮状漂浮物、出血，可见钙化，周围见软组织提示恶性，形态多变，增强可见囊壁、分隔、壁结节强化。

MRI 表现：囊壁及间隔 T_1 等或稍低信号、T_2 等或稍高信号，囊内 T_1 等低信号、T_2 稍高或高信号。①囊壁/间隔：局限性增厚或环形不均匀增厚，增强可见强化；②钙化：结节状或不规则，周围见软组织成分；③囊液：成分混杂，可见云絮状物或出血；④实性成分：中高度强化，快进快出。

【影像诊断思路与鉴别诊断要点】

囊性肾癌的特征性表现为囊性病灶，囊壁或分隔呈不均匀增厚，可有壁结节，增强可见囊壁、分隔、壁结节强化，这些征象有助于区分囊性肾癌与其他肾脏囊性病变。

1. **肾单纯囊肿**　成人多见，一侧或双侧肾脏，单发或多发。CT 表现水样密度（0~20u），薄壁，无钙化，无分隔，无强化。MRI 呈长 T_1、长 T_2 信号。

2. **肾盂旁囊肿**　起源于肾窦外，侵入肾窦的囊肿，多由先天因素造成。CT/MRI 上为单纯囊肿，包绕压迫肾盂肾盏，与肾盂肾盏不相通，无强化。

3. **VHL 病伴肾囊肿**　VHL 病常累及视网膜、中枢神经系统、肝脏、胰腺、肾脏、肾上腺、生殖系统等，包括视网膜及中枢神经系统血管母细胞瘤、内脏病变（肾透明细胞癌和囊肿、嗜铬细胞瘤、胰腺肿瘤和囊肿、肝囊肿等）及生殖系统病变（附睾、阔韧带囊肿或囊腺瘤）等。VHL 病累及肾脏常表现为肾囊肿（发生率59%~63%）、肾透明细胞癌（发生率24%~45%），肾腺瘤和肾血管平滑肌脂肪瘤等罕见。VHL 病肾癌的最大特点是出现双肾囊肿或单侧多发肾癌伴双侧多发囊肿。CT 表现为双侧肾皮质为主的多发囊肿，单纯性囊肿表现为边界清楚、圆形、薄壁、无强化的水样密度病变；复杂性囊肿不规则，有分隔、少量钙化、密度稍高；囊肿和囊壁无强化。

4. **常染色体显性遗传多囊肾病**　先天性疾病，与 *PDK1/2* 基因突变有关，可伴有多囊胰/多囊肝，一半的患者可发展为终末期肾病，透析可增加肾透明细胞癌的风险。CT 表现为双肾增大伴多发囊肿，肾实质内布满多个大小不等的囊肿呈蜂窝状，多呈水样低密度，部分囊壁可有弧形或点状钙化。囊内伴有出血时囊肿可呈稍高密度，CT 值可达 40~60Hu，各个囊肿之间及囊肿与肾盏之间无沟通。

5. **结节性硬化伴肾囊肿**　结节性硬化症属神经皮肤综合征，常染色体显性遗传，男性发病多于女性。其典型的临床表现是癫痫、智力低下及面部皮肤皮脂腺瘤的三联征。肾脏最常见病变为血管平滑肌脂肪瘤，第二常见为肾囊肿。

6. **肾脓肿**　急性起病，伴寒战高热、菌血症症状，尿频、尿急、尿痛，患侧腰痛、压痛及叩击痛。外周血白细胞升高。CT 表现为急性期平扫为不规则略低密度，增强呈边缘清晰的低密度灶；慢性期平扫呈低密度灶，周围见稍高脓肿壁，增强边缘呈环形强化，厚薄尚均匀，中央液化部分不强化。气液平有助于诊断。脓肿突破肾被膜可形成肾周脓肿，肾周脂肪囊密度增高，肾周筋膜增厚，可见渗液，部分累及腰大肌。MRI 表现为厚壁病灶，囊液 T_1WI 低信号、T_2WI 高信号，DWI 及 ADC 囊液呈弥散受限。

【知识链接】

ER 6-3-1

囊性肾癌

病例 6-3-2

【临床病史】

男性,41 岁,因"体检发现右肾占位 1 周"入院。伴腰背部酸胀,无腰痛、活动受限,无肉眼血尿,无尿频、尿急、尿痛,无排尿困难。

【影像学检查】

影像学检查见图 6-3-2。

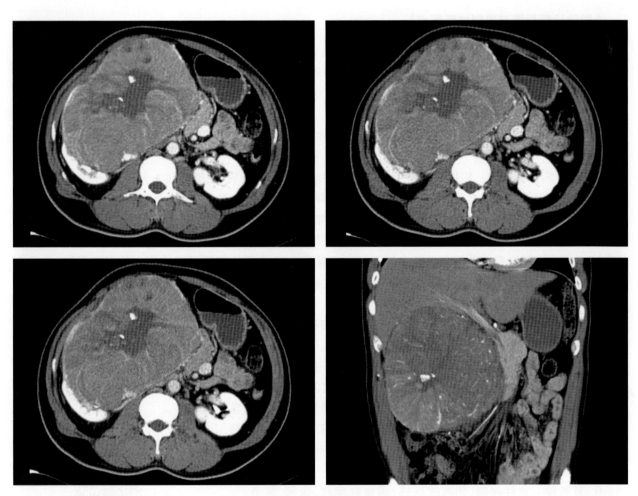

图 6-3-2　腹盆部 CT 增强

【影像征象】

横断位和冠状位 CT 增强图像显示右肾前内侧缘一巨大团块,边界光整,与邻近肾组织分界清晰,范围约 11.6cm×18.7cm×18.1cm,其内密度不均匀,增强后各期强化程度增高呈"缓慢升高"型,病灶中心可见不规则低强化的星状瘢痕,呈"轮辐状"强化,其内尚可见点片状钙化灶;肿块占位效应明显,可见假包膜,邻近结构慢性受压推移改变。

【印象诊断】

肾嫌色细胞癌。

【相关知识】

肾嫌色细胞癌(chromophobe renal cell carcinoma,CRCC)是肾细胞癌(RCC)亚型之一,占5%~10%,为发生在肾近曲小管上皮的低度恶性肿瘤,起源于肾髓质,故肿瘤主体位于肾实质中央,可不同程度向肾窦及肾皮质膨胀性生长,转移较少,预后较好。发病年龄27~86岁,平均60岁,男女发病率大致相等,无特殊症状和体征。

【影像特征分析】

CT平扫表现:①发生于肾髓质,主体位于肾实质中央,并向肾皮质及肾窦呈膨胀性生长,体积相对较大(平均7.2cm);②密度较均匀,以等密度多见,钙化较多见(约38%,大片状,多位于病变实质内),而坏死、囊变相对较少见;③部分病灶内可见中央星状瘢痕(30%~40%),少数可见中央瘢痕并钙化;④周围多伴有假包膜形成,边界光整;⑤与邻近肾组织分界清楚,多局限于肾包膜内;⑥周围组织结构很少累及,淋巴结及远处转移较少见。

CT增强表现:①中等血供,均匀或较均匀轻到中度强化,呈"缓慢升高"型(皮质期,肿块轻度强化,低于肾皮质,其后各期强化程度增高),可出现轮辐状强化;②假包膜在增强时显示清楚,且大多完整。

MRI表现:无特征性表现,T$_2$WI呈中等到低信号,增强后可见均匀、中等强化。

【影像诊断思路与鉴别诊断要点】

肾嫌色细胞癌的特征性表现为发现时一般体积相对较大,常大于7cm,密度较均匀,增强后强化呈"缓慢升高"型,部分病灶内可见中央星状瘢痕,呈"轮辐"状强化,少数可见中央瘢痕并钙化,这些征象有助于区分肾嫌色细胞癌与其他肾脏病变。

1. **乳头状肾细胞癌**　是肾细胞癌的少见亚型,约占10%,起源于肾近曲小管和远曲小管的上皮细胞,好发于皮髓交界处,发病率以欧洲、北美洲及澳大利亚为高,而非洲、印度和中国发病率相对较低。中老年多见(50~70岁),男女发病率为1.8:1~3.8:1。多数无临床症状,部分血尿、腰痛、腹部包块。影像学表现:①CT平扫,多为实性肿块,界清,好发于皮髓交界处,常突出于肾表面,多数肿瘤有明显的包膜;直径≤3cm坏死、囊变较少,当直径大于3cm时,约30%的肿瘤可发生钙化;肿瘤较大者(直径>4cm)容易发生出血、坏死及囊变。②CT增强,多为乏血供肿瘤,肿瘤较小时,多表现为较均匀的强化;肿瘤较大时,成分复杂,实质部分轻度均匀强化,出血、坏死、囊变部分不强化。皮质期呈轻度强化,明显低于邻近肾皮质,实质期强化程度有增高趋势,一般呈中度强化,持续时间较长,呈"缓慢升高型",实质期和排泄期病灶与肾实质相比呈低密度改变。③MRI,T$_2$WI低信号,轻度强化。

2. **肾透明细胞癌**　最常见的肾细胞癌亚型,约占75%,来源于肾近曲小管上皮细胞,多位于肾皮质区,与邻近肾组织分界不清,向肾外突出,恶性程度较高,常有周围受侵和淋巴结肿大。可见于各年龄段,高发年龄为50~70岁,男女比例约为2:1。其临床症状较为突出,可出现血尿、腰痛、腹部肿块"肾癌三联征"。影像学表现:①CT平扫,通常表现为边界不清、形态不规则、密度不均匀的实性肿块,密度与相邻肾实质比呈等或略低密度,多密度不均,坏死、囊变、钙化常见。②CT增强,肿瘤血供丰富,多数肿瘤内部可见不规则出血坏死区,皮质期明显强化,实质期迅速减低,强化方式多为"快进快出"型,少数病例也可出现假包膜;恶性征象为肾周脂肪侵犯、肿瘤向肾静脉延伸、周围局部淋巴结肿大等。③MRI,T$_2$WI高/中等信号,不均匀明显强化。

3. **肾嗜酸细胞瘤(RO)**　起源于肾近曲小管上皮细胞,是一种较罕见的肾脏良性肿瘤,占成人肾脏上皮性肿瘤的3%~5%,大多预后较好,发病年龄多在60岁以上,男性发病率高于女性。绝大多数患者无症状,于体检时偶然发现,肿瘤较大时,可出现一侧腹痛或腹部包块,偶尔会出现高血压、血尿等症状。影像学表现:肿块多为单侧单发,病灶多呈圆形或类圆形,常局限于肾实质,多位于皮质区,极少侵犯肾包膜及血管,边界清晰,表现为肾轮廓的局限性隆起,部分病例有假包膜形成。①CT平扫:当病灶较小<3cm时呈低密度,密度较均匀,当肿块>3cm常密度不均,肿瘤内脂肪及钙化(一般位于瘢痕内)较少见,一般无瘤内出血,无肾静脉侵犯或淋巴结及远处转移。②CT 增强:富血供,多数病灶强化不均匀,皮质期强化明显,排泄期多低于正常肾实质,呈"快进慢出"型。典型表现:中央星状瘢痕(约占54%,由于肿瘤生长缓慢、长期缺血所致,RO 中央特征性的纤维星形瘢痕较肾嫌色细胞癌多,并且瘤体越大,此征象越显著)和轮辐状强化。文献报道,直径<4cm 的 RO 动态增强时可出现节段性强化逆转,中央瘢痕延迟强化。病灶边缘常有血管包绕呈"抱球征"改变,并可见与正常肾实质之间的锥形交界面。③MRI:无特征性表现,为 T_2WI 高、T_1WI 低信号。

4. 乏脂肾血管平滑肌脂肪瘤(AML)　　AML 是肾脏最常见的良性肿瘤,常见于 40~60 岁女性,由血管、脂肪及平滑肌等成分组成,比例各有不同。当肾脏 AML 以血管、平滑肌及少量分散的不成熟脂肪为主并混合其他组织时称为肾脏乏脂 AML(约占5%)。AML 分为 2 型:Ⅰ型主要发生于青少年,多呈双肾多发性,病灶大小不一,常合并结节性硬化,有家族史,较少见;Ⅱ型多发生于中年,病灶较大,常孤立单侧发病,不合并结节性硬化无家族史,较多见。影像学表现:

(1) CT 平扫:肿块的 1/3 或 1/2 以上位于肾轮廓外,轮廓光整,与肾实质界清,无包膜;<3cm 的乏脂肪 AML 多呈等、稍高密度,较大病灶密度较混杂,易出现囊变、坏死,几乎不含钙化。

(2) CT 增强:强化形式根据病灶成分分为 3 种,①血管含量较多,皮质期强化明显,病灶强化呈"快进快退"模式;②平滑肌成分较多,皮质期"轻度强化",实质期和排泄期"延迟强化";③血管-平滑肌两者成分相仿,"逐渐强化"。若病变起源于包膜或包膜下,肿块与肾实质间常会出现典型的"V 形角征",2 个>5cm 的病灶对肾实质挤压明显,致 V 角变大呈"杯口样"改变。病灶与肾实质交界面平直且呈尖端指向肾门的楔形时称为"劈裂征"。

(3) MRI:T_2WI 低信号、T_1WI 高信号(较均匀),早期明显强化,脂肪成分在抑脂相信号减低。

【知识链接】

FR 6-3-2

肾嫌色细胞癌

病例 6-3-3

【临床病史】

女性,50 岁,因"左腰部酸胀半个月,加重 1 天"入院。患者半个月前无明显诱因下出现左腰部酸胀感,无畏寒、寒战,无尿频、尿急、尿痛,无肉眼血尿,未予特殊治疗,近 1 天加重,感腰痛症状明显,无头晕、头痛,无恶心、呕吐等症状。

【影像学检查】

影像学检查见图 6-3-3。

【影像征象】

横断位和冠状位 CT 图像显示左肾下极一类圆形稍低密度影,边界欠清,大小约 4.2cm×3.8cm,增强后明显强化,中心可见斑片状低密度区。CTU 未见明显异常。

【印象诊断】

肾嗜酸细胞瘤。

【相关知识】

肾嗜酸细胞瘤(renal oncocytoma,RO)起源于肾近曲小管上皮细胞,是一种较罕见的肾脏良性肿瘤,占成人肾脏上皮性肿瘤的 3%~5%。发病年龄多在 60 岁以上,男性发病率高于女性。肿块多为单侧单发,

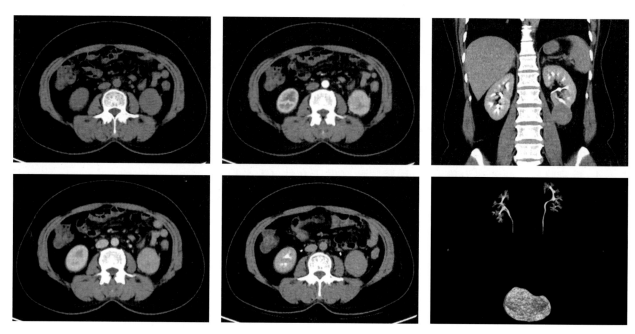

图 6-3-3　腹盆部 CT 平扫+增强+CT 尿路成像(CTU)

常局限于肾实质,极少侵犯肾包膜及血管。RO 大多预后较好,但也有研究认为部分 RO 具有侵袭性的组织学特征,有恶变潜能。绝大多数患者无症状,于体检时偶然发现,当肿瘤组织较大时,可出现一侧的腹痛或腹部包块,偶尔会出现高血压、血尿等症状。

肾嗜酸细胞瘤为良性肿瘤,其预后良好,5 年生存率达 100%,但因其术前与肾细胞癌鉴别诊断困难,所以通常手术切除。若术前能明确诊断,则可进行保肾手术,如采用低温冷冻治疗、肾部分切除术或肿瘤射频消融术,对直径>3cm 的肿瘤可考虑行肿瘤剜除术、肾部分切除术或单纯性肾切除术。

【影像特征分析】

CT 表现:平扫病灶多呈圆形或类圆形,位于肾皮质区,边界清晰,表现为肾轮廓的局限性隆起,部分病例有假包膜形成。当病灶<3cm 时 CT 平扫呈低密度,密度较均匀,>3cm 的病灶常密度不均,肿瘤内脂肪及钙化较少见,一般无瘤内出血,无肾静脉侵犯或淋巴结及远处转移。增强 CT 扫描多数病灶强化不均匀,皮质期强化明显,排泄期多低于正常肾实质。中央星状瘢痕和轮辐状强化是 RO 的典型表现,病灶边缘常有血管包绕呈"抱球征"样改变,并可见与正常肾实质之间的锥形交界面。

MRI 表现:病灶 T_1WI 呈均匀等低信号或稍低信号,T_2WI 呈高信号,MRI 可清楚显示肿瘤的低信号包膜。中央星状瘢痕在 T_1WI 和 T_2WI 均呈低信号,瘢痕可以是中心性也可以是偏心性,若新形成的瘢痕含较多水分,则在 T_2WI 呈较高信号。其强化方式与 CT 增强表现相同,增强后包膜无明显强化。

【影像诊断思路与鉴别诊断要点】

肾嗜酸细胞瘤的特征性表现为中央星状瘢痕和轮辐状强化,动态增强时可出现中央瘢痕延迟强化,病灶边缘常有血管包绕呈"抱球征"样改变,并可见与正常肾实质之间的锥形交界面。

1. **肾嫌色细胞癌**　嫌色细胞癌是发生在肾近曲小管上皮的低度恶性肿瘤,起源于肾髓质,故肿瘤主体位于肾实质中央,可不同程度向肾窦及肾皮质膨胀性生长。瘤体一般较大,病灶中心可出现中央星状瘢痕,其强化程度低于 RO。嫌色细胞癌钙化多见,大片状钙化具有一定特征性,且钙化多位于病变实质内,而 RO 的钙化一般位于瘢痕内,坏死、液化、囊变较少见。

2. **肾透明细胞癌**　最常见的肾脏恶性肿瘤,通常表现为边界不清、形态不规则、密度不均匀的实性肿块,多数肿瘤内部可见不规则出血坏死区,肿瘤血供丰富,皮质期明显强化,实质期迅速减低,强化方式多为"快进快出"型,少数病例也可出现假包膜,其临床症状较为突出,可出现血尿、腰痛、腹部肿块"肾癌三联征"。当合并肾周脂肪侵犯、肿瘤向肾静脉延伸、周围局部淋巴结肿大等其他恶性征象时更有利于透明细胞癌的诊断。

【知识链接】

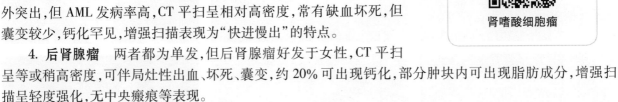

ER 6-3-3

肾嗜酸细胞瘤

3. **乏脂性肾血管平滑肌脂肪瘤(AML)** AML 为肾脏最常见的良性肿瘤,当肿瘤较小含脂肪成分较少时,鉴别困难。两者均可向肾外突出,但 AML 发病率高,CT 平扫呈相对高密度,常有缺血坏死,但囊变较少,钙化罕见,增强扫描表现为"快进慢出"的特点。

4. **后肾腺瘤** 两者都为单发,但后肾腺瘤好发于女性,CT 平扫呈等或稍高密度,可伴局灶性出血、坏死、囊变,约 20% 可出现钙化,部分肿块内可出现脂肪成分,增强扫描呈轻度强化,无中央瘢痕等表现。

病例 6-3-4

【临床病史】

男性,21 岁,因"发现左肾占位 16 天"入院。肾小球滤过率(GFR):左肾 29.24ml/min,右肾 27.66ml/min。无恶心、呕吐,无腹痛、腹胀,无肉眼血尿、排尿困难。

【影像学检查】

影像学检查见图 6-3-4。

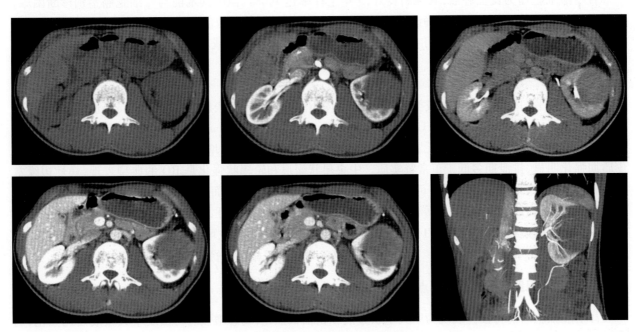

图 6-3-4 腹盆部 CT 平扫+增强+肾动脉 CTA

【影像征象】

横断位和冠状位 CT 增强图像显示左肾实质内一软组织影向肾外突出,病灶边缘稍欠规则,界尚清,其内密度均匀,实性成分 CT 值约 44Hu,增强动脉期、门静脉期及延迟期 CT 值分别约 53、78、81Hu,呈渐进性强化。肾窦呈受压改变,未见受累。肾动脉 CTA 显示血管伸入肿瘤内,但不侵犯,呈血管包埋征改变。

【印象诊断】

肾脏淋巴瘤。

【相关知识】

泌尿生殖系统是淋巴瘤结外扩散的常见部位,尤其是非霍奇金淋巴瘤。肾脏是受淋巴瘤影响最常见的腹部器官,大多数为非霍奇金 B 细胞淋巴瘤,因肾脏本身缺乏淋巴组织,原发性肾淋巴瘤很少见(<1%),多为继发性,其机制可能为淋巴瘤血行播散或后腹膜淋巴瘤直接侵犯所致。大多数无明显症状,可出现腰痛、体重减轻、血尿或可触及的肿块等非特异性症状;在浸润性疾病中可见急性肾衰竭。

【影像特征分析】

肾脏淋巴瘤根据影像学表现可以分为多发病变型、单发病变型、腹膜后浸润型、肾周病变型(少见)、弥漫型(少见)和肾窦受累型(少见)。

肾脏淋巴瘤的直接影像学表现:①多发病变型,最常见(50%~60%),多个大小不等实质肿块,1~4.5cm,双侧常见,常伴有腹膜后淋巴结肿大(≥50%);②单发病变型(10%~15%),均匀低密度,无囊变、钙化、出血或坏死,静脉血栓罕见;③腹膜后浸润型,第二常见(25%~30%),大范围的广泛浸润肾脏、输尿管,血管包埋但无血栓形成,肾积水(+/-);④肾周病变型(<10%),肾筋膜增厚,肾周结节;⑤弥漫型,表现为肾肿大,多见于 Burkitt 淋巴瘤,增强扫描皮髓质正常强化消失,肾窦脂肪间隙浸润、集合系统被包裹、拉伸但不移位;⑥肾窦受累型,不常见,浸润肾窦的均匀软组织肿块,血管包埋常见。

肾脏淋巴瘤的间接影像学表现:腹膜后淋巴结肿大,表现为腹主动脉旁、肾门多个淋巴结肿大,可成串或成堆分布。由于淋巴瘤中心无坏死、血供不丰富,肿大淋巴结密度均匀,因此增强后呈轻度均匀强化或无明显强化。作为全身淋巴瘤的一部分,肾脏淋巴瘤常伴有脾脏、肝脏、椎骨等部位淋巴瘤。本病与肾脏其他肿瘤、感染的治疗方式不同,前者主要以联合化疗为主,后两者以手术切除、抗感染治疗为主。

【影像诊断思路与鉴别诊断要点】

弥漫浸润型肾淋巴瘤由肾髓质动脉供血,肾髓质动脉供血不及肾皮质动脉,故强化多数不明显或轻度强化,但由肾皮质动脉供血的单发病变型淋巴瘤强化也较明显,平扫及增强密度较均匀。单发病变型肾淋巴瘤可以表现为肾表面隆起,弥漫浸润型常位于肾髓质,肾表面常不隆起。肾淋巴瘤栓子形成少见。

1. **肾梗死**　临床表现为肾绞痛、恶心、呕吐,血压升高,也可有腰腹痛、发热等。影像学表现为病灶呈楔形低密度,基底位于肾边缘,尖端指向肾门,边缘清楚,增强后无强化。CT 增强可显示肾动脉或分支突然中断,没有肾淋巴瘤的间接征象。

2. **肾盂肾炎**　肾实质的感染,是最常见的肾脏细菌感染。急性肾盂肾炎在初期可无异常表现,也可表现为弥漫性肾肿胀,显影不良,或肾盂、输尿管内黏膜下因水肿而出现的线形条纹征;肾脏外形不规则,脓腔形成时呈大小不等液性低密度,边缘环状强化,肾盂、肾盏变形,严重时炎症侵及肾周组织。黄色肉芽肿性肾盂肾炎:由梗阻性结石引起的慢性肾感染,导致肾实质被纤维炎性组织代替,典型表现为肾脏轮廓消失、体积增大,放射状分布的低密度肿块形似熊掌,又称为"熊掌征";集合系统结石常见,以鹿角形结石最为常见。

3. **肾脓肿**　肾内局限性脓性液体集聚,若为肾集合系统阻塞后的感染,则称为肾盂积脓。多为急性起病,常伴寒战、高热,尿培养可有致病菌生长。影像表现:①早期炎症期,表现为比正常肾实质密度略低的边界不规则的病灶,增强轻度不均匀强化;②脓肿形成期,平扫呈类圆形均匀低密度病变,边界不清,增强可见脓肿壁呈环形明显强化,中心脓腔无强化,部分脓腔内可见有低密度气体影,若出现液平面为典型表现;③肾周脓肿,表现为肾周或肾旁脂肪内不规则软组织密度块,可累及腰大肌和肾前筋膜。

4. **肾结核**　常由结核分枝杆菌血行播散导致。20~40岁青壮年多见,男多于女,多为单侧发病。结核感染时常伴钙化,肾盂、输尿管壁明显增厚、强化,肾周围炎性组织浸润,可有积气、筋膜增厚或囊状改变。肾自截时,由于输尿管结核结节、溃疡及纤维化,使输尿管增粗、管腔狭窄或闭塞,含菌的尿液不能进入膀胱,膀胱病变反见好转或愈合,症状消失,但患肾功能丧失,甚至全肾钙化,这是肾结核的特征性征象,可伴腹主动脉或肾门旁淋巴结肿大,但淋巴结肿大数目较少,密度可不均匀,呈环状强化。

【知识链接】

ER 6-3-4

肾脏淋巴瘤

二、肾上腺肿瘤性病变

病例 6-3-5

【临床病史】

女性,23岁,因"发现右侧肾上腺占位4天"入院。既往有"高血压病"病史5年,最高达220/100mmHg,无明显疼痛不适,无放射痛,无恶心、呕吐、畏寒、发热、胸痛、胸闷。

【影像学检查】

影像学检查见图6-3-5。

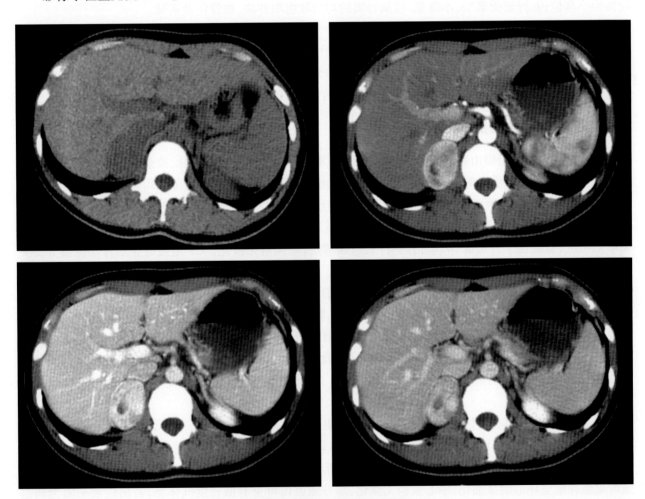

图 6-3-5　腹盆部 CT 平扫+增强

【影像征象】

横断位 CT 图像显示右侧肾上腺区可见大小约 3.9cm×4.1cm×2.6cm 椭圆形软组织肿块,CT 值约 47Hu,增强扫描动脉期呈明显强化,其内可见斑片状低强化区,延迟期强化减低。

【印象诊断】

肾上腺嗜铬细胞瘤。

【相关知识】

嗜铬细胞瘤是来源于交感神经嗜铬细胞的一种神经内分泌肿瘤,通常分泌儿茶酚胺,从而导致继发性高血压。肾上腺髓质是嗜铬细胞瘤的主要发生部位,占 90% 左右。嗜铬细胞瘤也称为 10% 肿瘤,即 10% 位于肾上腺之外,10% 为双侧、多发,10% 为恶性肿瘤,10% 为家族性。任何年龄均可发病,峰值年龄为 20~40 岁。典型临床表现为阵发性高血压和头痛、心悸、多汗三联征(90% 以上)。实验室检查示 24 小时尿中儿茶酚胺的代谢产物香草扁桃酸(VMA)明显高于正常值。病理上,肾上腺嗜铬细胞瘤常较大,易发生坏死、囊变和出血,肿瘤有完整包膜,恶性者有包膜侵犯并可发生淋巴结或脏器转移。

本病的早期诊断很重要,肿瘤多为良性,为可治愈的继发性高血压,切除肿瘤后大多数患者可恢复。而未被诊断者有巨大的潜在危险,可在药物、麻醉、分娩、手术等情况下诱发高血压危象或休克。良性者一般采用手术切除;恶性者治疗困难,一般对放疗、化疗不敏感,可用抗肾上腺素药物进行对症治疗。链脲佐菌素、酪氨酸羟化酶抑制剂等也可用于治疗。已发生转移的恶性嗜铬细胞瘤预后不一,重者在数月内死亡,少数可活 10 年以上,5 年生存率约为 45%。

【影像特征分析】

CT 表现:一侧肾上腺较大圆形或椭圆形肿块,偶为双侧性;直径常为 3~5cm,但也可更大,甚至达 10cm 以上;较小肿瘤密度均一,类似脾脏密度;较大肿瘤常因陈旧性出血、坏死而密度不均,内有单发或多发低密度区,甚至呈囊性表现;少数肿瘤中心或边缘可见点状或弧线状钙化。CT 平扫多呈软组织密度,较大肿瘤的中心可有低密度区;增强检查肿瘤的实体部分表现为快速、显著和持续的强化,强化可不均匀,其内呈低密度无强化区。

MRI 表现:T_1WI 肿瘤与肝脏的信号强度相似,T_2WI 肿瘤呈明显高信号,高于脂肪的信号强度,信号多不均匀,部分肿瘤内见散在点状短 T_2 低信号,可能与陈旧性出血、血管流空影或钙化灶有关。T_1WI 增强呈显著强化,有时可见瘤周的强化血管。

【影像诊断思路与鉴别诊断要点】

肾上腺嗜铬细胞瘤的实验室检查:血浆、尿儿茶酚胺升高、24 小时尿中儿茶酚胺的代谢产物 VMA 明显升高。肾上腺是嗜铬细胞瘤最常发生的部位,若 CT、MRI 发现单侧或双侧肾上腺较大类圆形肿块,并具有上述表现特征,结合临床症状和实验室检查,通常可做出准确的定位和定性诊断。当患者症状、体征和实验室检查高度提示为嗜铬细胞瘤时,影像学检查并未发现肾上腺肿块,腹主动脉旁、髂血管旁、膀胱壁或纵隔内发现肿块并有上述表现,提示副神经节瘤。

1. **肾上腺皮质腺瘤**　①库欣(Cushing)腺瘤:Cushing 综合征中的肾上腺皮质腺瘤。Cushing 综合征即皮质醇增多症,是由于不同病因所致肾上腺皮质长期分泌皮质醇而产生的综合征。CT 表现为单侧肾上腺类圆形或椭圆形肿块,边界清,与肾上腺侧支相连,大小多为 2~3cm,密度类似或低于肾实质,动态增强轻度快速强化和迅速廓清,同侧残部和对侧肾上腺变小。②Conn 腺瘤:Conn 综合征又称原发性醛固酮增多症,以高血压、低血钾、高醛固酮水平和低血浆肾素活性为主要特征。CT 表现为单侧肾上腺孤立性小结节,圆形或椭圆形,与肾上腺侧支相连或位于两侧支之间,界清。直径多 1~2cm,少数<1cm。密度均匀,因富含脂质而常近于水样密度;增强呈轻度强化,动态增强快速强化和迅速廓清。患侧肾上腺多能清晰显

示,可受压、变形,但无萎缩性改变。③非功能性腺瘤:无内分泌作用的肾上腺腺瘤,实验室检查肾上腺激素在正常范围。CT 常表现为单侧肾上腺类圆形或椭圆形病灶,一般<3cm,边界清楚,密度均匀,无明显强化或轻度强化。无同侧和对侧肾上腺萎缩性改变。

2. **肾上腺皮质癌**　少见,预后不良,5 年生存率不足 30%。形态不规则,多单侧发病。当发现肾上腺较大肿块,且密度不均,特别是有下腔静脉侵犯和/或淋巴结转移、其他部位转移时,应提示为肾上腺皮质癌。若患者同时有库欣综合征的临床表现,则可明确诊断;如无库欣综合征而有其他内分泌异常改变也可诊断为肾上腺皮质癌。CT 表现为较大的肾上腺肿块,直径常超过 6cm,呈类圆形、分叶状或不规则形。肿块密度不均,境界不清,常伴坏死、出血及钙化,某些肿块内可有散在点片状或边缘结节状钙化;增强检查肿块呈明显不均匀强化,中心低密度区无强化;肿块较大时可有肾静脉、下腔静脉及邻近其他结构受侵,淋巴结及远处转移。

3. **肾上腺转移瘤**　肾上腺转移瘤在临床上较常见,以肺癌转移居多,也可为乳腺癌、肾癌、胰腺癌、结肠癌或黑色素瘤的转移,开始发生的部位多为髓质,而后累及皮质,较大肿瘤可有出血、坏死。也可能合并其他部位转移。肿瘤极少造成肾上腺功能改变。临床症状和体征主要为原发瘤表现。CT 表现:为双侧或单侧肾上腺肿块,呈类圆形、椭圆形或分叶状,大小 2~5cm,也可较大,密度均匀,类似肾脏,大的肿瘤内有坏死性低密度区,增强后肿块呈明显均匀或不均匀强化。诊断在很大程度上依赖于临床资料,如发现双侧肾上腺肿块并有明确原发瘤,特别是合并有其他部位转移时,可诊断为肾上腺转移瘤。

4. **肾上腺淋巴瘤**　较少见,临床多见于老年人,可单侧或双侧同时受累,尤以双侧多见。多为全身弥漫淋巴瘤累及肾上腺或后腹膜淋巴结肿大累及肾上腺(继发),原发罕见(肾上腺本身无淋巴组织)。肾上腺淋巴瘤的病理类型多为非霍奇金淋巴瘤,且以 B 细胞型和 T 细胞型多见。临床表现主要为腹痛、腹部包块,亦可有发热、浅表淋巴结肿大等,偶有肾上腺功能低下。常呈肾上腺弥漫肿大,保持肾上腺的轮廓,单侧或双侧肾上腺巨大不规则软组织肿块,多边界清楚。CT 平扫呈弥漫性肿大或局部肿块,密度均匀或欠均匀;增强呈轻中度强化;常伴腹膜后淋巴结增大;治疗后可出现坏死。MRI 表现为 T_1WI 略低信号,T_2WI 中高信号,稍低于脂肪信号。

【知识链接】

ER 6-3-5

肾上腺嗜铬细胞瘤

三、膀胱肿瘤性病变

病例 6-3-6

【临床病史】

女性,78 岁,因"无痛性肉眼血尿 5 天"入院。患者 5 天前无明显诱因下出现肉眼血尿,伴尿频、尿急、尿痛,无腹痛、腹泻,无恶心、呕吐。

【影像学检查】

影像学检查见图 6-3-6。

【影像征象】

横断位、矢状位及冠状位 CT 图像显示膀胱左后壁团块状软组织密度影凸向腔内,增强示动脉期病灶明显强化,CTU 示膀胱左后壁团块状充盈缺损影凸向腔内。

【印象诊断】

膀胱癌。

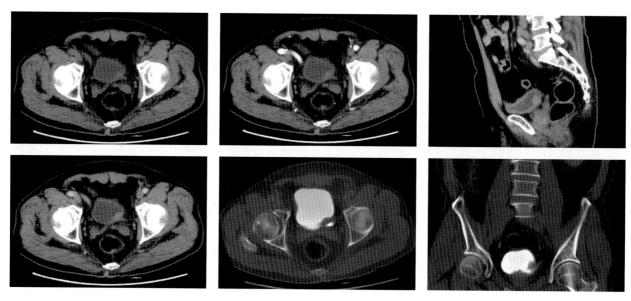

图 6-3-6　腹盆部 CT 平扫+增强+CTU

【相关知识】

膀胱癌是来源于膀胱黏膜上皮的恶性肿瘤,是泌尿系最常见的恶性肿瘤,易发生在 40 岁以上男性,高发年龄段为 50~60 岁,男女比例约为 4:1。按组织学分类主要有移行细胞癌(最常见)、鳞状细胞癌(次之)、腺癌(最少见)。按浸润程度可分为浸润癌、原位癌。移行细胞癌约 70% 为分化良好的乳头状癌,25%~30% 呈浸润性生长,造成膀胱壁局限性增厚。与长期接触芳香族类物质、吸烟、膀胱局部长期遭受刺激(如长期慢性感染)、药物、寄生虫等有关。

膀胱癌临床上多出现全程无痛性肉眼血尿,常伴有尿频、尿急、尿痛等膀胱刺激症状,其原因是膀胱癌病灶表面易出现坏死和溃疡。膀胱癌好发于膀胱三角及两侧壁,肿瘤较大或发生在膀胱颈部,可造成尿流阻塞、肾积水、排尿困难、甚至出现尿潴留;若并发感染,可出现腰酸、腰痛、发热等。膀胱癌的转移途径包括:①局部浸润,膀胱周围脂肪层消失,精囊体积增大,膀胱精囊角消失,前列腺增大、变形等;②淋巴转移,可转移到髂内、髂外及闭孔淋巴结,或髂总及腹主动脉旁淋巴结;③血行转移,多在晚期,主要转移至肺、肝、肾及骨骼。

【影像特征分析】

X 线及膀胱造影:X 线一般无阳性发现或仅见膀胱内细小点状或弧形钙化影。膀胱造影表现为膀胱腔内结节或菜花状充盈缺损,基底多较宽,壁僵硬,表面凹凸不平,边界欠规则。若肿瘤侵犯输尿管口,可继发输尿管、肾盂积水。

CT 表现:膀胱壁局部增厚或向腔内突出的肿块,与膀胱壁分界不清,肿块形态多样,常表现为乳头状、菜花状和不规则形,基底部多较宽。膀胱癌较易出现钙化,多为点状或弧形钙化,且多附着于病灶表面,其原因为当膀胱癌病灶表面伴发感染时,尿钙在碱性尿液的作用下易沉积在肿瘤表面。膀胱壁可增厚僵直,常位于膀胱三角区或两侧壁。早期肿块可有均匀明显强化,当发生囊变坏死时呈明显不均匀强化。延迟增强对比剂充盈膀胱时可见充盈缺损影。肿瘤向壁外生长时,出现膀胱轮廓不清,膀胱周围脂肪层消失,并可累及周围的组织器官。

MRI 表现:平扫表现为膀胱壁局部增厚或向腔内突出的肿块,肿块形态多样,常表现为乳头状、菜花状和不规则形,T_1WI 肿块表现为正常膀胱壁信号,T_2WI 多为中等信号,信号强度稍高于正常膀胱壁,能准确地显示肿瘤侵犯的范围及深度;增强后早期明显强化,强化程度高于正常膀胱壁。

【影像诊断思路与鉴别诊断要点】

膀胱癌是泌尿系统最常见的肿瘤,易发生在40岁以上男性,多为移行细胞癌(约70%为分化良好的乳头状癌)。首发症状为无痛性肉眼血尿。影像表现为膀胱壁局部增厚或向腔内突出的肿块;治疗首选手术治疗。

1. **膀胱内翻性乳头状瘤**　膀胱内翻性乳头状瘤(IPB)是一种少见的尿路上皮良性肿瘤,为膀胱表面移行上皮向固有层内生性生长所致,具有低度恶性潜能。其发病率约占膀胱肿瘤的6%,多见于中老年男性。IPB病因尚不明确,一般认为慢性炎症刺激或下尿路梗阻引起膀胱局部上皮异常增生形成IPB,临床主要表现为无痛性肉眼血尿或排尿不适。影像学表现:肿瘤一般为单发实性肿块,大小一般在4cm以内;肿块局限于膀胱腔内,有蒂与膀胱壁相连,多呈乳头状,膀胱外膜层光滑,病灶边缘与膀胱周围结构分界清楚;增强扫描部分肿瘤可呈中到高度强化,邻近膀胱壁及膀胱外结构无受侵改变;MRI:T_1WI呈低信号,T_2WI呈高信号。

2. **非上皮来源的膀胱肿瘤**　①嗜铬细胞瘤:临床表现为血尿、头痛、心悸、多汗,尤其是排尿后血压一过性升高,好发于膀胱后壁,肿瘤常较小,密度或信号均匀,较大时可有出血、坏死、囊变,增强后明显强化。②膀胱平滑肌瘤:少见,在膀胱间叶组织来源的良性肿瘤中,膀胱平滑肌瘤最常见,女性多见,表现为圆形或椭圆形肿块,边界清楚光滑,肿瘤较大时可有坏死。③膀胱淋巴瘤:原发者少见,多表现为膀胱壁局限性增厚,并向膀胱内或外突出的结节或肿块。CT平扫呈软组织密度;MRI呈长T_1、长T_2信号,病灶边缘光滑清晰,少有坏死,增强后呈中度到明显强化,继发者常可发现多脏器受累,浅表淋巴结增大,并且临床上常出现发热、乏力等全身症状。

3. **腺性、囊性膀胱炎**　腺性膀胱炎是一种增生与化生同时存在的病变,其过程为上皮增生凹入布鲁恩巢(Brunn nest),其内出现裂隙或形成分支或环状管腔,中心出现腺性化生形成腺体结构,与此同时存在淋巴细胞和浆细胞的浸润,因此称为腺性膀胱炎。在这个过程中如果仅见管腔内黏液淤积,致腺腔逐渐扩大而形成囊肿,而未见腺性化生,则称为囊性膀胱炎。腺性膀胱炎与囊性膀胱炎是同一病理过程的两个阶段或程度,病理中也常见两者混合存在,有时合称为腺囊性膀胱炎。发病原因目前认为与长期炎症刺激、下尿路梗阻使移行上皮细胞过度增生有关。腺性膀胱炎是一种癌前病变,并有约10%合并腺癌。多见于中老年男性,临床表现以膀胱刺激征和血尿为主。单纯腺性膀胱炎和单纯囊性膀胱炎在CT上有不同的表现。单纯腺性膀胱炎常呈隆起性病变或膀胱壁局限性增厚,可累及整个膀胱壁,大部分病灶比较局限,增强无明显强化或轻度强化,与周围正常膀胱壁强化基本一致或轻度高于周围正常膀胱壁,腺性膀胱炎易术后复发。单纯囊性膀胱炎常累及整个膀胱壁,囊腔可向膀胱腔内生长,也可向膀胱壁外生长,表现为膀胱壁内多发大小不等囊状影,膀胱壁呈"串珠"状,部分囊腔明显突向膀胱腔外,少部分囊腔与膀胱腔相通,似憩室样改变,囊性膀胱炎常累及输尿管开口,因此常伴有肾盂及输尿管积水。

4. **膀胱结核**　主要是由肾、输尿管结核蔓延而来,少数由前列腺结核蔓延而来,CT表现无特异性,确诊依赖于尿细菌培养、组织活检或穿刺细胞学诊断。膀胱容积明显减小,壁增厚,轮廓毛糙,即"痉挛膀胱"。有时可表现为由结核病灶引起的充盈缺损。少数可见膀胱壁钙化,呈不规则、条索状或斑片状。

5. **前列腺癌突入膀胱**　可见前列腺体积增大,密度不均匀,增强后呈结节样强化,多呈菜花状突入膀胱底部,双侧精囊角消失,可见精囊增大。另外,膀胱壁因长期慢性排尿困难,造成整个膀胱壁弥漫性增厚,但无局部改变。前列腺癌血尿多为癌肿浸润膀胱壁时出现,经直肠指检、B超、CT等影像学或活检可明确诊断。

6. **膀胱内血凝块**　CT平扫密度较膀胱高,CT值50~60Hu,形状不规则,改变体位可见病灶位置改变。但应注意膀胱癌合并血凝块,应多改变几次体位检查。

【知识链接】

ER6-3-6

膀胱壁增厚性病变

四、前列腺肿瘤性病变

病例 6-3-7

【临床病史】

男性,61 岁,进行性排尿困难 5 年,发现前列腺特异性抗原(PSA)升高 3 周。体检发现总 PSA(tPSA)为 20.7ng/ml。

【影像学检查】

影像学检查见图 6-3-7。

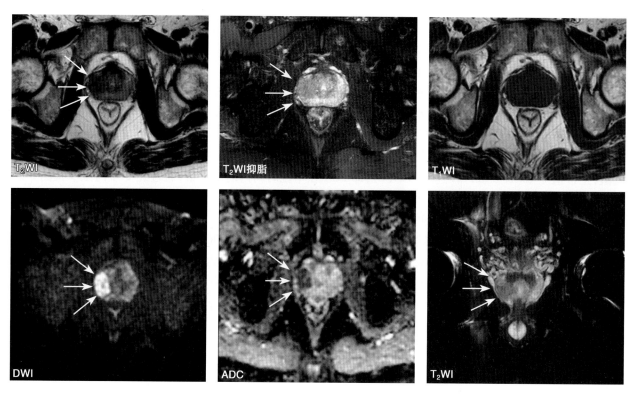

图 6-3-7　盆腔 MRI

【影像征象】

前列腺右侧外周带结节状异常信号灶,病灶于 T_1WI 呈等信号,T_2WI 和 T_2WI 抑脂呈低信号,DWI 和 ADC 序列显示病灶明显弥散受限。

【印象诊断】

前列腺癌。

【相关知识】

前列腺癌是男性最常见的恶性肿瘤之一,发病年龄多大于 40 岁,遗传是发病因素之一,高脂饮食增加发病机会。前列腺癌约 95% 为腺癌,起源于腺细胞,其他少见的有移行细胞癌、鳞癌、未分化癌等。前列腺的外周带是癌最常发生的部位,约占 70%,其次是移行带约占 20%,中央带约占 10%,大约有 10% 的前列腺癌呈多发性。前列腺癌早期多数无明显临床症状,多为体检偶然发现,进展期出现排尿困难、尿潴留、尿失禁和血尿等症状,晚期可出现转移。直肠指检联合前列腺特异性抗原(PSA)检查是目前公认的早期发现前列腺癌最佳的初筛方法。前列腺 MRI 检查优于经直肠超声和 CT,单光子发射型计算机断层显像(ECT)主要显示骨转移灶,前列腺穿刺活检可确诊。

1. 前列腺的正常解剖及定位   前列腺包括基底部(上 1/3)、中央腺体(中 1/3)和顶点(下 1/3)。可分为 4 个不同的组织学区域:①纤维结缔组织(FS),不含腺体组织;②移行带(TZ),围绕尿道近端至精阜,腺体组织约 5%;③中央带(CZ),围绕射精管,腺体组织约占 20%;④外周带(PZ),腺体组织占 70% ~ 80%。

前列腺的病灶定位采用的是 PI-RADS v2.1 分割扇区图,此扇形图是基于欧洲共识和欧洲泌尿生殖放射学会(ESUR)前列腺 MRI 指南(2012),包括 39 个扇区/区域:前列腺 36 区、精囊 2 区、尿道外括约肌 1 区。对病灶进行统一的定位和描述,有助于 MRI 引导下活检和治疗的精确定位,明确其与病理结果间的相关性,有利于科学研究。

2. 血清 PSA   前列腺癌、前列腺炎、前列腺增生、急性尿潴留、前列腺按摩等均可使 PSA 增高。通常认为,70 岁以下患者血清总 PSA(tPSA)大于 4.0ng/ml 为异常,对初次 PSA 异常者建议数周后复查。血清 PSA 受年龄和前列腺大小等因素的影响,我国男性不同年龄段 PSA 水平分别为 40 ~ 49 岁≤2.15ng/ml,50 ~ 59 岁≤3.20ng/ml,60 ~ 69 岁≤4.10ng/ml,70 ~ 79 岁≤5.37ng/ml。

此外,PSA 衍生指标也可以用于前列腺病灶评估。一般认为当 PSA 介于 4 ~ 10ng/ml(灰区)时,为避免不必要的穿刺,可使用以下 PSA 衍生指标:①游离 PSA 比值(%fPSA),游离 PSA 可提高 PSA 处于灰区的前列腺癌检出率。推荐以 0.16 作为%fPSA 参考值,%fPSA>0.16 时穿刺阳性率为 11.6%,<0.16 时穿刺阳性率为 17.4%,<0.10 时穿刺阳性率高达 56%。②PSA 密度(PSAD),即血清 PSA 值与前列腺体积的比值,正常值应<0.15。③PSA 速率(PSAV),即 PSA 在单位时间内的变化量,通过在 2 年内至少检测 3 次 PSA 计算得出,其正常值为每年变化量<0.75ng/ml。

3. 前列腺多参数 MRI 扫描序列及 PI-RADS 评分

(1) 前列腺的多参数 MRI 扫描序列:包括 T_1WI、T_2WI、DWI、ADC 和 DCE。常规扫描方案:T_1WI、T_2WI、DWI(高 b 值在 1 400 ~ 2 000s/mm^2)、ADC。最佳扫描方案:T_1WI、T_2WI、DWI、ADC、DCE。当使用 MRI 进行随访监测时,至少一个序列的视野(FOV)需包括至腹主动脉分叉水平以评估盆腔淋巴结(除非没有发现有临床意义的前列腺癌灶的可疑征象)。如做完前列腺活检,考虑到活检造成的出血可推迟 MRI 检查,因为局部出血和炎症在某些情况下会影响癌灶分期(必要情况下推迟≥6 周)。

(2) 前列腺 T_2WI 成像的 PI-RADS 评分(表 6-3-7a,表 6-3-7b)

表 6-3-7a   前列腺外周带 T_2WI 成像的 PI-RADS 评分

评分	外周带(PZ)
1	均匀高信号(正常)
2	线样、楔形低信号或弥漫性轻度低信号,多边界不清
3	信号异常或非局限性结节,中度低信号;其他不能归入 2 分、4 分或 5 分者
4	局限性、均匀中度低信号结节/肿块,局限于前列腺内,且最大径<1.5cm
5	同评分 4,但最大径≥1.5cm,或有明确的前列腺外侵犯/侵袭性表现

表 6-3-7b   前列腺移行带 T_2WI 成像的 PI-RADS 评分

评分	移行带(TZ)
1	均匀高信号(正常)
2	局限性低信号或包膜完整的结节,信号不清(BPH)
3	信号不均,边界模糊;包括其他不能归入 2 分、4 分或 5 分者
4	梭形或非局限性,信号不均,中度低信号,且最大径<1.5cm
5	同评分 4,但最大径≥1.5cm,或有明确的前列腺外侵犯/侵袭性表现

（3）前列腺 DWI 成像的 PI-RADS 评分（表 6-3-7c）

表 6-3-7c　前列腺 DWI 成像的 PI-RADS 评分

评分	外周带（PZ）或移行带（TZ）
1	ADC 图或高 b 值 DWI 图像上未见异常（如正常）
2	ADC 图见模糊低信号
3	ADC 图局部轻度/中等信号减低，高 b 值 DWI 图像上见或稍高信号
4	ADC 图局部信号明显减低，高 b 值 DWI 图像上明显高信号，且最大径<1.5cm
5	同评分 4，但最大径≥1.5cm，或有明确的前列腺外侵犯/侵袭性表现

（4）前列腺 DCE 成像的 PI-RADS 评分：前列腺癌的血管密度为正常组织的 2 倍，血供相对丰富且血管分布较均匀。良性前列腺增生（BPH）结节的血供也高于正常组织，但血管分布一般不均匀。前列腺癌表现为早期强化（<10 秒）。最为常用的 DCE 分析方法是"直接视觉评估"。"阳性"DCE MRI 病灶应具备以下条件：局灶性强化，增强早期或同期强化程度高于邻近正常的前列腺组织，且在 T_2WI 和/或 DWI 上可见相应的病灶（表 6-3-7d）。

表 6-3-7d　前列腺 DCE 成像的 PI-RADS 评分

评分	外周带（PZ）或移行带（TZ）
（−）	无早期强化，或弥漫性强化与 T_2WI 和/或 DWI 上局限性病灶不一致，或局灶性强化病灶在 T_2WI 上明确为 BPH
（+）	局灶性，早期或同期强化高于邻近组织

（5）前列腺 PI-RADS 评分（PI-RADS v2 评分）
1）PIRADS 1——极低（不存在临床显著性癌）。
2）PIRADS 2——低（几乎不存在临床显著性癌）。
3）PIRADS 3——中等（与临床显著性癌间对应关系不明）。
4）PIRADS 4——高（与临床显著性癌可能存在对应关系）。
5）PIRADS 5——极高（有临床显著性癌）。
PI-RADS v2 评分仅依靠多参数 MRI 征象，不包括其他资料如 PSA、直肠指检、临床病史或治疗方法等。PI-RADS 4~5 分的病例应考虑活检，1~2 分的病例则不推荐活检。对于 PI-RADS 2~3 分的病例，是否进行活检，应综合考虑其他因素，而不仅仅依靠多参数 MRI 结果（图 6-3-7e、f）。

表 6-3-7e　前列腺 PI-RADS 评分：外周带（PZ）

DWI	T_2WI	DCE	PI-RADS
1	任何评分	任何评分	1
2	任何评分	任何评分	2
3	任何评分	−	3
		+	4
4	任何评分	任何评分	4
5	任何评分	任何评分	5

表 6-3-7f　前列腺 PI-RADS 评分：移行带（TZ）

T_2WI	DWI	DCE	PI-RADS
1	任何评分	任何评分	1
2	任何评分	任何评分	2
3	≤4	任何评分	3
	5	任何评分	4
4	任何评分	任何评分	4
5	任何评分	任何评分	5

【影像特征分析】

前列腺癌的典型 MRI 表现为：平扫 T_1WI 信号与正常的前列腺信号相近，难以区分；T_2WI 表现为前列腺外周带正常高信号组织内出现低信号病灶（瘤内有大量癌变腺体成分紧密排列，其间很少有空隙储存黏蛋白和液体）；DWI 呈高信号，ADC 值下降（在肿瘤区域，细胞密度增大、高核质比和细胞外水减少比可能会对分子扩散造成影响）；动态增强病灶表现为早期强化（<10 秒），延迟期信号减低，即流出型（病灶血管数量生成增加，血管通透性增高）。MRS 通过对代谢物包括枸橼酸盐（Cit）、胆碱（Cho）和肌酸（Cre）的测量以及（Cho+Cre）/Cit 比值的计算，在前列腺癌的诊断中起重要作用。前列腺癌的 MRS 表现为 Cit 峰明显降低，Cho 峰升高；（Cho+Cre）/Cit 比值较大，约为 1.98±0.95。

【影像诊断思路与鉴别诊断要点】

根据前列腺癌的不同发生部位，外周带前列腺癌常需与前列腺出血、急慢性炎症和脓肿鉴别；移行带及中央带前列腺癌常需与前列腺增生（腺体增生为主型、间质增生为主型、混合型）相鉴别。

1. **前列腺出血** 多发生于穿刺术后，前列腺出血信号一般呈 T_2WI 低信号，T_1WI 高信号，病史可有助于鉴别。

2. **前列腺炎** 50 岁以下男性最常见，慢性前列腺炎是泌尿外科门诊常见的疾病。急性前列腺炎 MRI 表现无特征性，为前列腺弥漫性增大；慢性前列腺炎 MRI 表现为前列腺内信号混杂不均，T_2WI 表现为前列腺外周带信号不均匀减低，动态增强表现为"流入型"，即信号强度增高后持续增高；MRS 中 Cho 峰升高不显著。

3. **前列腺脓肿** 当具有较强毒力的细菌等病原体感染前列腺后，迅速大量生长繁殖而引起急性前列腺感染，缺乏及时有效的治疗时发展为前列腺脓肿，常见的致病菌为需氧革兰氏阴性杆菌和金黄色葡萄球菌。病理表现早期局部腺体充血、水肿，继而坏死、液化形成脓腔，脓腔可单发或多发，脓肿壁早期由炎症充血带构成，晚期由纤维肉芽组织构成完整脓肿壁。典型前列腺脓肿的 MRI 表现：类圆形，脓腔为坏死液化组织，T_1WI 呈低信号，T_2WI 呈高信号，弥散受限。

4. **前列腺增生** 前列腺体积在 40 岁以后开始加速增长，50 岁以上男性约有 50% 患前列腺增生，60 岁以上发病率高达 75%，主要发生于移行带，主要为腺性增生和间质增生。前列腺增生的 MRI 表现主要为前列腺体积均匀对称性增大，增大前列腺 T_1WI 呈均匀低信号，轮廓光整，两侧对称；T_2WI 外周带仍呈正常较高信号，但受压变薄甚至近于消失，而移行带体积明显增大，以间质增生为主型表现为不规则低信号区；以腺体增生为主型可见高信号结节灶，常伴有假包膜形成，为包绕结节的环状低信号；混合型两者同时存在。增生结节由于水分子运动受限少或运动相对受限，DWI 呈等或稍高信号，而前列腺癌由于正常组织被肿瘤组织取代，高核质比，DWI 呈高信号，ADC 呈低信号。

【知识链接】

ER6-3-7

多参数 MR 成像在前列腺癌的临床应用

第四节　泌尿系统先天发育性病变

病例 6-4-1

【临床病史】

男性，25 岁，因"腹痛 1 天"入院。体检行泌尿系彩超示右肾积水，患者无尿频、尿急、尿痛，无明显血尿，无肾区绞痛，无畏寒、发热，无恶心、呕吐。

【影像学检查】

影像学检查见图 6-4-1。

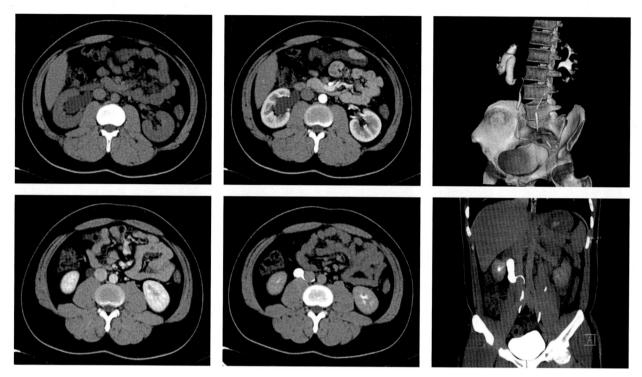

图 6-4-1　腹盆部 CT 平扫+增强+CTU

【影像征象】

横断位和冠状位 CT 图像显示右侧输尿管上段走行于下腔静脉后方,输尿管受压呈弧形,右侧肾盂及上段输尿管积液扩张,腹部 CTU 示右侧肾盂及上段输尿管扩张,未见明显充盈缺损。

【印象诊断】

腔静脉后输尿管。

【相关知识】

腔静脉后输尿管又称环绕腔静脉输尿管,是一种罕见的先天性疾病,大多发生于右侧输尿管;正常右侧输尿管位于下腔静脉前方下行,而此病患者输尿管从下腔静脉后方绕行再回到正常位置。发病率约为 1/1 500,男女之比为(3~4)∶1,多见于右侧,也可发生于对侧及双侧,常发生于 $L_3 \sim L_4$ 水平。发病机制:正常胚胎期有 3 对主静脉与下腔静脉的发生有关,即后主静脉、下主静脉、上主静脉,其相互交通,形成"静脉环";正常发育过程中,右侧后主静脉萎缩,下腔静脉主要由下主静脉、上主静脉演变而来,右侧输尿管位于下腔静脉之前;若发育异常,后主静脉不消失,由后主静脉形成腔静脉而出现腔静脉后输尿管异常,输尿管经下腔静脉与腹主动脉之间绕行至下腔静脉前方,再按正常通路入膀胱。腔静脉后输尿管属于原始腹腔静脉系统的一种畸形,是腔静脉的先天性发育异常造成的输尿管畸形。

临床分型:根据位置高低分为低袢型(Ⅰ型)和高袢型(Ⅱ型)。低袢型(Ⅰ型):多位于输尿管上 1/3,输尿管在 $L_3 \sim L_4$ 水平穿行于腔静脉后方,再由下腔静脉和腹主动脉间穿出,此型最为常见。因下腔静脉与脊柱间间隙小,加之腰大肌的压迫,易产生梗阻,故常伴中重度肾盂输尿管积水,多需外科处理。高袢型(Ⅱ型):输尿管穿入腔静脉后位置与肾盂几乎在同一水平,极为罕见。此型下腔静脉与脊柱间有右肾动脉通过,两者之间有一定间隙,且肾盂部分较宽,故常无梗阻或较轻,一般不需手术。临床表现:虽然腔静脉后输尿管是先天性畸形,但临床症状常出现于 30～40 岁之后,主要表现为输尿管梗阻引起的症状。患者可有右腰部酸胀、疼痛,输尿管梗阻积水,常继发感染和结石,可有膀胱刺激症状、发热、肾绞痛、血尿。也有部分患者无临床症状,经体检发现。

　　腔静脉后输尿管没有或仅有轻度肾积水而无明显临床症状和并发症者,可保守治疗,但应随诊。其余积水严重、有明显症状、合并感染、结石、肾功能下降者均应手术治疗,标准修复术式为输尿管切断吻合术(即在肾盂输尿管连接处上方切断肾盂,游离输尿管,并绕过下腔静脉使之复位后再吻合);如患者为孤立肾或对侧肾功能不佳,输尿管无狭窄及结石,可考虑切断下腔静脉,输尿管复位后再吻合或结扎下腔静脉。如患肾已严重损害,则切除患肾。

【影像特征分析】

　　低袢型(Ⅰ型):典型表现为上段输尿管扩张,向上向内反折呈"鱼钩状"或 S 形向中央移位,与下腔静脉交叉向后再向前方下降,与脊柱重叠,远端输尿管不扩张。高袢型(Ⅱ型):右肾盂和输尿管几乎呈水平,在肾盂输尿管连接部水平或以上,行至下腔静脉的后方,呈"镰刀状"走行,通常不易造成输尿管梗阻。

　　CT、MRI 可显示弯曲段以上肾盂及输尿管扩张,并能排除输尿管周围是否有肿瘤性病变。多层增强及后处理可显示输尿管及与下腔静脉的解剖关系。

【影像诊断思路与鉴别诊断要点】

　　腔静脉后输尿管的典型表现为上段输尿管扩张,多期增强及后处理可显示输尿管及与下腔静脉的解剖关系,排除输尿管周围是否有肿瘤性病变后即可做出正确诊断。

　　1. **输尿管囊肿**　先天性输尿管囊肿是指输尿管远端膀胱入口处在黏膜下的囊性膨胀,囊性外层为膀胱黏膜,内层为输尿管黏膜,系输尿管开口处结缔组织和肌肉结构不全和先天异常,造成膀胱内段扩张膨出突入膀胱所致。典型影像学表现为"蛇头征",即充盈缺损中心为充满对比剂的囊状扩张的输尿管,周围环绕以囊肿壁,同侧肾盂输尿管可见不同程度的扩张。

　　2. **巨输尿管**　特征是在输尿管无梗阻性病变、无膀胱输尿管反流、膀胱及膀胱三角和下尿路也无梗阻的情况下出现的输尿管扩张;系输尿管末端肌层发育异常,无典型临床症状。影像表现为全程输尿管扩张,且扩张程度重于肾盂肾盏,扩张段到狭窄段输尿管可呈"鸟嘴"状、"杵"状。

　　3. **输尿管异位开口**　输尿管开口于膀胱以外的部位称为输尿管异位开口。多见于双肾盂、双输尿管重复畸形患者,70% 以上合并。异位输尿管因管壁和管口的神经肌肉组织发育不良,输尿管功能受到一定影响,甚至功能消失,以致肾盂输尿管扩张积水。

　　4. **肾盂输尿管连接部梗阻**　肾盂输尿管连接部梗阻是最常见的先天性疾病,常发生于一侧,且较严重;引起梗阻的原因分为内源性和外源性;内源性主要为先天肌纤维组织发育异常、肌层增厚和纤维组织增生导致狭窄,约占 85%;外源性主要为异位或迷走血管压迫病变使输尿管肌层受压萎缩变性,使肾盂输尿管连接处 Hanna 细胞("起搏器"细胞)发生肌电信号受阻,也是发生肾积水的原因。先天性肾盂输尿管连接部梗阻特征表现为肾盂积水,肾盏扩大,但肾盂比肾盏扩张明显,肾盂输尿管交界处狭窄,肾皮质变薄但仍可保持肾脏的基本外形。

　　5. **输尿管瓣膜症**　输尿管瓣膜症系输尿管壁先天畸形,少见,病因不明。病理上为输尿管黏膜过长聚集而致管腔狭窄;发病年龄以 30～45 岁居多,病程较长,多有肾绞痛、血尿和腰痛。影像表现为输尿管局限性狭窄,如截断样,边缘光滑;因瓣膜类型、生长方式不同,充盈缺损的形态也不一样。

【知识链接】

ER6-4-1

腔静脉后输尿管

第五节　女性生殖系统

一、子宫肿瘤性病变

病例 6-5-1

【临床病史】

女性,61 岁,因"绝经后阴道出血 2 个月"入院。2 个月前无明显诱因出现阴道流血,量少于月经量,鲜红色,持续约 3 天,无腹痛,无恶心呕吐等不适。

【影像学检查】

影像学检查见图 6-5-1。

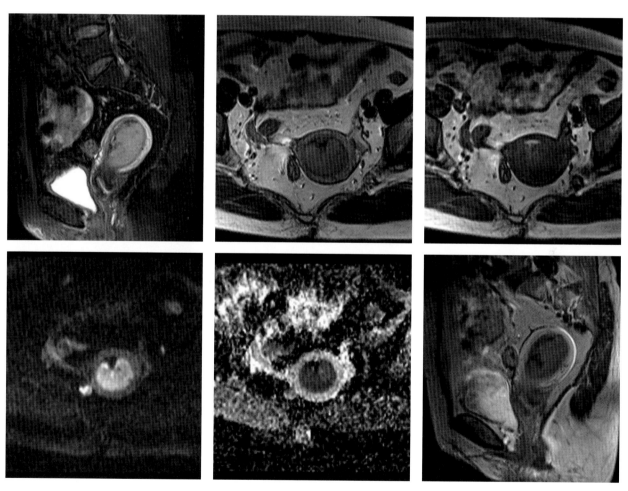

图 6-5-1　盆腔 MRI 平扫及增强检查

【影像征象】

子宫后位,宫腔内可见一团块状异常信号灶,大小约 5.2cm×2.6cm×4.3cm,信号欠均匀,T_2WI 抑脂呈稍高信号影,DWI 可见弥散受限,子宫前壁低信号联合带不连续,病灶前部可见高低混杂信号影,增强后病灶强化程度明显低于子宫肌层,病灶前缘欠规整,与子宫肌层分界欠清晰,侵犯肌层深度小于 1/2 肌层,余邻近器官未见明显受累。

【印象诊断】

子宫内膜癌,影像拟分期 I A 期。

【相关知识】

子宫内膜癌是女性生殖系统最常见的恶性肿瘤之一,好发年龄为 60~70 岁,75%~90% 表现为月经间期或绝经后阴道不规则流血,因为临床症状比较明显,75% 患者能早期发现。最常见的病理类型是腺癌,约占 90%,主要诊断方法是内膜组织活检。MRI 检查主要作用是分期,采用 2009 年 FIGO 手术分期,详细内容见表 6-5-1。

表 6-5-1　子宫内膜癌 FIGO 分期

FIGO 分期	描述
I 期	肿瘤局限于子宫体
I A	无肌层浸润或肌层浸润深度<1/2
I B	肌层浸润深度≥1/2
II 期	肿瘤浸润宫颈间质,但未超出子宫外
III 期	肿瘤局部播散/或区域扩散
III A	累及子宫浆膜层和/或附件
III B	阴道和/或宫旁受累
III C	盆腔和/或腹主动脉淋巴结转移
III C1	盆腔淋巴结转移
III C2	腹主动脉旁淋巴结转移,有/无盆腔淋巴结转移
IV 期	膀胱和/或直肠转移,和/或远处转移
IV A	侵及膀胱和/或直肠转移
IV B	远处转移,包括腹腔内转移和/或腹股沟淋巴结转移

【影像特征分析】

子宫内膜癌主要影像表现是子宫腔增大,肿物呈息肉样或弥漫性生长,DWI 序列病灶呈不同程度弥散受限表现,T_2WI 上低信号结合带是否完整是判断肌层有无受累的重要标志,动态增强扫描肿块强化程度弱于肌层,子宫内膜癌弥散受限的特点与强化程度低于肌层可用来与子宫内膜息肉、黏膜下子宫肌瘤等其他良性子宫疾病鉴别。

【影像诊断思路与鉴别诊断要点】

子宫内膜癌临床诊疗过程一般是先进行诊断性刮宫,病理结果证实是子宫内膜癌,然后进行 MRI 分期,有些未经过病理证实的可通过临床症状、影像学典型表现进行分期。在 T_2WI 上观察结合带的结构是否连续完整来判断是否存在肌层浸润,评价肌层浸润深度,主要观察是否到达肌层的 1/2,但有时局部有炎性反应和水肿,在 T_2WI 上的边界不清楚,这时候肿瘤范围的评估并不准确,需要结合增强扫描来综合评价,因此 T_2WI 结合增强扫描可以更有效的评价肌层浸润情况。

【知识链接】

ER 6-5-1

女性盆腔 MRI 扫描规范

病例 6-5-2

【临床病史】

女性,51 岁,不规则阴道流血半年,4 天前宫颈活检,病理提示宫颈低分化鳞形细胞癌。

【影像学检查】

影像学检查见图 6-5-2。

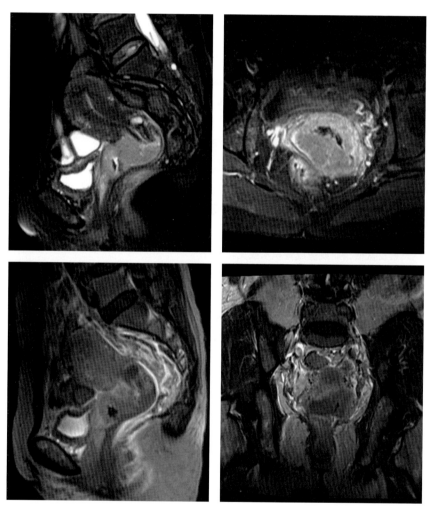

图 6-5-2　盆腔 MRI 平扫及增强检查

【影像征象】

　　子宫颈前后壁明显不均匀增厚,边缘不规则,T_2WI 抑脂呈稍高信号,T_1WI 增强可见明显不均匀强化,肿块向下累及阴道穹隆,病灶大小约 6.1cm×4.7cm×5.6cm,未见明显宫旁侵犯,与直肠及膀胱间脂肪间隙边界尚清。

【印象诊断】

宫颈癌,拟分期 ⅡA2 期。

【相关知识】

宫颈癌是女性生殖系统最常见的恶性肿瘤之一。世界范围内,宫颈癌是女性发病率和死亡率最高的第 4 类恶性肿瘤,仅次于乳腺癌、结直肠癌和肺癌。在不发达国家,是女性第 2 位常见恶性肿瘤和第 3 位致死性恶性肿瘤。

临床表现是异常阴道出血、阴道排液、疼痛。鳞状细胞癌是最常见的类型,约占 85%,腺癌约占 15%。主要诊断手段是宫颈活检,MRI 检查的意义并非诊断病灶,而是进行精确的分期,采用 2018 年 FIGO(国际妇产科联盟)分期,详细内容见表 6-5-2。

表 6-5-2   子宫颈癌 FIGO 分期

FIGO 分期	描述
Ⅰ期	原发肿瘤局限于子宫(无论有无子宫体部的延伸)
Ⅰ A	镜下浸润癌(Ⅰ A1:间质浸润深度<3mm,Ⅰ A2:间质浸润深度≥3mm 且小于 5mm)
Ⅰ B	临床肉眼可见(Ⅰ B1:间质浸润深度≥5mm 且肿瘤最大径<2cm;Ⅰ B2:肿瘤最大径≥2cm 且<4cm;Ⅰ B3:肿瘤最大径≥4cm)
Ⅱ期	癌灶超出宫颈外,阴道浸润未达下 1/3,宫旁浸润未达盆壁
Ⅱ A	侵及阴道,但未达下 1/3,无宫旁浸润(Ⅱ A1:肿瘤最大径<4cm;Ⅱ A2:肿瘤最大径≥4cm)
Ⅱ B	明显的宫旁浸润,未达盆壁
Ⅲ期	侵犯盆壁和/或阴道下 1/3,和/或造成肾积水或无功能肾
Ⅲ A	未累及盆壁,侵犯阴道下 1/3
Ⅲ B	累及盆壁,和/或造成肾积水或无功能肾
Ⅲ C	盆腔和/或腹主动脉淋巴结转移
Ⅲ C1	盆腔淋巴结转移
Ⅲ C2	腹主动脉旁淋巴结转移,有/无盆腔淋巴结转移
Ⅳ期	侵犯骨盆壁或累及膀胱、直肠
Ⅳ A	癌浸润膀胱黏膜或直肠黏膜
Ⅳ B	远处转移

【影像特征分析】

宫颈癌主要影像表现是子宫腔增大,肿物呈息肉样或弥漫性生长,DWI 序列病灶呈不同程度弥散受限表现,T$_2$WI 上低信号结合带是否完整是判断肌层有无受累的重要标志,动态增强扫描肿块强化程度弱于肌层,子宫内膜癌弥散受限的特点与强化程度低于肌层可用来与子宫内膜息肉、黏膜下子宫肌瘤等其他良性子宫疾病鉴别。

T$_2$WI 是肿瘤描述和分期最有意义的序列,动态增强扫描有助于明确其他器官的受累情况。

【影像诊断思路与鉴别诊断要点】

宫颈癌前病变及宫颈癌早期可以没有任何症状。常见的症状为接触性阴道出血,异常白带如血性白带、白带增多,不规则阴道出血或绝经后阴道出血。晚期患者可以出现阴道大出血、腰痛、下肢疼痛、下肢水肿、贫血、发热、少尿或消耗恶病质等临床表现。

【知识链接】

ER 6-5-2

子宫影像解剖及相关
MRI 信号分析

宫颈良性病变如宫颈结核、宫颈息肉伴微腺性增生、宫颈黏膜下肌瘤、宫颈腺上皮外翻和其他宫颈炎性溃疡等可通过病理活检鉴别。原发子宫内膜癌转移至宫颈可通过宫颈活检及免疫组化等明确诊断或辅助鉴别,子宫内膜癌侵犯宫颈与宫颈癌侵犯子宫内膜单纯从影像学上难以准确鉴别。

病例 6-5-3

【临床病史】

女性,53 岁,自觉小腹胀 10 天;女性肿瘤指标阴性。

【影像学检查】

影像学检查见图 6-5-3。

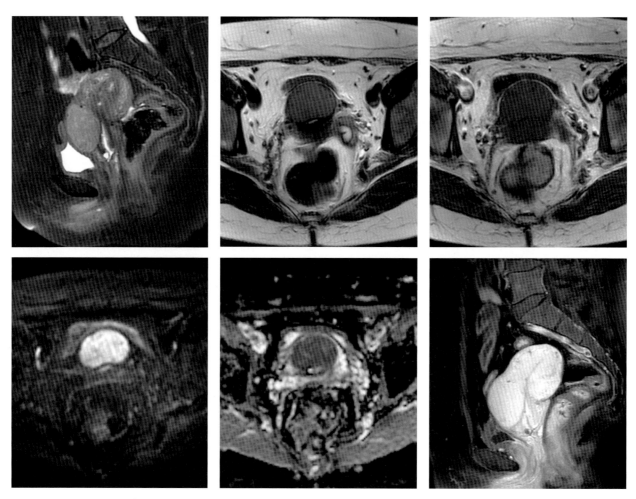

图 6-5-3　盆腔 MRI 平扫及增强检查

【影像征象】

子宫颈前壁可见椭圆形肿块影,边缘清晰,T_2WI 及抑脂呈均匀稍高信号,T_1WI 呈等及稍高信号,DWI 呈高信号,ADC 呈低信号,增强扫描强化均匀,程度与正常子宫肌相近,子宫体及宫颈黏膜线连续,病灶大小约 3.3cm×4.7cm×4.4cm。

【印象诊断】

子宫颈前壁占位,考虑宫颈平滑肌瘤。

【相关知识】

约90%的子宫平滑肌瘤发生在子宫体内,宫颈平滑肌瘤相对较少,典型的子宫平滑肌瘤在 T_2WI 呈明显低信号,增强后均匀强化;子宫平滑肌瘤可发生各种变性,如透明变性在 T_2WI 呈低信号,增强扫描无强化,平滑肌瘤间质水肿在 T_2WI 信号增高,囊性变 T_1WI 呈低信号, T_2WI 呈高信号;出血信号混杂,脂肪变性在 T_1WI 及 T_2WI 均呈高信号。富细胞型平滑肌瘤是一种特殊的平滑肌瘤亚型, T_2WI 呈稍高信号,反映富细胞性和相对较少的纤维基质,增强后呈明显强化,由于其细胞密度大,DWI可见弥散受限,影像上易误诊为恶性病变。

【影像特征分析】

病灶边界清晰,内部信号均匀,无明显坏死囊变,对周围结构无明显侵犯,盆腔无肿大淋巴结;宫颈黏膜光整、连续,呈受压推移改变,纤维基质连续,未见中断,宫颈前壁肌层内肿块宫颈癌首先排除,考虑宫颈肌层来源病变,如子宫平滑肌瘤、平滑肌肉瘤等,其他宫颈罕见肿瘤如淋巴瘤、黑色素瘤也要考虑;肿块明显弥散受限,提示肿块内部细胞密度大。

【影像诊断思路与鉴别诊断要点】

宫颈病变分为肿瘤性病变和非肿瘤性病变,肿瘤性病变又分为上皮来源和非上皮来源2类,最常见上皮来源恶性病变是宫颈癌,包括鳞癌、腺癌、腺鳞癌、神经内分泌癌等,良性病变包括宫颈上皮内瘤变、宫颈息肉等;非上皮来源肿瘤包括间叶性肿瘤、上皮间叶混合性肿瘤、黑色素细胞肿瘤、淋巴造血肿瘤等。此外,非肿瘤性病变包括纳氏囊肿(子宫颈腺囊肿)、宫颈妊娠、宫颈炎、子宫内膜异位症等。

该病例肿块位于宫颈前壁,宫颈黏膜及纤维基质连续,应首先考虑非上皮来源肿瘤,病灶呈明显弥散受限,但边界清晰,与周围结构分界清晰, T_1WI 呈稍高信号,富细胞型平滑肌瘤、淋巴瘤及恶性黑色素瘤均需要考虑。最终病理是子宫下段及宫颈肌壁间富细胞平滑肌瘤,最大径为4.5cm,瘤细胞丰富密集,未见明确坏死和异型性,核分裂象0~2个/10HPFs;免疫组化:Ki67(约10%)、CD10(-)、钙调蛋白结合蛋白(caldesmon)(+)、SMA(+)、P53(-)。

原发于宫颈淋巴瘤极其罕见,恶性淋巴瘤进展晚期可浸润子宫。西方国家数据显示,淋巴瘤约占原发性宫颈肿瘤的0.008%和女性结外淋巴瘤的2%;常见的症状是阴道出血、会阴部不适和阴道分泌物。宫颈淋巴瘤分为弥漫型和局灶型,影像上与宫颈其他恶性肿瘤难鉴别,MRI信号比较均匀, T_1WI 稍低信号、 T_2WI 呈稍高信号,DWI高信号,ADC低信号。弥漫型可广泛侵犯宫颈基质,但宫颈黏膜不受累,这可能是诊断恶性淋巴瘤的线索(宫体弥漫淋巴瘤:子宫弥漫性增大而不破坏子宫内膜);常伴有腹盆腔多发淋巴结肿大、融合。宫颈淋巴瘤单独使用化疗或与放疗、手术联合治疗。

【知识链接】

ER 6-5-3

宫颈少见占位性病变

女性生殖道恶性黑色素瘤占所有黑色素瘤病例的1%~5%,通常发生在阴道黏膜,偶尔发生在子宫颈。子宫颈恶性黑色素瘤极为罕见,多为个案报道; T_1WI 呈高信号是其典型的影像学特征; T_1 弛豫时间缩短归因于黑色素颗粒内稳定自由基的顺磁效应或肿瘤内出血;富含黑色素细胞的恶性黑色素瘤在 T_1 加权像上呈高信号,对黑色素瘤诊断有提示性作用。

二、附件肿瘤性病变

病例 6-5-4

【临床病史】

女性,24 岁,B 超发现附件区包块 5 个月。

【影像学检查】

影像学检查见图 6-5-4。

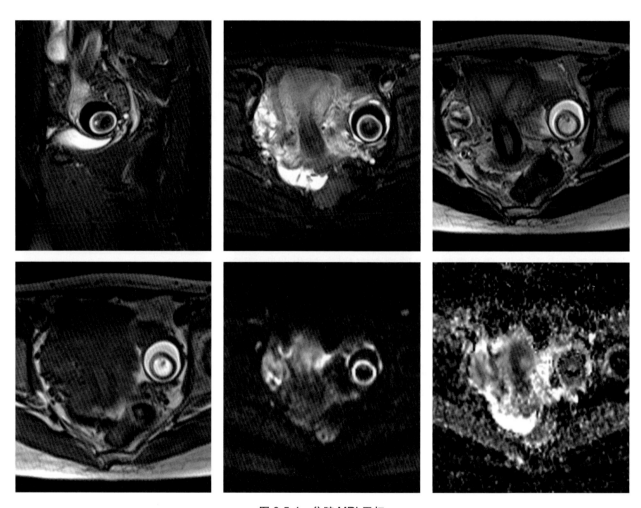

图 6-5-4　盆腔 MRI 平扫

【影像征象】

左侧附件区见一类圆形异常信号影,边缘光整,与周围组织分界清,大小约为 3.1cm×2.9cm,病灶中央于诸序列上呈低信号,周围于 T_1WI 及 T_2WI 上呈高信号,T_2WI 抑脂呈低信号影。

【印象诊断】

左侧卵巢畸胎瘤。

【相关知识】

畸胎瘤由多胚层组织构成,因肿瘤成分以外胚层为主,故又称皮样囊肿。占所有卵巢肿瘤的10% ~ 20%,发生于任何年龄,以生育龄妇女为主,可为单侧或双侧。肿瘤以单囊为主,亦可多囊,囊内含毛发和皮脂样物。囊壁内常有一个或数个乳头状突起,表面有毛发和牙齿长出,头结节切面可见骨、软骨及脂肪组织。恶变率为1% ~2%,最多见为鳞癌,其次为腺癌和类癌,常发生在囊壁的头结节附近,囊壁增厚。恶变范围大时,恶变组织常侵犯囊壁和周围组织,但较少发生淋巴管或血行转移。

【影像特征分析】

成熟囊性畸胎瘤常表现为含脂肪和水样密度的囊性肿块,呈圆形或类圆形,边界清楚,囊壁厚薄较均匀,有时可出现钙化或骨化,部分可见实质性软组织密度结节影或漂浮物,有时可见液脂平面。脂肪为其特征性的影像表现,>90%的畸胎瘤含脂肪组织;头结节见于48% ~80%的病例,通常单个,呈类圆形,直径一般为1~4cm,边界清晰;且与囊壁成锐角相交;结节中可见脂肪、钙化或有毛发附着。头结节是恶变的好发部位,如果直径>5cm的实性头结节、有明显强化并与囊壁成钝角相交的征象要考虑恶变。MRI特征是肿块内含有脂肪信号灶,即T_1WI为高信号,T_2WI为中高信号,且在各种序列上均与皮下脂肪信号相同;另外可以发现液-液平面,由囊壁向内突入的壁结节和由钙化形成的无信号区。

【影像诊断思路与鉴别诊断要点】

卵巢畸胎瘤内的脂肪为其特征性的影像表现,>90%的畸胎瘤含脂肪组织,此外头结节中见脂肪、钙化或有毛发附着,在肿块中发现此典型特征可进行诊断。

应与发生于盆腔的脂肪瘤、脂肪肉瘤、卵巢囊肿及囊腺瘤、卵巢癌等进行鉴别。盆腔脂肪瘤和脂肪肉瘤较少见,一般不含钙化,不出现液脂平面或头结节;卵巢囊肿和囊腺瘤多有分隔,钙化少见,不含脂质成分;囊肿型畸胎瘤由于缺乏明显的脂肪,常误诊为囊肿或囊腺瘤,囊壁的钙化和囊液中出现点、片状更低密度或许有助于鉴别诊断;含脂肪的畸胎瘤一般不难诊断;液性为主型畸胎瘤脂肪较少并于肿瘤边缘时,易误认为肠系膜脂肪而误诊;畸胎瘤常可合并囊腺瘤或其他囊肿性病变,后者巨大时可掩盖或混淆畸胎瘤的诊断;卵巢癌常呈分叶状,内部囊变区多有分隔,易发生大网膜转移和腹腔播散。

【知识链接】

ER 6-5-4

卵巢畸胎瘤

病例 6-5-5

【临床病史】

女性,78岁,发现盆腔包块1年。

【影像学检查】

影像学检查见图6-5-5。

【影像征象】

腹部成像序列:冠状位T_2WI;横断位T_1WI、T_2WI抑脂、Dixon、DWI、ADC。

双侧附件区各见一巨大类圆形异常信号影,T_1WI呈低信号,T_2WI及T_2WI抑脂呈高信号,内可见多发分隔及片状T_2WI、T_2WI抑脂稍高信号影,囊壁光整,局部稍厚,未见明显壁结节,周围境界清晰,DWI及ADC未见明显弥散受限,邻近膀胱及子宫、部分肠管明显受压,双侧附件显示不清。

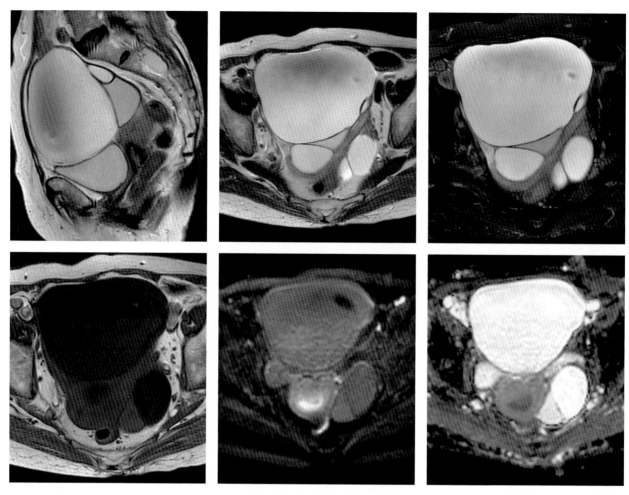

图 6-5-5　盆腔 MRI 平扫检查

【印象诊断】

双侧卵巢浆液性囊腺瘤。

【相关知识】

卵巢囊腺瘤是常见的卵巢良性肿瘤,约占 45%;20~50 岁发病居多;分为浆液性囊腺瘤和黏液性囊腺瘤,分别占卵巢全部肿瘤的 23%、22%;可发生恶变。常无临床症状,少数患者有腹部不适或隐痛、腹部包块、月经紊乱等。癌变时可有腹水等晚期表现。

浆液性囊腺瘤的囊壁由单层纤毛柱状上皮构成,分为单纯性和乳头状两种,后者囊壁较厚,易恶变,恶变率为 30%~50%;黏液性囊腺瘤囊壁由类似于宫颈管内膜的单层柱状上皮构成,囊内多有分隔,囊内容物黏稠,富含黏蛋白和黏多糖,较少形成乳头,恶变率为 5%~10%。

【影像特征分析】

浆液性囊腺瘤体积小,常小于 10cm,呈水样密度或信号,单房或少房,常双侧,壁薄,可有壁结节,境界清晰;乳头状囊腺瘤可伴沙砾样钙化;增强示囊壁、间隔及壁结节均匀强化。黏液性囊腺瘤体积大,常大于 10cm,单侧多见,壁稍厚,囊液含蛋白成分,各房内密度或信号可不一致,部分 CT 值达 40~70Hu,T_1WI、T_2WI 信号较浆液性囊腺瘤高,囊肿破裂进入腹腔易形成假性腹腔黏液瘤;增强囊内不强化,囊壁、分隔及壁结节可见强化,部分分房内见房中房。

【影像诊断思路与鉴别诊断要点】

盆腔多房囊性病变最常见的就是卵巢来源囊腺瘤,根据囊性病灶是否合并有实性成分、囊壁是否明显不规则增厚、是否存在壁结节等来判断病灶的良、恶性。需与卵巢转移性肿瘤进行鉴别,卵巢转移瘤常来源于胃、结肠、阑尾,其次是乳腺、肺部,以实性较多见,也可表现为囊性或囊实性;克鲁肯贝格(Krukenberg)瘤约占卵巢转移瘤的50%,也称黏液细胞癌,其组织学特征是包含分泌黏蛋白的"印戒细胞";成分不同,表现各异,增强实性成分呈明显不均匀强化,囊变坏死区不强化,常有间质浸润。

【知识链接】

ER 6-5-5

卵巢占位诊断与鉴别

病例 6-5-6

【临床病史】

女性,66 岁,体检发现盆腔包块 5 个月余。

【影像学检查】

影像学检查见图 6-5-6。

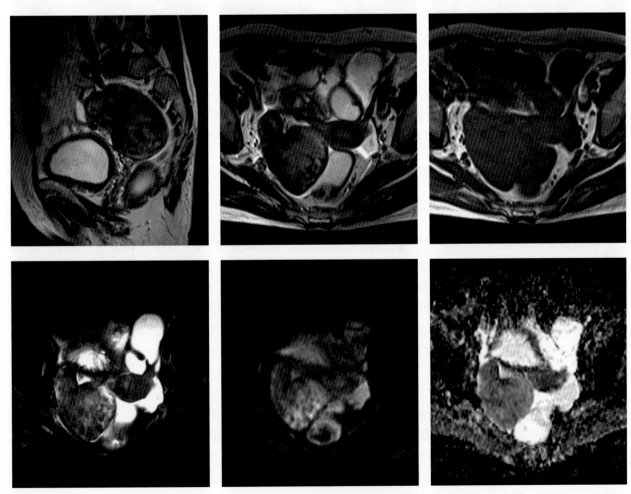

图 6-5-6 盆腔 MRI 平扫

【影像征象】

子宫右后方见巨大团块影,大小约7.8cm×5.1cm,边界尚清,T_1WI呈等信号,T_2WI及T_2WI抑脂以等信号为主,内夹杂多发散在斑状高信号及斑片、结节状稍低信号影,弥散轻度受限,增强呈轻中度不均匀强化,宫腔及邻近肠管受压,前缘与左侧阔韧带似紧贴。

【印象诊断】

右侧卵巢卵泡膜纤维瘤。

【相关知识】

卵泡膜纤维瘤是起源于原始性腺中的性索间质组织的肿瘤,发病率较低,约占卵巢肿瘤的4%,绝大多数为良性,恶变罕见;卵泡膜纤维瘤好发于围绝经期和绝经后妇女,平均发病年龄在55~60岁。肿瘤有包膜,以实性成分为主,病理切面可见质地较韧的纤维条索及漩涡,有时可见局灶性水肿区或囊变区。根据肿瘤镜下卵泡膜细胞与纤维母细胞组成比例的不同,可分为以下卵泡膜细胞瘤、卵泡膜纤维瘤、纤维瘤3个亚型。卵泡膜细胞瘤几乎全部由卵泡膜细胞构成,细胞内含有丰富的脂质,不含或很少含纤维母细胞;卵泡膜纤维瘤由卵泡膜细胞和纤维母细胞2种成分不同比例构成;纤维瘤几乎全部由纤维母细胞构成,不含或很少含卵泡膜细胞。

临床表现多样化,一般情况下,盆腔疼痛或腹胀和阴道不规则出血是患者的主要症状;部分患者无明显症状,体检时偶然发现;部分患者以下腹部肿块、下腹疼痛就诊,也可因为肿瘤偏大引起相应压迫症状;部分患者可伴有胸水、腹水或血清CA125升高;卵泡膜纤维瘤为功能性肿瘤,分泌雌激素导致绝经后阴道出血、子宫体积增大、内膜增生或癌变等相应的临床症状。纤维瘤通常为非功能性肿瘤,坏死囊变少见,患者的雌激素水平和子宫内膜始终正常。

【影像特征分析】

大多为单侧,双侧少见,类圆形或分叶状,一般体积较大,直径常超过4~5cm,边界清楚,卵巢肿瘤蒂扭转时可边界不清;实性为主或囊实性肿块,囊性为主型肿块少见。肿瘤实质在磁共振T_1WI呈等低信号,T_2WI实性部分呈等低或稍高信号,部分病灶内可见少许T_1WI高信号,提示肿瘤内伴有少量出血;T_2WI信号与卵泡膜细胞及纤维胶原成分含量有关,当肿瘤内部含纤维胶原成分较多时,表现为典型的T_2WI等低信号;当肿瘤内部含卵泡膜细胞较多而纤维胶原成分较少时,表现为T_2WI稍高信号;增强后无明显强化或轻度强化,少数为中度强化;卵泡膜细胞在正常卵巢组织中是相对富血供的,而纤维组织较为致密,表现为延迟轻度强化,所以强化程度与肿瘤中的纤维成分比例有关。退变在病理上表现为水肿、玻璃样变性、囊变、黏液样变等改变,MRI上表现为实性肿块中斑片状T_2WI高信号,退变可发生在中央或边缘。可伴有包膜,包膜在病理上多表现为卵巢基质和疏松结缔组织,即假包膜,T_2WI上表现为线状低信号;可合并不同程度的盆腔积液,肿瘤切除后,盆腔积液消失;卵泡膜纤维瘤也可表现为腹水或胸腔积液,称为Meigs综合征。

【影像诊断思路与鉴别诊断要点】

女性盆腔实性肿块诊断第一步是定位,首先要看肿块是否来源于卵巢,子宫浆膜下肌瘤及阔韧带肌瘤与卵巢纤维卵泡膜细胞瘤有相似的影像学表现,若患侧能看到正常的卵巢组织,则可以排除卵巢来源。平滑肌瘤多呈圆形,有假包膜,无变性时,CT平扫病灶与子宫多呈等密度,T_1WI病灶与肌层信号相仿,T_2WI为均匀低信号子宫肌瘤变性时,其信号不均;钙化在T_1WI及T_2WI上均呈低信号;囊性变时T_2WI呈高信号;黏液样变性是在T_1WI上略增高;增强扫描子宫肌瘤强化程度较子宫肌层相近,而卵泡膜纤维瘤强化程度明显低于子宫肌层。

【知识链接】

ER6-5-6

卵巢卵泡膜纤维瘤

三、妇科急腹症

病例 6-5-7

【临床病史】

女性,36 岁,下腹痛 7 小时;B 超提示腹盆腔积液,后穹隆穿刺抽出不凝血 5ml,血人绒毛膜促性腺激素(HCG)为阴性。

【影像学检查】

影像学检查见图 6-5-7。

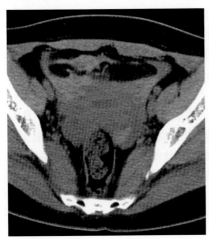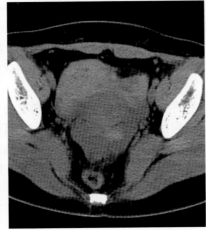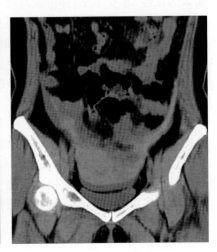

图 6-5-7　腹盆腔 CT 平扫检查

【影像征象】

盆腔肠系膜间隙见斑片状高密度影,CT 值约 60Hu,左侧附件区见小囊状低密度灶,CT 值约 14Hu,大小约 1.4cm×1.4cm。

【印象诊断】

左侧附件区囊性灶伴盆腔积血,血 HCG 阴性,考虑左侧卵巢黄体破裂出血。

【相关知识】

女性急性下腹部疼痛,最常见的是妇科急症,需排除由急性阑尾炎、乙状结肠扭转、绞窄性肠梗阻等非妇科急症,妇科急症最常见的是附件急症,其中卵巢出血性急症包括异位妊娠破裂出血和卵巢黄体囊肿破裂出血,卵巢非出血性急症包括卵巢肿瘤蒂扭转、卵巢输卵管脓肿、正常卵巢扭转、孤立型输卵管扭转等。

异位妊娠是受精卵在子宫腔之外的位置着床。输卵管妊娠约占异位妊娠的 95%,壶腹部最常见;卵巢妊娠少见,剖宫产切口瘢痕妊娠、宫颈或腹腔妊娠罕见。特征性影像学表现:附件区的囊样结构(即孕囊),并与同侧正常卵巢分离。典型临床表现:停经后阴道流血伴下腹痛,触痛性附件肿块;实验室检查:妊娠试验阳性,即血 HCG、尿 HCG 升高。CT 表现为附件区的囊性肿块,但与卵巢并不相连,增强可以看到周边有一定程度的强化,若宫外孕破裂,则可见到腹腔积血。

附件扭转是因卵巢血管蒂扭转所致,可累及卵巢、输卵管或两者同时累及;最常见卵巢合并输卵管扭转,通常与卵巢肿瘤有关;正常卵巢发生扭转罕见,发生于初潮前的女孩或怀孕期妇女;单纯输卵管扭转非常罕见,通常与输卵管疾病有关。

卵巢扭转可发生于任何年龄段妇女,育龄期妇女最常见,妊娠时多见,且右侧多见;卵巢扭转常与卵巢良性病变有关,常见如直径大于 5cm 的成熟囊性畸胎瘤;而卵巢恶性肿瘤和子宫内膜异位囊肿,由于粘连很少导致卵巢扭转;典型临床症状是突发剧烈的下腹部疼痛,伴恶心、呕吐,急性疼痛常位于患侧。直接征象表现为卵巢结构的旋转,或由于扭转而导致卵巢形态改变,特征性改变为扭转的蒂伴输卵管增粗,表现为肿块边缘可见鸟嘴样突起、并与子宫相连。间接征象表现为受累卵巢继发性水肿或缺血性改变,即由于血供中断导致卵巢增大,直径≥4cm,卵巢位置可出现异常,甚至位于对侧;盆腔游离积液等。

【影像特征分析】

本病例临床症状为急性下腹痛,CT 检查提示盆腔积血,左侧附件区囊性灶,实验室检查 HCG 阴性,育龄期女性出血性急症,排除宫外孕后,首先考虑卵巢黄体囊肿破裂出血。

【知识链接】

FR 6-5-7

卵巢急腹症影像学表现

【影像诊断思路与鉴别诊断要点】

对于出血性妇科急症,临床及影像学表现极其类似,临床均表现为急性下腹部疼痛,影像检查可显示腹盆腔积血,可根据月经周期推算是否妊娠,停经史可提示是否是异位妊娠,黄体囊肿破裂一般在月经周期第 20 天,但对于月经不规律的患者很难根据周期推算,查血或尿液 HCG 可帮助诊断。

病例 6-5-8

【临床病史】

女性,37 岁,偶然发现右侧附件环形强化灶。

【影像学检查】

影像学检查见图 6-5-8。

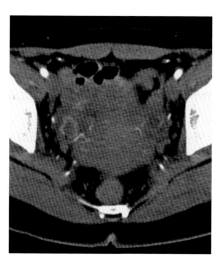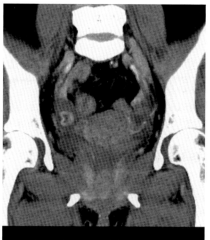

图 6-5-8A　盆腔 CT 增强检查

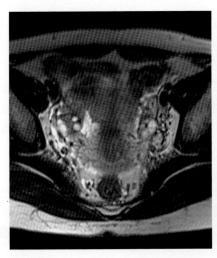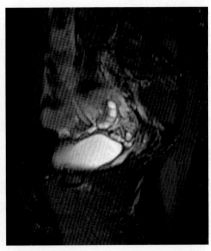

图 6-5-8B   2 个月后磁共振复查

【影像征象】

右侧附件区环形强化灶,直径约 1.6cm。

【印象诊断】

右侧卵巢正常黄体结构。

【相关知识】

成熟卵泡排卵后卵泡壁塌陷,并形成皱褶,与此同时,卵泡膜也深入其内,两者在黄体生成素的作用下,增大并分化成暂时性的内分泌细胞团,因细胞内含有较多的脂色素,新鲜时呈黄色,故称为黄体。

如果卵细胞未受精,则黄体小,持续时间短,这种黄体称为月经黄体;如果卵细胞受精并妊娠,月经黄体继续增大,一直维持 5~6 个月,这种黄体称为妊娠黄体。正常黄体直径为 15mm 左右,以后转变为白体,并在下一个周期的卵泡期自然消退。若黄体内出血量较多,则形成黄体血肿,或称黄体内出血、出血性黄体。黄体血肿多为单侧,一般直径为 4cm,黄体血肿被吸收后可形成黄体囊肿,较大的血肿破裂时可出现腹腔内出血,剧烈腹痛、少量阴道流血和腹膜刺激征,不易与宫外孕区别。

【影像特征分析】

因为黄体为排卵后由卵泡迅速转变成的富有血管的腺体样结构。排卵后残留的卵泡壁塌陷,卵泡膜的结缔组织、毛细血管伸入到颗粒层,在黄体生成素的作用下演变成体积较大,富含毛细血管的壁在 CT 增强扫描时表现为环形强化,本病例为偶然发现右侧附件环形强化灶,2 个月后 MRI 复查该病灶未见显示,符合黄体的正常生理演变。

【影像诊断思路与鉴别诊断要点】

临床工作中正确识别黄体结构有助于诊断和鉴别诊断,黄体结构出现在月经周期第 20 天左右,表现为厚壁囊性结构,增强时呈环形强化,壁皱褶,MRI 检查能更清楚地显示黄体的厚壁结构,在 T_2WI 上呈双边样改变,在 15mm 左右,在下一个周期的卵巢期自然消退,正常黄体注意与胃肠道肿瘤转移到卵巢、子宫肿瘤侵犯卵巢、卵巢原发肿瘤进行鉴别,异位到卵巢的异位妊娠需与妊娠黄体进行鉴别。

【知识链接】

ER6-5-8

卵巢黄体及相关

四、女性生殖系统感染性病变

病例 6-5-9

【临床病史】

女性,17 岁,停经 2 个月,发现盆腔包块 1 天。

【影像学检查】

影像学检查见图 6-5-9。

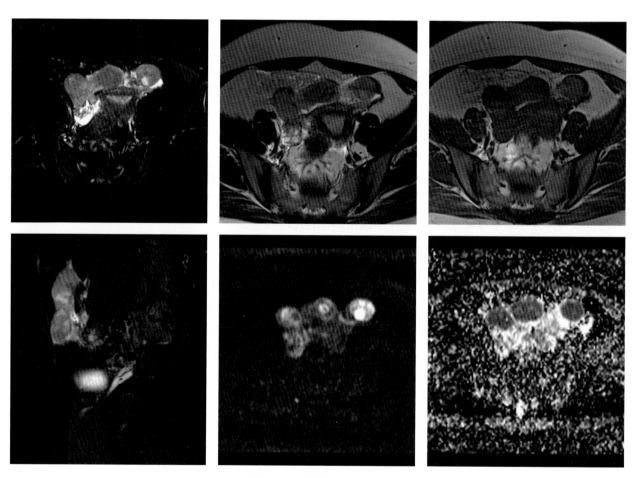

图 6-5-9　盆腔 MRI 平扫

【影像征象】

　　右侧卵巢前方及左侧卵巢外侧可见明显膨大紊乱输卵管伞端结构,可见输卵管明显迂曲扩张,右侧最宽处直径约 2.4cm,左侧约 2.6cm,管壁毛糙增厚,T_1WI 呈低信号,T_2WI 呈混杂高信号,DWI 呈高信号,ADC 信号减低。

【印象诊断】

双侧输卵管结核。

【相关知识】

女性生殖器结核多见于 20～40 岁妇女,也可见于绝经后老年妇女,主要临床表现为腹部包块、腹痛、腹胀,不孕,月经失调,部分出现发热、盗汗等结核中毒症状。女性生殖器结核是由结核分枝杆菌感染引起的生殖器炎症,多继发身体其他部位结核主要由血行传播,先由呼吸道侵入肺及附近淋巴结,后经血液传播至生殖器官,先侵犯输卵管,后扩散至子宫、卵巢及腹膜等部位。

双侧输卵管积水积脓是盆腔炎常见并发症,以双侧附件发病为主,少数为单侧;急性期表现持续性下腹疼痛、发热,慢性期可无症状或症状轻微。大多数表现为双侧附件区扭曲、腊肠样管状影,部分可见扭曲、折叠的输卵管管壁形成不全分隔影;CT 平扫为腊肠样低密度影,病灶周围盆腔筋膜增厚、脂肪间隙模糊,伴不同程度腹盆腔积液;若炎症累及毗邻肠管可导致局部肠管壁增厚;急性期输卵管壁肿胀及强化明显;MRI T_1WI 呈高低混杂信号、T_2WI 呈高信号,不同病原体形成脓肿脓液稠度差异导致 T_1 信号迥异,有时合并出血,部分病灶可见液-液平,脓液弥散受限,积水无明显弥散受限。

原发输卵管肿瘤很罕见,占妇科肿瘤 0.3%～1.1%,绝经后妇女好发,最常见类型为浆液腺癌,好发于输卵管壶腹部,向腔内生长,也可引起输卵管扩张积水、呈腊肠样改变;CT 表现为扩张输卵管内实性软组织密度,增强不均匀强化;MRI 显示扩张输卵管内实性软组织信号,T_1WI 呈低信号,T_2WI 呈稍高信号,增强不均匀强化,弥散受限表现。

【影像特征分析】

生殖系统结核多见于 20～40 岁年轻妇女,表现为输卵管内软组织信号,T_1WI 呈低信号,T_2WI 呈稍高信号,增强可见不均匀强化,DWI 呈高信号,ADC 呈低信号;输卵管结核可伴发结核性腹膜炎,结核引起的淋巴结肿大常发生干酪样坏死,增强呈环形强化,后期可发生钙化。

【影像诊断思路与鉴别诊断要点】

输卵管结核与输卵管癌在 MRI 上有相似影像表现,表现为软组织信号,T_1WI 呈低信号,T_2WI 呈稍高信号,增强可见不均匀强化,DWI 呈高信号,ADC 呈低信号。输卵管结核可伴发结核性腹膜炎,输卵管癌发现时常晚期,多伴发卵巢、腹膜及网膜种植转移,转移性腹膜癌与结核性腹膜炎难以鉴别;两者可同时合并腹盆腔淋巴结肿大,PET-CT 输卵管结核肉芽肿和肿瘤组织均呈高摄取,腹膜、网膜病灶也呈高摄取,两者影像上容易混淆。

鉴别要点包括既往有结核病史患者,如肺结核及其他肺外结核,需首先排除是否为生殖系统结核;生殖器结核多见于 20～40 岁妇女,输卵管癌多发生于老年女性;T_1WI 输卵管内信号高低混杂,液平面等征象,提示管腔内物质混杂,含有黏液、出血或脓汁成分,多为输卵管炎性病灶;肿瘤组织 T_1WI 呈低信号,输卵管癌可分泌丰富浆液性液体,T_1WI 也呈低信号。输卵管结核肉芽肿引起的输卵管扩张,管壁多呈光滑增厚,管腔内软组织影多沿着管腔播散,一般不突破管壁;输卵管肿瘤常容易播散到卵巢,容易突破输卵管壁,病灶多呈不规则形。结核引起淋巴结肿大常发生干酪样坏死,增强呈环形强化,后期可发生钙化;输卵管癌引起的淋巴结转移坏死及钙化相对少见。

【知识链接】

ER6-5-9

输卵管病变随访

第七章 骨关节系统

第一节 骨关节损伤

病例 7-1-1

【临床病史】

男性,35 岁,跌倒致右足疼痛肿胀伴踝关节活动受限 5 天。

【影像学检查】

影像学检查见图 7-1-1。

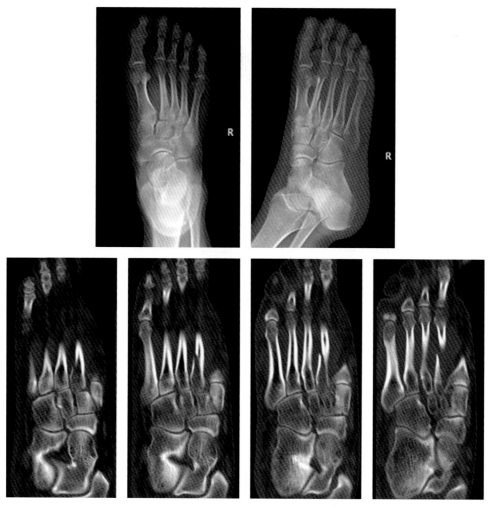

图 7-1-1 右足 X 线及 CT 重建检查

【影像征象】

右足第2跖骨可见斜行透亮骨折线影,基底部见多发游离小骨片影,骨折累及关节面。内侧楔骨亦可见游离小骨片影。内侧楔骨与第2跖骨基底部间隙增宽,第2跖跗关节对合不良。

【印象诊断】

右足内侧楔骨及第2跖骨骨折(Lisfranc损伤)。

【相关知识】

Lisfranc损伤是指跖骨与跗骨间的骨折脱位。跗跖关节复合体是由跖骨、楔骨、骰骨及其间的关节囊、韧带组成的复杂多关节系统,它们之间的韧带支撑结构为中足和前足提供稳定结构基础。该关节复合体由前足和中足的9块骨头组成:5个跖骨(M1~M5),它们构成足弓;3个楔骨(C1~C3)和骰骨。中间3个跖骨基部横截面呈梯形,第2跖骨基部(M2)代表典型罗马拱形结构中的骨"基石",其底部凹陷在冠状面内侧(C1)和外侧(C3)楔骨之间,这种结构赋予关节复合体稳定性,并保持中足的横弓。Lisfranc韧带复合体组成分为足背、骨间和足底3组。足背韧带最薄弱;骨间和足底韧带最牢固,M1和M2间无韧带。

Lisfranc损伤可发生于高冲击伤或低冲击伤。高冲击伤引起直接损伤,包括车祸、工厂事故等,跖骨基底部可向足背或足底移位。低冲击伤引起间接损伤,如体育活动等,跖骨基底部常向背侧移位。

【影像特征分析】

X线:Lisfranc损伤最常见、最可靠的指征为第2跗跖关节对合欠佳(正常情况下,第1跖骨基底部外缘与内侧楔骨外缘在一条直线上,第2跖骨基底部内缘与中间楔骨的内缘在一条直线上);M2基底相对C2外移。正位片第1、第2跗跖关节间距>2mm提示关节不稳。

怀疑第1、第2跖骨基底部间隙增大时应进行CT检查,可清晰显示撕脱骨折及跗跖关节情况,但对于低能量损失、韧带损伤者效果欠佳。侧位片可见第2跖骨基底部高于中间楔骨。

MRI有助于显示Lisfranc韧带的损伤情况,包括韧带断裂、韧带损伤、韧带周围水肿等。

【影像诊断思路与鉴别诊断要点】

Lisfranc损伤容易漏诊,对于足部伤后表现为中部瘀斑者,需要及时行应力位X线或负重位X线检查。应力位摄片用于评价跗跖关节的稳定性;负重位摄片用于评价足纵弓的稳定性、明确第1跖骨间隙增宽程度。诊断明确时无需鉴别诊断。

【知识链接】

FR 7-1-1

Lisfranc损伤

病例 7-1-2

【临床病史】

女性,21岁,运动时扭伤1周,加重1天。

【影像学检查】

影像学检查见图7-1-2。

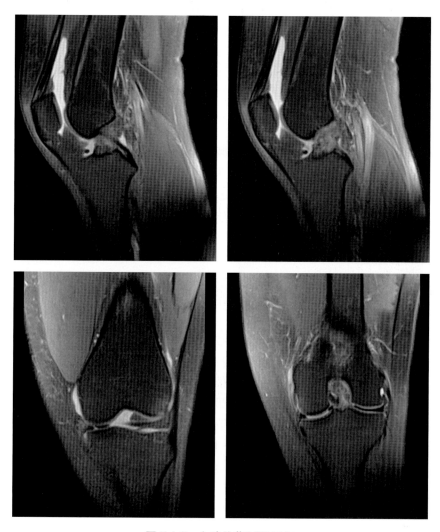

图 7-1-2　左膝关节 MRI 平扫

【影像征象】

左侧股骨外侧髁见斑片状 T_2WI 抑脂絮状高信号。前交叉韧带增粗、形态模糊,抑脂信号增高,连续性中断。内侧半月板内缘撕裂并向内侧移位,可见"双后交叉韧带"征象。关节腔内见液性信号影。

【印象诊断】

左膝前交叉韧带撕裂,内侧半月板桶柄样撕裂,股骨外侧髁挫伤。

【相关知识】

膝关节交叉韧带位于膝关节股骨髁间窝内,外周被覆滑膜,属于关节内、滑膜外结构,分为前后两条并相互交织,即前交叉韧带(ACL)和后交叉韧带(PCL)。ACL 起自股骨外侧髁内侧面后部,向前、下及内侧走行并呈伞形散开,止于胫骨髁间隆起的前部,并发出少部分纤维与半月板前角相连。ACL 可分为前内束和后外束,伸直时后外束紧张,屈曲时前内束紧张。内部纤维束之间有少量滑膜液成分存在,MRI 上表现为内部线样高信号(胫骨附着端更常见),矢状位显示最佳,不要误认为损伤。

ACL 撕裂为膝关节常见的严重运动损伤之一,主要发生于膝关节受到暴力外翻和外旋时,多在非接触运动中损伤,如膝关节过伸、胫骨前移、外旋、外展、相对于股骨内旋等。诊断方法主要依据病史、体检[前抽屉试验、拉赫曼(Lachman)试验]、超声以及 MRI 检查,通常以关节镜结果为"金标准"。ACL 损伤常合并其他结构的损伤,包括内侧副韧带撕裂、内侧半月板撕裂、胫骨后外侧平台骨折、胫骨后内侧平台骨折、股骨外侧髁挫伤等。多数 ACL 撕裂发生在中部(约70%),7%~20%发生在近端,3%~10%发生在胫骨附着处。

交叉韧带损伤分型标准主要有4种:

（1） 按发病时间:急性、亚急性和慢性损伤。

（2） 按照交叉韧带损伤程度:完全和部分撕裂。

（3） 按照临床分型:稳定和不稳定的撕裂。

（4） 按照损伤部位:中部、股骨和胫骨起止点处撕裂。

美国运动医学联合会将韧带损伤的严重程度分为3度。Ⅰ度:极少部分韧带纤维撕裂,伴有局部疼痛,无关节不稳;Ⅱ度:较多的韧带纤维撕裂,伴有一定程度的功能丧失和关节反应;Ⅲ度:较多的韧带纤维撕裂,伴有明显关节不稳。

保守治疗通常适用于不完全断裂、关节退变所致的患者。手术方式主要为关节镜下韧带重建,包括单束重建、双束重建及部分重建。

【影像特征分析】

1. 完全撕裂

（1） 直接征象:①韧带连续性中断,信号增高。②韧带增粗,出现假瘤征、空虚征。③韧带可表现为松弛、走行异常或呈波浪状。④陈旧性损伤,则可仅表现为韧带缺失。

（2） 间接征象:①前交叉韧带和胫骨平台间的角度<45°。②骨挫伤或者骨软骨骨折,常累及外侧胫骨平台。③Notch 征:股骨外侧髁凹陷变深变大或局部骨挫伤改变。④外侧半月板后角后移超过胫骨外侧平台后缘。⑤韧带过度后凸:PCL 在 ACL 撕裂时常有呈波浪样改变,但非特异性征象。通过 PCL 近端和远端两条线相交呈 PCL 角,正常情况平均值为 130°~140°,ACL 撕裂时 PCL 角<105°有助于诊断。⑥胫骨前移半脱位。

2. 部分撕裂   韧带内见条状或斑块状信号增高,但仍可见到连续性完整的纤维束,有时仅表现为韧带变细。MRI 对于部分撕裂诊断的敏感性和特异性要低于完全性撕裂,区分部分性或完全性 ACL 撕裂有时相对比较困难。

【影像诊断思路与鉴别诊断要点】

ACL 撕裂发生部分明确,熟悉解剖部位并结合临床病史,可作出明确诊断。但对于不同等级的损伤,仍需要与其他原因导致的 ACL 信号及形态改变进行鉴别。

ACL 黏液样变性及腱鞘囊肿:ACL 变性和腱鞘囊肿亦可引起疼痛或膝关节肿胀。发生黏液变性时纤维梭形肿胀,韧带增粗,呈"芹菜杆"样外观,但韧带的走行尚连续。髁间窝或 ACL 的腱鞘囊肿可以起自 ACL 表面或其内部纤维,代表了纤维黏液变性或关节囊缺损部位的滑膜疝,通常位于 ACL 近端或中间部分,内部可有分隔。黏液变性可与 ACL 囊肿同时存在,代表了 ACL 对变性和慢性损伤的反应。

【知识链接】

ER 7-1-2

前交叉韧带损伤

病例 7-1-3

【临床病史】

男性,51 岁,摔伤致右侧肢体疼痛伴活动受限半个月余。

【影像学检查】

影像学检查见图 7-1-3。

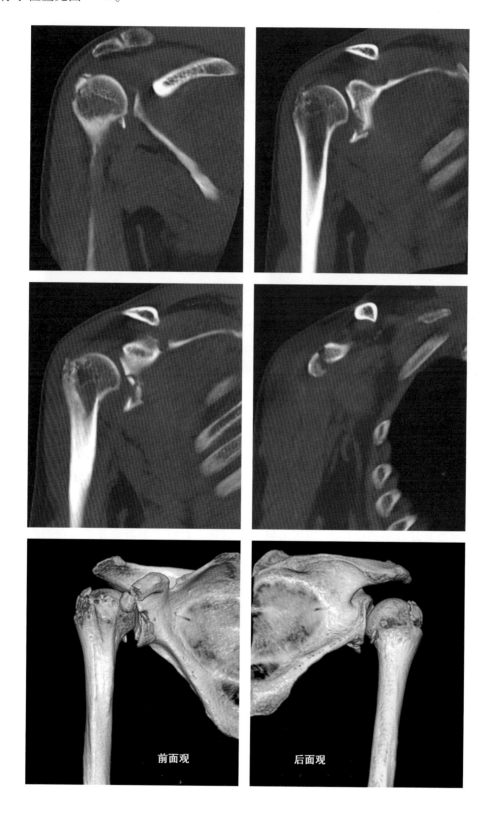

前面观　　　　　后面观

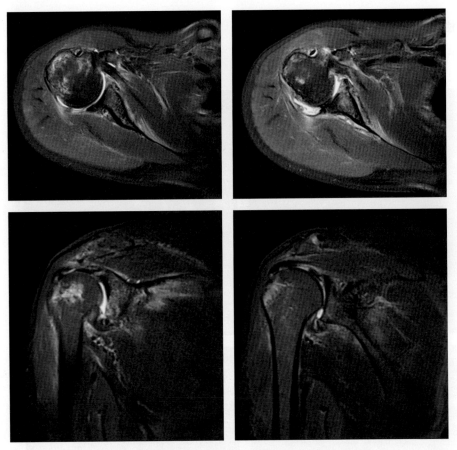

图 7-1-3　右肩关节 CT 重建及 MRI 平扫（PDWI 抑脂）

【影像征象】

CT 成像显示右侧肱骨大结节、右肩关节盂、右侧喙突骨质连续性中断，邻近可见游离骨碎片影。右肩关节周围软组织肿胀。

MRI 成像显示右侧肱骨头后部骨质局限性凹陷，肱骨头、关节盂及喙突骨质断裂、骨髓水肿。关节盂唇前下部及后下部见斑片状抑脂高信号影，周围可见积液信号。右肩多个滑囊及关节间隙内见液性信号影。关节周围软组织肿胀。

【印象诊断】

右侧肱骨、关节盂、喙突骨折，关节下盂唇撕裂[右肩关节希尔-萨克斯（Hill-Sachs）损伤伴盂唇班卡特（Bankart）损伤]。

【相关知识】

盂肱关节是人体最容易发生脱位的关节，肱骨头可以向前方、后方、下方或上方移位。约 95% 的脱位为向前方脱位，肱骨头通常向前内侧移位至喙突下区域。因为临床病史、体征较为明确，影像检查主要是为了明确临床诊断及评估伴随损伤，如大结节撕脱、盂唇撕裂及后外侧肱骨头嵌入骨折。肩关节前脱位容易复发，复发率与患者年龄相关，青少年可以高达 80%~92%。

Hill-Sachs 损伤是肩关节前脱位时常见的现象，肩关节脱位时，强烈的肌肉收缩压迫肱骨头后外侧的软骨来抵抗关节盂下方厚实的密质骨，导致肱骨头后外侧上部、肱骨大结节的后方形成楔形缺损。

Bankart 损伤是肩关节盂唇前下方在前下盂肱韧带复合体附着处的撕脱性损伤；若同时伴有关节盂前下方撕脱骨折，则称为骨性 Bankart 损伤。同理，若肱骨头向后移位，撞击后盂唇而导致的后盂唇破坏，则称为反 Bankart 损伤。

【影像特征分析】

X 线检查:评估损伤常规进行肩关节正位、侧位及腋位检查,此外,俯卧腋位、喙突正位作为特殊投照位,也可以用来辅助诊断,用以观察关节盂的骨质缺损及其他合并损伤情况。但对于软组织损伤显示不佳。

CT 检查:CT 轴位像可有效地显示骨性病损,如关节盂缘骨折、Hill-Sachs 损伤、关节盂倾斜及一些软组织异常。另外,可以进行骨三维重建。CT 二维及三维重建可以很好地进行辅助诊断,通过进行任意层厚的任意轴向二维图像重建,常用矢、冠状位观察关节内部细节,包括关节间隙、韧带、关节囊和周围软组织出血、肿胀的情况。CT 可以明确骨折线的走向及骨碎片的位置,并能准确测量关节面的塌陷深度,判断关节有无脱位、半脱位。

MRI 检查:MRI 检查采用多参数成像、无创伤、软组织分辨力高,能够显示 CT 不能显示的关节盂唇的形态、信号改变,判断有无移位或撕裂。此外,还能发现肩袖损伤、骨挫伤、关节积液和其他一些伴随的软组织改变。关节盂唇损伤在 MRI 表现为关节盂唇与关节盂缘之间信号强度增加、三角形变钝及关节盂唇的完全消失、移位或钙化。将 CT 和 MRI 联合运用,能够清楚显示肩关节 Hill-Sachs 损伤和盂唇 Bankart 损伤,提高诊断的敏感性和准确性。

【知识链接】

肩关节病变影像诊断分析

【影像诊断思路与鉴别诊断要点】

Hill-Sachs 损伤由肩关节前脱位造成,常合并前下盂唇 Bankart 损伤,且与复发性肩关节前脱位有密切的关系。随着临床对该损伤的进一步了解,正确的诊断及恰当的治疗尤为重要。通过了解患者的完整病史,并进行影像学检查,可以有效地帮助诊断。结合病史和体征,诊断通常较为明确,无需鉴别诊断。

第二节　炎症性病变

病例 7-2-1

【临床病史】

女性,26 岁,腰背部疼痛伴发热 2 个月余。

【影像学检查】

影像学检查见图 7-2-1。

【影像征象】

$L_4 \sim L_5$ 椎体形态尚可,椎体内可见斑片状 T_1WI 低、T_2WI 高、抑脂高信号影,境界欠清,突破 L_4 终板下缘累及 $L_4 \sim L_5$ 椎间盘,$L_4 \sim L_5$ 椎间隙变窄,左侧椎旁及椎后可见软组织肿块影形成,左侧腰大肌内可见多发结节样 T_2WI 高信号。

【印象诊断】

$L_4 \sim L_5$ 椎体结核并椎旁冷脓肿形成。

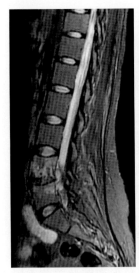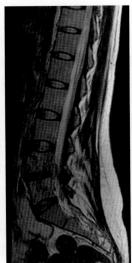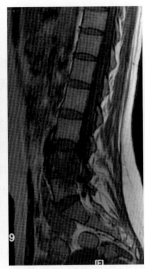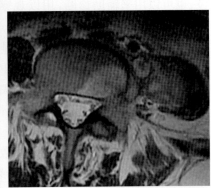

图 7-2-1　腰椎 MRI 平扫

【相关知识】

　　脊柱结核是骨关节结核中最常见的一类,占 50% 以上。好发于儿童及青年;近年来 60 岁以上者发病率有上升趋势。发病部位在成人以腰椎最常见,胸椎次之,颈椎少见;儿童以胸椎多见,颈椎次之,腰椎较少。病变常累及 2 个以上相邻椎体。

　　脊柱结核是一种继发性结核病,多为结核分枝杆菌经血行感染,原发病灶多为肺结核。主要的病理过程为结核分枝杆菌侵入脊柱,导致脊柱骨质破坏和塌陷,并累及椎间盘和附件及椎旁组织结构。结核性脓液积聚在椎管内外,形成炎性肉芽肿组织。发病原因多与既往的结核病史(个人或家庭)、营养不良、酗酒、滥用药物、糖尿病、高龄、免疫抑制治疗、HIV 感染和慢性肾衰竭有关。

　　脊柱结核早期临床表现不典型,隐匿性较强,且病程缓慢,症状较轻,可有低热、乏力、纳差及腰背部僵直疼痛等症状。

【影像特征分析】

　　椎体结核的病灶部位与椎体的微循环系统有关。儿童椎体内部的血液供应主要来自椎后动脉,从椎体后部入内,因此,小儿患者的结核病灶主要分布于椎体的中心,称为中心型。成人椎体的血液供应主要来自前方的肋间动脉及腰动脉分支,故椎体的病灶主要位于椎体的前部上缘和下缘,称为边缘型。

　　1. X 线　可简单、直接地了解脊柱结核的基本情况、椎间隙狭窄及程度、脊柱后突畸形等。常见的表现有:

　　(1) 骨质破坏:主要引起松质骨的破坏,由于骨质破坏和脊柱承重的关系,椎体塌陷变扁或呈楔形。

　　(2) 椎间隙变窄或消失:结核有早期侵犯椎间盘的特性。

　　(3) 后突畸形:多见于青少年的胸椎结核,多个椎体破坏形成后突畸形,可伴有侧弯。

　　(4) 冷脓肿(寒性脓肿):为椎体周围软组织影增宽肿胀。

　　2. CT　在显示较小的骨质破坏(小于 1.5cm)方面有优势;通过三维成像重建,可更清晰地显示小范围的骨质破坏及小死骨,并能清晰显示椎旁脓肿。

　　(1) 椎骨骨质破坏:①斑点或片状的破坏;②洞穴状的破坏,有时可相互融合;③洞穴状的破坏内有 1~2 粒沙砾状的高密度影;④前纵韧带下破坏;破坏区周边可有或无硬化;化疗有效表现为骨破坏区的密度增高。

　　(2) 椎间隙变窄或消失:椎间盘或软骨终板被破坏,嵌入椎体致椎间隙变窄,后期相邻椎体融合,为诊断脊柱结核的重要依据。

（3）冷脓肿形成:病变在破坏骨质时可产生大量干酪样物质沿重力方向流注或向周围组织间隙渗透侵袭而形成冷脓肿(咽后脓肿,椎旁脓肿,腰大肌脓肿)。慢性冷脓肿可有不规则形钙化。增强后脓肿壁强化,内壁不光滑及纤维分隔形成多个脓腔。

（4）椎体前部压缩性骨折、后突;椎管狭窄。

3. MRI 诊断脊柱结核有许多优势,包括早期阶段的高灵敏性,良好的显示椎旁、硬膜外扩展和脊髓受累以及与其他疾病相鉴别的能力,但显示钙化的能力不如CT。

（1）早期椎体结核:椎骨骨炎,骨髓水肿长 T_1、长 T_2 改变;出现骨内的小脓肿,椎骨骨板被破坏及侵蚀,前后纵韧带下脓肿,可跨越椎间隙。

（2）椎骨破坏:椎体破坏区呈 T_1WI 低、T_2WI 高混杂信号,受累椎体可出现强化;脓肿区 T_1WI 为略高信号,T_2WI 为高信号,增强可见边缘强化。椎体的破坏先累及椎体的相对关节面(终板),呈洞穴状破坏并相互融合,随后椎体塌陷压缩,脊柱向后成角畸形,造成椎管狭窄。

（3）椎间盘改变:早期即可见椎间隙变窄,T_1WI 呈低信号或略高信号,髓核先破坏受累;T_2WI 呈不均匀混杂高信号;增强后椎间盘可见异常强化。

（4）椎旁软组织影:包括肉芽肿及脓肿,脓肿常见,T_1WI 呈低或等信号,T_2WI 可见多房或单房的高信号脓腔,有厚薄不一的包膜,内有纤维分隔粘连,肿胀周边环状强化。肉芽肿沿椎周均匀分布,弧度小,有相对均匀的强化,脓腔无强化。

【影像诊断思路与鉴别诊断要点】

脊柱结核的诊断要点:①颈胸腰部僵硬,2个或以上相邻椎体骨质破坏,梭形脓腔及死骨形成,椎间盘早期受累,椎间隙变窄。②椎旁有冷脓肿形成,即使很小的脓肿也可能是支持脊柱结核的有力证据。不典型的病变,特别是早期结核病例,要仔细观察受累椎体形态、椎体终板及椎间盘改变、椎旁软组织情况以帮助诊断,但最终诊断仍依靠活检或细菌学、组织病理学检查。

1. **化脓性脊柱炎** 临床比较少见,占所有骨髓炎的 2%~4%,多发生于成人,主要是血行感染,起病较急,全身症状明显,有恶寒、高热、腰背部剧痛,并有局限性棘突叩击痛。一般持续1个月左右全身症状缓解,仅局限有压痛及活动受限。病变以腰椎多见,多单节或双节发病,椎旁脓肿较小而局限,不超过病变椎体高度。椎体骨质破坏的同时常见骨质增生、硬化及大片死骨形成。化脓性脊柱炎少有椎体严重塌陷畸形。通常通过椎间盘直接侵袭向邻近椎体扩张,也可出现韧带下蔓延及硬膜外播散,但结核韧带下及硬膜外蔓延范围较化脓性脊柱炎广,常跨越2个以上椎体水平。

2. **脊柱转移瘤** 常见于老年人,多有原发肿瘤病史,椎体破坏多见于中后部呈跳跃性,除椎体破坏,累及椎体后角及椎弓根较多。软组织影多呈半球形,很少超过2个椎体,少数转移为成骨性。转移瘤先浸润骨髓脂肪细胞,造成椎体骨质破坏、塌陷,多呈上下缘内凹,前后缘外膨,圆钝扁长形,而非楔形改变。病变常多发,引起广泛性骨质破坏时,血清碱性磷酸酶可增高,可与多发性骨髓瘤鉴别。转移瘤有椎间盘回避现象,不早期侵犯椎间盘,部分可见"嵌入"征,椎间隙相对扩大。但少数肿瘤也可早期侵犯到椎骨的软骨终板,影响椎间盘的营养供应而引起椎间盘形态改变,在肿瘤晚期也可直接侵犯椎间盘。

3. **骨髓瘤** 起源于骨髓腔的常见原发性恶性肿瘤,可累及全身各个部位。临床表现复杂多样,起病隐匿,尿内出现本周蛋白。主要侵犯骨髓,既可单发,也可多发,95%以上为多发,多见于40~60岁中老年人,男性多于女性。典型的CT表现为多发性溶骨性破坏及广泛的骨质疏松,椎体塌陷及压缩骨折,但椎间隙正常。MRI椎体骨质破坏可分别表现为局灶型、弥漫型和不均匀型,病灶呈长 T_1、长 T_2 信号改变,弥漫型者病变异常信号与正常骨髓信号间杂存在呈典型"椒盐征",具有诊断特异性。

【知识链接】
脊柱结核

病例 7-2-2

【临床病史】

男,22 岁,腰痛伴活动受限 1 年。

【影像学检查】

影像学检查见图 7-2-2。

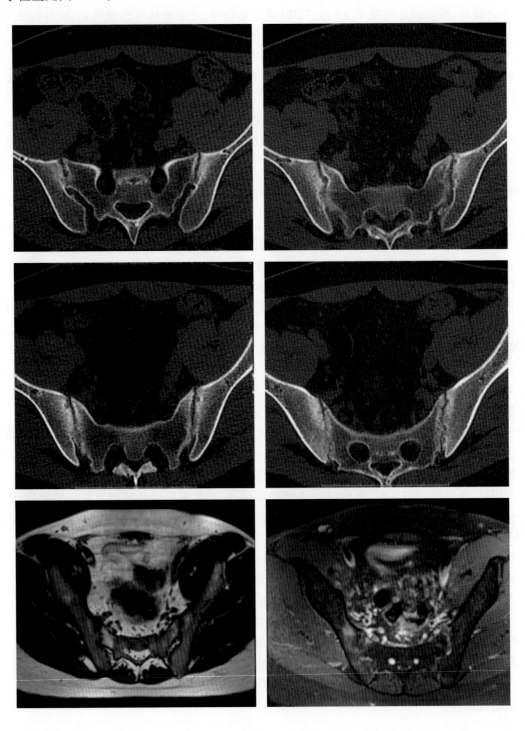

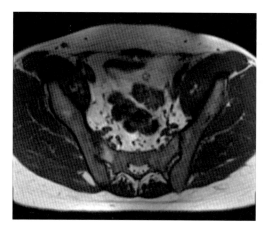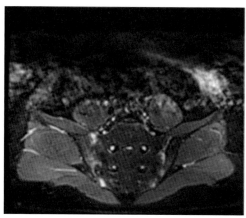

图 7-2-2 骶髂关节 CT 及 MRI 平扫

【影像征象】

双侧骶髂关节面毛糙呈锯齿样改变,髂骨面为著,关节面下可见多发囊状骨质破坏及硬化,关节间隙不规则变窄,右侧部分融合。MRI 扫描见双侧骶髂关节面下片状异常信号影,T_1WI 呈混杂稍低信号,T_2WI 及抑脂呈混杂稍高信号,另两侧骶髂关节骨质可见片状 T_1WI 及 T_2WI 高信号,抑脂呈低信号的脂质浸润影。

【印象诊断】

强直性脊柱炎。

【相关知识】

强直性脊柱炎(ankylosing spondylitis,AS)是一种全身性慢性进行性炎症性疾病,主要侵犯滑膜关节、软骨性关节及肌腱和韧带于骨表面的附着处,多从骶髂关节向上发展,依次累及腰、胸、颈椎。最后发生脊柱强直。约 1/3 的病例可累及外周关节,以髋关节常见。本病起病隐匿,进展缓慢,多发生于 30 岁以下男性,具有家族性和遗传性。病因不明,一般认为 AS 与遗传和环境因素所致的异常自身免疫有关。环境因素可能与细菌、病毒感染、受潮湿、受累、营养不良有关。

早期症状常为腰背部和骶髂部疼痛和僵硬,尤以腰骶部为显著。一般年龄小者易累及髋关节。疼痛多在一侧且为间断性,僵硬在清晨,晨起活动后可减轻。少数患者也可先表现为颈部及胸部的疼痛。临床症状在休息时加重,活动后可缓解。随着病情进展,整个脊柱可自下而上发生强直。晚期症状可有所减轻而强直加重,患者出现程度不一的驼背、脊柱强直。跟骨和跟腱亦可疼痛。约 1/4 发生虹膜炎,还可有主动脉炎、心肌病、肾损害等。

强直性脊柱炎无特异性或标记性实验室诊断指标。类风湿因子检查大多数阴性。活动期可有血沉及 C 反应蛋白升高,免疫球蛋白(特别是 IgA)、循环免疫复合物亦可升高。约 90% 的 AS 患者 HLA-B27 呈阳性,故 HLA-B27 检查对 AS 诊断有一定的参考价值,但 HLA-B27 阴性也不能完全排除本病。

【影像特征分析】

1. X 线 骶髂关节常为最早受累的关节,并且几乎 100% 被累及,双侧对称性发病为其特征,是诊断的主要依据。强直性脊柱炎骶髂关节炎的 X 线分级如下:

Ⅰ级:可疑异常,表现为关节边缘模糊;Ⅱ级:轻度异常,可见局限性侵蚀、硬化,但关节间隙无改变;Ⅲ级:明显异常,软骨下骨质明显侵蚀破坏和弥漫性硬化,关节面呈毛刷状和锯齿状,骨质疏松和囊变亦明显增多,关节间隙呈不规则狭窄或宽窄不均,可有部分强直。Ⅳ级:严重异常,完全性关节强直。

骶髂关节炎发病后,逐渐自下而上发展侵及脊柱,严重者晚期甚至可以累及颈椎,寰枢椎-颈椎骨质破坏和骨性融合会丧失头颈的旋转功能。在强直性脊柱炎中,"方形椎"及"竹节椎"形成是脊柱炎的特征性表现。此外,还有其他表现包括椎体终板的表面的侵蚀、椎间隙变窄、脊柱变直或后凸畸形、棘突侵蚀变细变短、肋椎关节及胸锁关节骨性强直、颈椎下段前缘骨质吸收以及椎体半脱位等改变。

髋关节是最常受累的周围关节,其 X 线表现为:对称性分布;关节两端骨质疏松;关节面穿凿样骨破坏;关节间隙变窄,晚期发展为骨性强直。

2. CT　典型骶髂关节炎表现为骶骨端软骨下骨硬化、单或双侧关节间隙<2mm、软骨下骨侵蚀以及关节部分或完全强直等。

（1）累及部位:骶髂关节病变以双侧,且以关节滑膜部(下 2/3)髂骨侧受累多见。

（2）软骨钙化及关节间隙改变:表现为滑膜部关节间隙中与关节面穿行(横行)的高密度影(穿透性钙化),均由髂骨侧向骶骨侧发展。因关节滑膜只覆盖于关节边缘并不覆盖于关节软骨上,故这种穿透性钙化是关节软骨钙化而非滑膜钙化。关节间隙可狭窄或增宽。

（3）关节面及其下骨结构的改变:关节面毛糙、高低不平或穿凿样破坏。①关节面下骨质吸收,明显的骨吸收可致原有骨性关节面呈条状高密度影;②骨吸收外侧骨质增生硬化;③关节面囊样改变,周围有环状硬化;④邻近骨质疏松。

（4）骶髂关节韧带部的韧带钙化。

3. MRI　骶髂关节常为最早受累的关节,MRI 对显示骶髂关节的早期改变比较敏感,发现率为 67% ~ 85%,而且诊断特异性很高。病变早期,关节间隙多正常,关节软骨炎性水肿时,关节面下周围骨髓在 T_1WI 呈低信号,T_2WI 呈高信号。关节软骨被侵蚀显示表面不规则,早期以髂骨侧为主,随病变发展,骶骨面可出现侵蚀。髋关节积液是髋关节受累的早期表现,进展期可见增生的炎性滑膜组织,增强扫描有强化。

【影像诊断思路与鉴别诊断要点】

1. **类风湿性关节炎**　多发性、进行性、游走性非特异性慢性关节炎症为主要表现的自身免疫性疾病,病因不明,以对称性侵犯手足小关节为特征,女性多于男性,男女比 1:3,高发年龄为 45~54 岁,早期可有低热、乏力,进而局部关节梭形肿胀、活动受限、疼痛,晚期关节脱位僵直畸形。血清类风湿因子(RF)(+),血沉加快。类风湿性骶髂关节炎往往发生于病变晚期,而强直性脊柱炎骶髂关节常为最早受累;脊柱的类风湿关节炎中没有骨质增生,多表现为颈椎受累,可表现为多个椎体半脱位、骨量减少以及小关节的骨质侵蚀。

2. **致密性髂骨炎**　是一种良性病变,病因不明,多见于 20~35 岁的育龄妇女,多见于妊娠后期或产后,再次妊娠可复发。CT 表现为髂骨骨质的均匀性硬化,多为单侧,也可双侧发病,不累及骶髂关节,无骨质破坏,无软组织肿胀,骶骨一般不受累。

3. **骨关节炎**　骨关节炎是以关节软骨退变,关节面和其边缘形成新骨为特征的一组非炎症性的骨关节病变,系由于增龄、劳损、创伤等诸多因素引起,又称骨关节病、退行性关节炎、老年性关节炎等。临床表现为缓慢发展的关节疼痛、压痛、僵硬、关节肿胀、活动受限和关节畸形等。X 线及 CT 上显示关节间隙变窄,软骨下骨质硬化、骨赘形成,后期出现关节失稳、畸形、游离体和关节面下囊性变等。MRI 上,早期软骨肿胀,T_2WI 上为高信号;以后软骨内可出现小囊、表面糜烂和小溃疡;后期软骨变薄甚至剥脱,局部纤维化在 T_1WI 表现为低信号。

【知识链接】

ER 7-2-2

强直性脊柱炎

病例 7-2-3

【临床病史】

男性,49 岁,右髋部反复疼痛 10 余年,左侧髋部疼痛 2 年。

【影像学检查】

影像学检查见图 7-2-3。

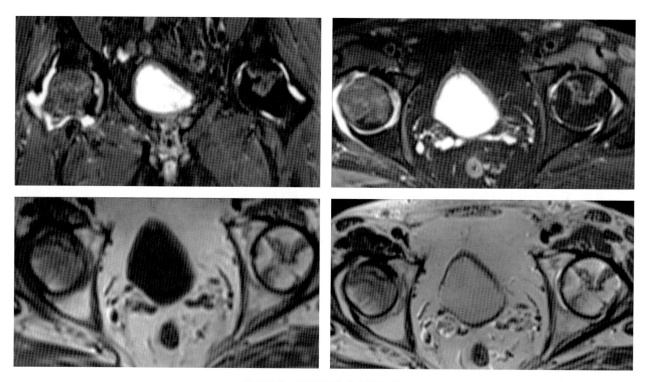

图 7-2-3　双侧髋关节 MRI 平扫

【影像征象】

双侧股骨头形态如常,关节间隙未见明显狭窄。T_1 加权可见右侧股骨头斑片状低信号,境界不清,T_2WI 呈相对稍高信号,抑脂呈片状高信号,累及右侧股骨颈。另双侧股骨头下可见线样 T_1WI 不均匀低信号,T_2 加权显中等稍高信号,周围不均匀稍低信号环绕,呈典型的双边征。

【印象诊断】

双侧股骨头缺血性坏死。

【相关知识】

股骨头缺血性坏死(AVN)又称股骨头坏死(ONFH),是股骨头血供中断或受损,引起骨细胞及骨髓成分死亡及随后的修复,继而导致股骨头结构改变,股骨头塌陷,引起患者关节疼痛,关节功能障碍的疾病。常见的原因包括:①创伤性,股骨颈骨折、髋关节脱位等髋部外伤引起;②非创伤性,皮质类固醇的应用及酗酒等。

股骨头正常的血液循环主要由旋股外侧动脉和旋股内侧动脉所发出的支持带动脉、股深动脉发出的股骨滋养动脉、闭孔动脉或旋股内侧动脉发出的股骨头韧带动脉供养。股骨头供血通过头下股骨骨折或股骨头骨骺滑脱受到损害。由于骨骺或股骨颈从股骨头分离,股骨干骺端向上外侧移位和股骨外旋转,导致远侧后上支持带动脉和近侧横向骨骺血管扭转或旋转,阻碍流向骨骺的血流,如果这种情况持续,股骨头将发生缺血坏死。

股骨头缺血性坏死好发于 30~60 岁男性,大多数患者最终会双侧受累。主要症状和体征为髋部疼痛、压痛、活动受限、跛行及 4 字试验阳性。晚期髋关节活动受限加重,同时还有肢体短缩、肌肉萎缩和屈曲、内收畸形。

股骨头缺血性坏死的 ARCO 分期:

0 期:骨活检结果显示有缺血坏死,其他检查正常。

Ⅰ 期:骨扫描阳性或 MRI 检查阳性或两者均阳性。病变根据部位划分为内侧、中央、外侧。

Ⅰ A 期:病变范围<股骨头的 15%。

Ⅰ B 期:病变范围占股骨头的 15%~30%。

Ⅰ C 期:病变范围>股骨头的 30%。

Ⅱ 期:X 线异常:股骨头内出现斑点状高密度影,骨硬化,囊性变,骨质稀疏。X 线及 CT 显示股骨头无塌陷,骨扫描及 MRI 呈阳性,髋臼无改变。

Ⅱ A 期:病变范围<股骨头的 15%。

Ⅱ B 期:病变范围占股骨头的 15%~30%。

Ⅱ C 期:病变范围>股骨头的 30%。

Ⅲ 期:股骨头内出现新月征和/或股骨头塌陷,未涉及髋臼。

Ⅲ A 期:病变范围<股骨头的 15% 或股骨头塌陷<2mm。

Ⅲ B 期:病变范围占股骨头的 15%~30% 或股骨头塌陷 2~4mm。

Ⅲ C 期:病变范围>股骨头的 30% 或股骨头塌陷>4mm。

Ⅳ期:股骨头扁平或塌陷,关节间隙变窄,髋臼骨硬化,囊性变,边缘骨赘形成。

【影像特征分析】

根据 Ficat 分期,股骨头缺血性坏死的影像特征可表现为:

1. X 线

Ⅰ 期:正常,在 MRI 上可以看到征象或骨扫描(股骨头的示踪剂摄取减少)。

Ⅱ 期:囊变和硬化改变。

Ⅲ 期:由于软骨下骨的塌陷,股骨头失去正常球形形态。X 线上所见到的软骨下透亮线代表新月征。

Ⅳ 期:股骨头塌陷变扁平以及继发骨性关节炎。

2. CT

Ⅰ 期:骨质无明显异常,但可有滑膜增厚,关节囊肿胀,关节腔积液,关节间隙相对增宽。

Ⅱ 期:股骨头正常形态无塌陷,正常时股骨头中因持重应力作用骨小梁生理性密度增高呈"星芒状",当发生骨缺血坏死时,星芒状骨纹间骨小梁吸收呈不均匀大网眼状,由于反应性增生,使星芒状骨纹增粗、扭曲、浓密。

Ⅲ 期:也称为塌陷前期,股骨头变平,股骨头前上部关节面下见窄细状透亮带,即"半月征"。

Ⅳ 期:股骨头塌陷变形,股骨头内不同程度囊变,周围有硬化或不规则,因塌陷所致的浓度区,可见碎骨片和关节游离体。继发退行性骨关节病,出现增生骨刺、关节间隙狭窄、关节半脱位。

3. MRI

Ⅰ 期:股骨头完整,关节软骨连续,关节间隙正常或相对较宽。T_1 加权股骨头负重区显示线样低信号。T_2 加权呈高信号病理特征,是骨和骨髓的坏死无修复,以骨髓水肿、骨细胞坏死、骨陷窝空虚为主要改变,坏死区呈单纯脂肪样信号。

Ⅱ 期:股骨头不变形,关节间隙正常。T_1 加权为新月形边界清楚的不均匀信号,T_2 加权显中等稍高信号,周围不均匀稍低信号环绕,呈典型的双边征,位置基本与 CT 的条状硬化一致。

Ⅲ期:股骨头变形,软骨下骨折、塌陷、新月体形成,髋关节软骨未见碎裂。T_1WI 低、T_2WI 等-高信号为关节积液进入软骨下骨折线的裂隙。新月形坏死骨发生应力性软骨下骨折、塌陷并与关节软骨分离。

Ⅳ期:关节软骨被完全破坏,关节间隙变窄,股骨头显著塌陷变形,髋臼出现硬化、囊性变及边缘骨赘等非特异性继发性骨关节炎。

【影像诊断思路与鉴别诊断要点】

股骨头缺血性坏死的特异性影像诊断指标:股骨头塌陷;软骨下骨低密度线(新月征);股骨头前内侧出现死骨;骨扫描呈现被高密度包绕的低密度影,即热中有冷;MRI T_2WI 出现双线征;骨活检见区域性骨小梁坏死,骨细胞陷窝空虚。非特异性指标:股骨头塌陷伴关节间隙狭窄;股骨头内出现斑点状低密度影或高密度影;骨扫描显示高吸收信号;MRI 检查显示骨髓水肿或纤维化信号;髋关节活动疼痛、X 线检查无异常;有长期过度饮酒或使用激素史;骨活检显示非特异性病变,提示骨髓水肿或纤维化。

1. **骨关节炎**　是以关节软骨退变,关节面和其边缘形成新骨为特征的一组非炎症性的骨关节病变,X 线及 CT 上显示关节间隙变窄,软骨下骨质变硬、骨赘形成,后期出现关节失稳、畸形、游离体和关节面下囊性变等。MRI 上早期表现为软骨肿胀,T_2WI 为高信号,以后软骨内可出现小囊、表面糜烂和小溃疡;后期软骨变薄甚至剥脱,局部纤维化在 T_1WI 表现为低信号。

2. **类风湿性关节炎**　是多发性、进行性、游走性非特异性慢性关节炎为主要表现的自身免疫性疾病,病因不明,以对称性侵犯手足小关节为特征,女性多于男性,高发年龄为 45~54 岁。实验室检查中血清 RF(+),血沉加快,早期低热乏力,进而局部关节梭形肿胀,活动受限、疼痛,晚期关节脱位僵直畸形。类风湿性关节炎累及髋关节时多发生于病变晚期,常见股骨头关节面及髋臼受侵袭。

【知识链接】

ER 7-2-3

股骨头缺血性坏死

3. **暂时性骨质疏松症**　多见于中青年,男女均可发病,多见单髋受累。典型的临床特点为无明显诱因的突发性髋关节疼痛和跛行,关节活动轻度受限。症状出现 3~6 周后,X 线和 CT 表现为股骨头骨密度弥漫性减低,骨皮质变薄。MRI 表现为弥漫性骨髓水肿,累及股骨头、颈及转子间,股骨头形态完整;可伴有关节囊肿胀和关节少量积液;增强示病变区呈明显均匀强化。暂时性骨质疏松症为自限性疾病,经非手术治疗 5~11 个月后患者疼痛症状消失,股骨内 MRI 信号恢复正常。

病例 7-2-4

【临床病史】

女性,48 岁,左小腿下段红肿、疼痛半个月。

【影像学检查】

影像学检查见图 7-2-4。

【影像征象】

左胫骨下段斑片状骨质破坏区,骨破坏周围广泛的增生硬化,境界模糊,CT 重建可清晰显示病灶内斑点状死骨形成,骨外膜增生使骨干增粗,骨皮质增厚,骨外缘不规则。MRI 显示骨质破坏区呈 T_1WI 稍低、T_2WI 及抑脂呈高信号,边缘可见小片状抑脂低信号,代表骨质硬化,骨质破坏区内可见抑脂更高信号的脓腔,内可见细小点状低信号,与 CT 表现的死骨相对应。骨外膜增生呈平行于骨皮质的低信号,内可见条片状稍高信号。

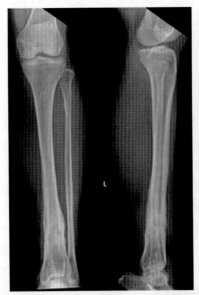
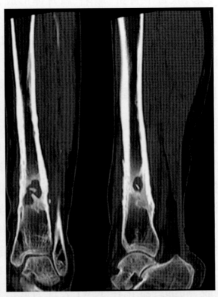
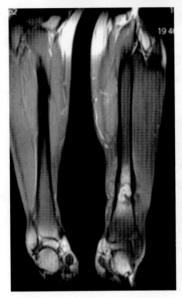
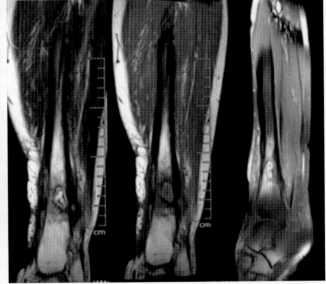

图 7-2-4　左胫腓骨正侧位 X 线及 CT 二维重建

【印象诊断】

左侧胫骨下段慢性化脓性骨髓炎。

【相关知识】

急性化脓性骨髓炎是骨、骨髓、骨膜的急性化脓性感染,病原菌多为金黄色葡萄球菌。血行感染时,细菌栓子经滋养动脉进入并停留于干骺端骨髓内,形成局部化脓性病灶;炎症先在骨髓腔内蔓延,再穿破骨皮质形成骨膜下脓肿;再经哈弗斯管进入骨髓腔;骨膜掀起和血栓性动脉炎引起血供障碍导致死骨形成;发病 10 天后死骨开始吸收并有新生骨形成。而慢性化脓性骨髓炎多由于急性化脓性骨髓炎治疗不及时或不彻底而迁延不愈转为慢性。急性化脓性骨髓炎的临床表现有急骤寒战、高热;局部红、肿、热痛;血白细胞尤其是中性粒细胞计数增高。而慢性则全身症状轻微,但病变可迁延数年或数十年,局部可有窦道流脓、有时可流出死骨,若长期不愈合,患肢可有畸形。

【影像特征分析】

1. **急性化脓性骨髓炎**

（1）X 线表现

1）软组织肿胀：发病 10 天内仅有软组织改变，骨质改变不明显。

2）骨质破坏：发病 10 多天后，可出现局部骨质疏松；继而出现多数分散的斑点状边缘模糊的骨质破坏区，可融合形成大片骨质破坏区；病变范围可较大，可累及骨干大部或全部。

3）死骨形成：表现为小片或长条状高密度致密影，周围有低密度脓液或肉芽组织环绕。

4）骨膜增生或骨膜反应：呈层状、花边状高密度影，多与骨长轴平行。

5）骨质增生常较轻微，表现为骨破坏区周围密度增高。

（2）CT 表现：能很好地显示软组织感染、骨膜下脓肿、骨髓内的炎症、骨质破坏，特别是能显示平片难以显示的小的骨质破坏、小死骨及轻微的软组织改变。

（3）MRI 表现：对周围软组织水肿和脓肿形成的情况显示较 CT 理想；骨质增生硬化表现为骨髓腔内 T_1WI 与 T_2WI 均呈低信号区，骨皮质增厚；其内骨质破坏区表现为 T_1WI 低信号与 T_2WI 高信号区，抑脂序列有利于小的骨质破坏区的显示。死骨表现为 T_1WI 均匀或不均匀低信号，T_2WI 为中到高信号，周围绕以肉芽组织和脓肿形成的 T_1WI 低信号、T_2WI 高信号带。

2. **慢性化脓性骨髓炎**

（1）X 线、CT 表现：骨破坏周围广泛的增生硬化；可见脓腔和死骨；骨内膜增生使骨髓腔变窄或消失，骨外膜增生使骨干增粗，骨外缘不规则；在 CT 上更易显示骨质硬化掩盖下的骨质破坏、脓腔和死骨。

（2）MRI 表现：骨质增生硬化、骨皮质增厚表现为骨髓腔内 T_1WI 与 T_2WI 低信号，其内骨质破坏区表现为 T_1WI 低信号与 T_2WI 高信号区，抑脂序列有利于小的骨质破坏区的显示。死骨表现为 T_1WI 均匀或不均匀低信号，T_2WI 为等到高信号，周围环以肉芽组织和脓肿形成的 T_1WI 低信号、T_2WI 高信号带。

【知识链接】

ER 7-2-4

慢性骨髓炎

【影像诊断思路与鉴别诊断要点】

急性骨髓炎表现为骨髓腔内可见局限性 T_1WI 低、T_2WI 高信号，有骨膜反应，周围软组织肿胀，并伴有临床典型的红、肿、热、痛等感染性症状。慢性期可出现窦道、死骨和包壳形成，骨质增生硬化、骨皮质增厚及死骨形成是慢性骨髓炎的典型表现。

病例 7-2-5

【临床病史】

男性，32 岁，右髋关节疼痛、活动受限 1 个月余，加重 1 天。

【影像学检查】

影像学检查见图 7-2-5。

【影像征象】

右侧髂肌肿胀，软组织形态不规则，内见多发斑片、团块状骨性致密影。

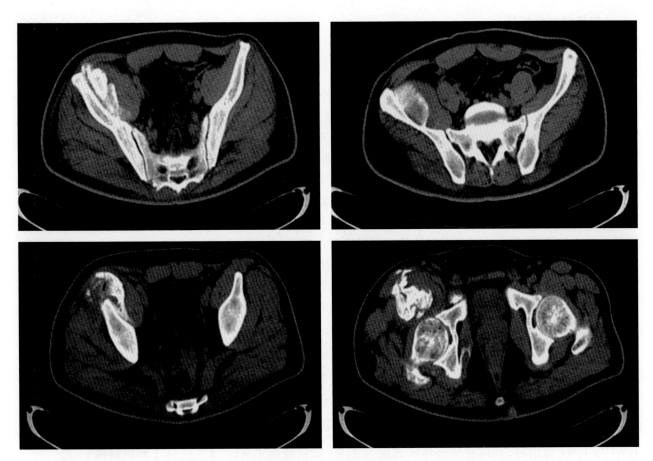

图 7-2-5　右侧髋关节 CT

【印象诊断】

骨化性肌炎（myositis ossificans，MO）。

【相关知识】

骨化性肌炎是一种异位骨化，是肌肉及其邻近结构局限性的、含有非肿瘤性钙化和骨化的病变，是一种良性、自限性的疾病。病变可以发生在皮肤、皮下组织、肌腱、韧带、筋膜、肌肉、血管壁及关节附件的纤维组织内。该病多发生于 20~30 岁成人，以男性为多，多发于四肢大肌群。多数患者自诉近期有局部外伤史，临床常表现为疼痛、肿胀、迅速增长的肌肉肿块，体格检查可扪及硬包块，有触痛。实验室检查可以出现红细胞沉降率（ESR）、碱性磷酸酶升高。

病理特征以骨骼肌纤维变性、再生伴间质纤维化为主，成纤维细胞新生骨，偶尔还有软骨在骨骼肌内增殖活跃为特征，从而导致邻近骨和关节处出现含骨包块。组织病理学、临床、影像三方面均表现为一种损伤性增殖的显著特征。

临床分期包括反应期、成熟期、活跃期、恢复期。反应期通常在外伤后 1~2 个月，病灶范围可达 4~10cm；成熟期出现壳状骨性软骨；活跃期可表现为发热、局部皮温高、压痛、质硬肿块；成熟期出现壳状骨性软骨，恢复期停止生长，常在 1 年后坚硬的肿块变小，甚至可完全消失，具有自限性。

【影像特征分析】

影像学表现与临床病程、组织学密切相关。早期（急性水肿期）：发病 2 周内，以周围水肿反应为主要特点，CT 和 MRI 具有优势。中期（增殖肿块期）：发病 6 周~6 个月，影像表现介于早、晚期间，肿块趋于局限,边界趋于清晰。晚期(钙化修复期):病灶趋于局限,边界清,周边无水肿,异位骨化成分增多。

X线:早期表现无异常,中、晚期可显示围绕中心区域的特征性骨化表现,呈"蛋壳样"。

CT:早期以周围软组织水肿为特征,骨干旁软组织内可见片状或层状高密度钙化。中期肿块趋于局限,边界趋于清晰,可见典型的具有特征性的环状骨化"蛋壳"征象。晚期病变局限,边界清,周边无水肿,异位骨化成分增多,病变于 6 个月~1 年后形成厚的、有分隔的成熟骨细胞。

MRI:早期表现缺乏诊断特征性,类似于软组织的感染或肿瘤,表现为软组织肿块及其周围广泛的肌肉水肿,边缘可因含铁血黄素沉着而呈周边低信号环。增强可见强化,部分呈环形强化。中、晚期(正常骨信号类似)T_1WI 周边低,中间高;T_2WI 周边低,中间高。增强无强化。

【影像诊断思路与鉴别诊断要点】

1. **骨旁骨肉瘤**　骨旁骨肉瘤是骨肉瘤的一个亚型,发病率约占骨肉瘤的 5%,起源于外层骨膜或骨皮质附近的成骨性结缔组织,呈无痛性、缓慢生长的肿块。患者多为 20~40 岁,通常发生在干骺端,内部结构致密。恶性程度低者肿瘤与骨膜间有一层纤维结缔组织分隔,恶性程度高者可以破坏骨皮质进入髓腔。影像表现为较大分叶状、骨皮质表面宽基底"菜花状"致密肿块影。约 30% 病例可出现"线征",即肿瘤和骨皮质之间透亮线。常见骨皮质增厚,肿瘤可破坏骨皮质并侵犯骨髓腔。MRI 表现为 T_1WI、T_2WI 特征性低信号,T_2WI 信号高提示肿瘤恶性程度较高。

2. **滑膜肉瘤**　起源于具有向滑膜组织分化潜能的间叶细胞,最常见于四肢深部软组织,约 70% 发生于腘窝周围,与腱鞘、滑囊及关节囊关系密切,通常表现为可触及、深在、跨关节生长的无痛性软组织肿块。X线、CT 上不具有特征性,肿块呈等或稍低密度,坏死、囊性变区密度更低,新鲜出血呈高密度,见"边缘性钙化",增强扫描均呈不均匀明显强化。MRI 扫描 T_1WI 呈等或稍高信号,T_2WI 呈高、稍高、等低混杂信号,这与病灶内易发生囊变、钙化及纤维间隔混合存在有关。肿瘤内部易出血、有时可见液-液平面。

【知识链接】

FR 7-2-5

骨化性肌炎

3. **软骨肉瘤**　起源于软骨细胞或向软骨分化的间叶组织的恶性骨肿瘤,发病率约占恶性骨肿瘤的 25%。分为原发性、继发性,原发性多见。按部位分为中央型(髓内型)和周围型,髓内型多见。影像根据不同亚型,表现各异。肿瘤通常大于 4cm,约 50% 的病例大于 10cm。X线、CT 表现为骨质破坏区出现软骨基质钙化或骨化,多呈绒毛状、棉团状、环状、点结节状或无定向,可见骨质破坏,增强呈不均匀强化。MRI 扫描 T_1WI 呈等或稍高信号,T_2WI 高信号,小叶间隔呈环状、弓状的低信号,增强分隔强化。

第三节　骨　肿　瘤

病例 7-3-1

【临床病史】

男性,21 岁,右侧小腿前上段包块 2 个月余。

【影像学检查】

影像学检查见图 7-3-1。

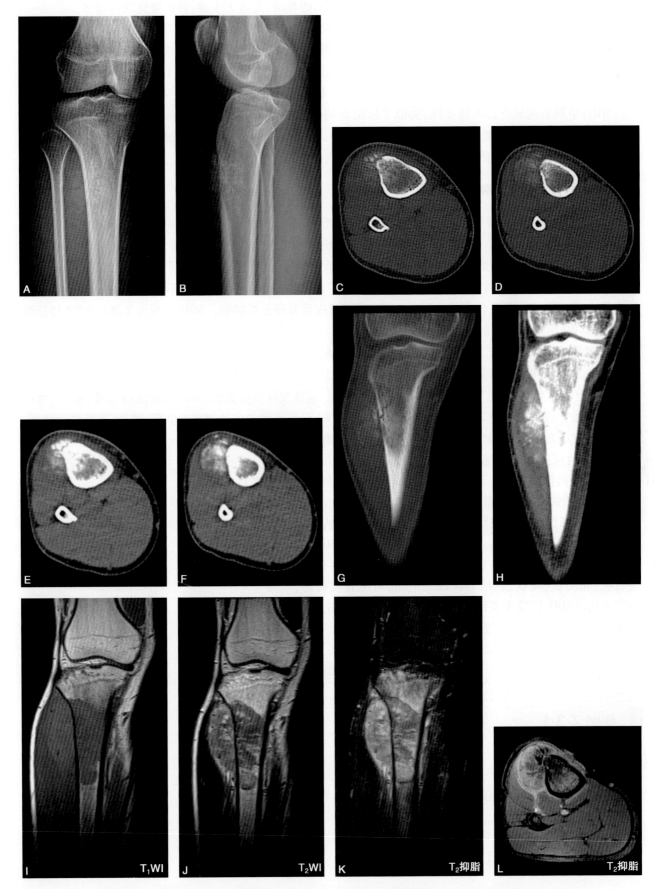

图 7-3-1 右侧胫腓骨 X 线正侧位片（A、B）、CT 平扫及二维重建（C~H）及 MRI 平扫（I~L）

【影像征象】

X线及CT检查:右胫骨上段骨质密度不均匀增高,前缘骨皮质欠光整,髓腔内密度增高,内见不规则软组织肿块影,与周围组织分界不清。病灶周围软组织内见放射状高密度影。

MRI检查:右胫骨上段前外缘骨皮质呈筛孔状不规则破坏,骨质信号呈稍长T_1、长T_2信号改变,抑脂信号增高。邻近软组织内见团块样软组织肿块影,边缘呈分叶状改变,信号混杂,并见放射状排列的线样及小斑片样低信号影。

【印象诊断】

右胫骨上段骨肉瘤。

【相关知识】

骨肉瘤起源于骨间叶组织、以瘤细胞能直接形成骨样组织或骨质为特征的最常见的原发性恶性骨肿瘤,是我国最常见的原发恶性骨肿瘤。多见于青少年,好发于 15~25 岁,男性较多。好发于长骨干骺端,尤其是股骨下段、胫骨上段;扁骨及不规则骨中以髂骨多见。肿瘤恶性程度高,早期即发生肺转移,转移灶内可见成骨。主要临床症状表现为局部进行性疼痛、肿胀和功能障碍,局部皮肤较热并有浅静脉怒张。

骨肉瘤大体形态和质地取决于软骨、纤维、骨组织所占的比例,主要组成成分为肿瘤性成骨细胞、肿瘤性骨样组织和肿瘤骨。常用分型为成骨型、溶骨型、混合型。

(1)成骨型:以瘤骨形成为主。骨破坏区有致密不规则骨化影,骨膜增生明显,周围软组织内肿瘤骨分布,呈放射状骨针,与骨干垂直,恶性程度低,生长缓慢。

(2)溶骨型:以骨质破坏为主。呈大片溶骨性破坏区,边界不清,骨皮质破坏早,残留增厚的骨膜形成骨膜三角。

(3)混合型:成骨和溶骨的程度大致相同,影像表现介于两者之间。

【影像特征分析】

1. **瘤骨** 可分为象牙质样瘤骨、棉絮样瘤骨和针状瘤骨。瘤骨的特征表现为瘤骨区内无破坏改变,瘤骨和骨破坏是相互分开的,无内在联系。确定瘤骨是诊断骨肉瘤的可靠依据。

2. **骨质破坏** 松质骨破坏表现为髓腔内斑片状、虫蚀状或不规则大片溶骨性破坏,境界模糊。皮质骨为筛孔状或细线状破坏。病理骨折较少见。

3. **骨膜反应** 肿瘤恶性程度越高,或距离肿瘤越近,骨膜反应就越明显。平行型或葱皮型表现为单层或多层钙化骨膜,位于早期病变或肿瘤邻近的骨干。放射或垂直状表现为粗细大小相似的骨膜钙化,与骨干垂直或呈辐辏状。肿瘤进一步发展,原有的骨膜反应被突破呈三角形称骨膜三角(Codman 三角)。

4. **软组织肿块** 肿瘤常由骨质内部向周围破坏,发展到骨外,形成软组织肿块,软组织肿块内可见散在之肿瘤骨。肿块内可见出血、坏死或囊变。

CT 成像的价值在于评价肿瘤在骨髓内和软组织的侵犯范围,对于显示骨皮质的破坏优于平片。增强扫描可见瘤组织不均匀强化,中心部位可显示无强化的坏死液化区。MRI 对于显示肿瘤的骨内外侵犯优于 CT,可进行组织成分定性及侵犯范围评估。骨肉瘤典型表现为 T_1WI 不均匀低信号,T_2WI 呈不均匀高信号,形态不规则,边界模糊。瘤骨、瘤软骨钙化和骨膜增生在各序列均表现为低信号,瘤血管呈点、条或放射状排列的低信号流空区。增强后肿瘤早期边缘强化,逐渐向中心进展,增强扫描有助于判断肿瘤向关节内的侵犯程度。

【影像诊断思路与鉴别诊断要点】

1. **软骨肉瘤** 骨表面的肿块多位于股骨干骺端或干骺端骨干的皮质旁,肿瘤呈类半圆形或分叶状软组织肿块,肿瘤内见沙砾样钙化,骨皮质可受侵,也可附着在皮质上,周围无硬化缘,可见骨膜反应。

2. **骨转移瘤**　骨转移发病年龄较大,好发于躯干骨及四肢长骨骨端,常多发,较少出现骨膜反应和软组织肿块。有肿瘤病史者有助于诊断。

3. **慢性化脓性骨髓炎**　慢性化脓性骨髓炎髓腔弥漫性密度增高,皮质增厚,但无骨质大块破坏或肿瘤骨形成,软组织肿胀亦不明显,如软组织肿胀边界明显,随访后会逐渐变小。若见死骨存在,骨髓炎的诊断更明确。

4. **骨化性肌炎**　患者多有外伤史,青年人多见,并且变化迅速。特征性表现为环形钙化或骨化,有骨样组织、骨小壳、骨小梁结构,钙化或骨化自外周向中央发展;出血坏死极少见;无骨膜反应等侵袭征象;无转移征象。

【知识链接】

ER 7-3-1

常见恶性骨肿瘤的
影像诊断

病例 7-3-2

【临床病史】

女性,22 岁,左膝间断疼痛 2 年,加重伴活动受限 1 天。

【影像学检查】

影像学检查见图 7-3-2。

【影像征象】

X 线及 CT 检查:左股骨内下端可见囊状骨质破坏区,局部呈膨胀改变,形态欠规则,其内密度不均并见分隔,呈蜂窝状改变,周边可见硬化边缘。

MRI 检查:左侧股骨内侧髁见斑片状异常信号影,内可见分隔及液-液平面,局部可达关节软骨面下,病灶 T_1WI 呈等低信号,周围可见环形低信号影;T_2WI 呈高信号,周围亦见环形低信号影。

【印象诊断】

左侧股骨动脉瘤样骨囊肿。

【相关知识】

动脉瘤样骨囊肿(aneurysmal bone cyst,ABC)是一种病因尚不明确的少见的骨肿瘤样病变,可能是局部血流动力学发生变化,引起静脉压升高,血管床受累吸收及继发性反应性修复等改变所导致;也可能与外伤有关。临床症状一般较轻,主要表现为进行性的疼痛、肿胀。发生于脊柱者可能出现脊髓或神经根压迫症状,脊柱侧弯或病理性骨折。靠近关节时可出现运动障碍,并在短期内发展较严重。

发病年龄以 10~30 岁居多,20 岁以下者约占 80%,女性稍多于男性。可分为原发性和继发性 ABC:原发性 ABC 指病灶内未发现明确的前期病灶;继发性 ABC 指在其他骨疾病基础上发生,包括良性如骨巨细胞瘤、骨母细胞瘤、软骨母细胞瘤、骨纤维异常增殖,恶性如骨肉瘤、软骨肉瘤、恶性纤维组织细胞瘤等。可以发生于任何部位,多呈偏心性、侵袭性生长,约 70% 发生于长管状骨,尤其是股骨、胫骨,从骨干往干骺端生长,约 15% 发生于脊柱(后柱较多),多位于附件,并向椎体发展。

病变大体呈大小不等的多房或蜂窝状囊腔,内容物为暗红色不凝血。房与房之间为纤维骨性间隔。病变外周有一层反应性骨壳包绕。根据病程自然演变过程可分为 4 期:

(1) 溶骨期:骨局部边缘出现单纯骨质破坏,病变轻度膨胀,伴或不伴骨质变薄。

(2) 膨胀期:偏心性膨胀性骨质破坏,皮质变薄,有骨膜反应,常有骨嵴、骨间隔,形成薄壳包绕,呈特征性的“吹气球”样外观。

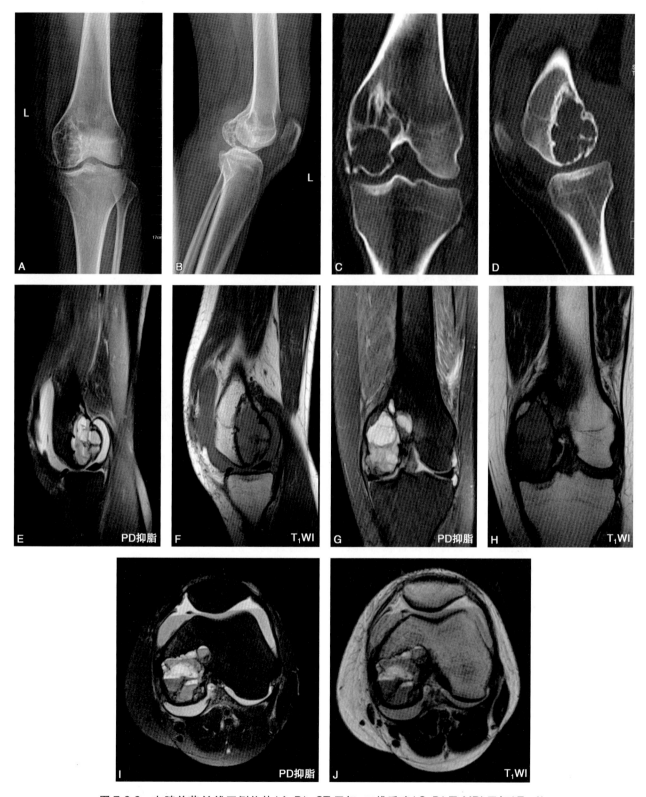

图 7-3-2　左膝关节 X 线正侧位片（A、B）、CT 平扫 + 二维重建（C、D）及 MRI 平扫（E~J）

（3）稳定期：有清楚的骨壳包绕，具有明显的骨间隔，亦可呈"吹气球"样外观。

（4）愈合期：骨质增生进行性钙化、骨化，囊壁增厚，间隔增粗，形成致密骨块。此期复发率最低。

【影像特征分析】

X 线表现：偏心膨胀性生长，呈多房溶骨性改变，骨质破坏区与正常组织之间移行带较窄，轻度骨膜反应、硬化边，膨胀显著时可有菲薄骨壳钙化少见，ABC 迅速生长时骨质破坏征象与恶性骨肿瘤相像，容易误诊。

CT 表现：显示膨胀性骨质破坏，骨皮质菲薄，骨壳可完整，其内可见分房状压迹及纤细骨嵴。部分病变内见液-液平面，是本病较特异性的征象，下半部密度高于上半部，CT 值为 30~70Hu。增强扫描囊间隔强化，病变显示更清楚。

MRI 表现：在不同时期病灶信号不同，T_1 多为低信号，T_2 可以为高、等低信号，周围水肿 T_2 上为高信号。病灶边界清晰，呈分叶状，病变周围有低信号环围绕。病变内可见多发分隔，囊腔内可见液-液平面，T_1 在液-液平面上、下方液体内均可见到高信号，T_2 上方呈较高信号，下方呈较低信号，为其特征性表现。增强后病灶内囊性成分无强化，间隔可强化（蜂房状）。

【影像诊断思路与鉴别诊断要点】

1. **骨巨细胞瘤** 多发生于 20~40 岁，四肢长骨干骺愈合后的骨端，尤以股骨远端、胫骨近端及桡骨远端好发；位于脊柱时好发于椎体，向附件延伸。膨胀性、多房性、偏心性骨质破坏。病变可扩张至骨性关节面下，一般无硬化边、无骨膜反应，骨破坏区内无钙化和骨化影。MRI T_1 呈低或等信号，T_2 呈混杂信号，可见液-液平面。

2. **单纯性骨囊肿** 发病年龄在 4~50 岁，最常见于 20 岁以下的少年、儿童，男性多于女性好发于长管状骨，尤其是肱骨和股骨上段，生长方式一般远离骺板。一般无症状，约 80% 有局部外伤史。X 线一般表现为单房，中心性骨质破坏，轻度或无膨胀，边缘光整，伴有硬化边，囊内一般无明显骨嵴，常出现病理骨折，可见骨片陷落征。CT 呈均匀的液体密度影，骨壳完整，无液-液平面。MRI 上病灶一般呈 T_1 低信号，T_2 高信号。

3. **毛细血管扩张性骨肉瘤** 临床较少见，多见于 10~20 岁青少年，男性多于女性。是骨肉瘤一种亚型，病程凶险，预后较差，极易误诊，大多数位于股骨、胫骨和肱骨等长管状骨，碱性磷酸酶升高。病灶呈溶骨样骨质破坏，常可见多房样间隙，间隔粗细不一，但边界不清，倾向于恶性表现，可见骨膜反应。多穿破骨皮质形成软组织肿块，可伴有病理性骨折。CT 增强扫描软组织明显强化。MRI 可见多个大小不等液体腔聚合而成，T_1 呈低信号，T_2 多为高信号，存在实性结节成分，病灶边缘和囊性分隔明显强化。

【知识链接】

ER 7-3-2

动脉瘤样骨囊肿

病例 7-3-3

【临床病史】

女性，71 岁，胸背部疼痛不适 4 个月。

【影像学检查】

影像学检查见图 7-3-3。

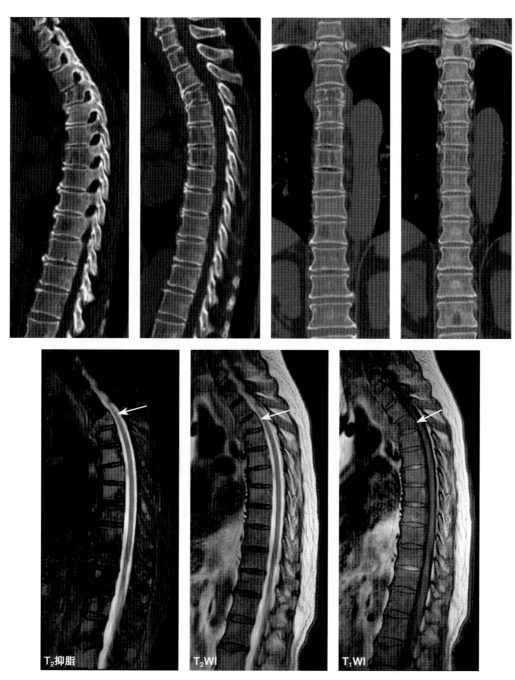

图 7-3-3　胸椎 CT 二维重建及 MRI 平扫

【影像征象】

CT 检查：胸椎曲度尚可，各椎体边缘可见骨质增生，T_1、T_3、T_5、T_6、T_9、T_{12} 椎体可见多发骨质破坏影，以 T_3 椎体为著，椎体变扁，周围软组织增厚。

MRI 检查：T_3 椎体骨质破坏（黄色箭头所示），椎体压缩变扁伴椎旁异常信号软组织占位，T_1 呈低等信号，T_2WI 及 FLAIR 呈高信号，边界不清。胸椎多发椎体及部分附件亦见斑片状异常信号灶，信号表现与 T_3 相似。

【印象诊断】

多发性骨髓瘤。

【相关知识】

多发性骨髓瘤(multiple myeloma,MM)是一种以原发性骨髓浆细胞异常克隆增生所形成的恶性肿瘤,属于血液系统疾病,是位于白血病及非霍奇金之后的血液系统第3大恶性肿瘤。病因可能与遗传、环境因素、化学物质、病毒感染、慢性炎症及抗原刺激等有关。常见于40岁以上男性,好发部位为含有造血骨髓的骨骼,依次为脊椎、骨盆、肋骨、颅骨和胸骨等。发病机制主要是由于骨髓中单克隆浆细胞异常增生,合成并分泌免疫球蛋白或其片段(M蛋白),正常的多克隆免疫球蛋白合成受抑制。尿中出现本周蛋白,导致贫血和肾功能损害。根据血清M成分的特点可分为IgG(最常见)、IgA、IgD、IgE、IgM型、轻链型、非分泌型骨髓瘤以及双克隆/多克隆免疫球蛋白型。

临床症状可累及全身多个系统。累及骨骼系统可出现全身骨骼疼痛、软组织肿块及病理性骨折;累及泌尿系统出现肾功能不全;累及神经系统出现胸、腰椎破坏压迫脊髓所致截瘫,多发性神经炎,其他表现包括反复感染、贫血、紫癜等。

诊断的主要指标:①骨髓中浆细胞>30%;②活组织检查证实为骨髓瘤;③血清中有M蛋白,IgG>35g/L,IgA>20g/L,或尿本周蛋白>1g/24小时。次要指标:①骨髓中浆细胞10%~30%;②血清中有M蛋白,但未达上述标准;③出现溶骨性病变;④其他正常的免疫球蛋白低于正常值的50%。诊断标准至少要有1个主要指标和1个次要指标,或者至少包括次要指标①和②在内的3条次要指标。

【影像特征分析】

X线表现:广泛的骨质疏松及溶骨性破坏,大多表现为骨质疏松的基础上出现多发的点片状骨密度减低区及边界较清晰的"虫蚀样"和"穿凿样"骨破坏。但大多数部位的X线检查缺乏特异性表现,易导致误诊。

CT表现:①广泛性骨质疏松,以脊柱和肋骨明显;②多发性骨质破坏,如"穿凿状""鼠咬状",无硬化边和骨膜新生骨;③骨质硬化,少见;④软组织肿块,位于破坏区周围,很少跨越椎间盘水平至邻近椎旁;⑤病理性骨折,常见于脊柱和肋骨,有时可因骨折来诊而发现本病。

MRI表现:肿瘤信号表现多样,可呈正常骨髓信号,也可呈局灶性或弥漫性骨髓浸润。椎体骨质破坏可分别表现为局灶型、弥漫型和不均匀型,病灶多数呈长 T_1、长 T_2 信号改变,弥漫型者病变异常信号与正常骨髓信号混合存在,呈典型"椒盐征"(由骨髓中弥漫不均的小颗粒状瘤细胞与周围脂肪组织及部分红骨髓相互混合而构成),具有诊断特异性。

MR类PET成像又称背景抑制弥散加权成像(diffusion weighted imaging with background suppression,DWIBS),是在全身弥散加权成像的基础上,采用反转恢复,在充分抑制脂肪、肌肉及脏器等背景组织信号的基础上,突出病灶组织的信号强度以显示病变。通过一次性覆盖全身进行大范围检查,重建后的图像经过黑白反转与PET类似,故被称为MR类PET成像。MM浸润病灶在弥散加权成像(DWI)图像上呈高信号,而在表面弥散系数(ADC)图上为低信号。

【影像诊断思路与鉴别诊断要点】

1. **骨质疏松** 多见于老年人,尤其是女性。X线和CT表现为骨皮质变薄,骨小梁减少消失,骨皮质完整和无骨小梁缺损,骨髓MRI信号改变不明显。短期内无进行性加重趋势,脊柱表现明显而广泛,颅骨无异常改变,血尿化验也与MM不同。

2. **脊柱转移瘤** 常见于老年人,多有原发肿瘤病史,多数为溶骨性,椎体破坏多见于中后部呈跳跃性,除椎体破坏,累及椎体后角及椎弓根较多,软组织影多呈半球形,很少超过2个椎体;少数转移为成骨性。转移瘤首先浸润骨髓脂肪细胞,造成椎体骨质破坏、塌陷,多呈上下缘内凹,前后缘外膨,圆钝扁长形,而非楔形改变。病变常多发,引起广泛性骨质破坏时,血清碱性磷酸酶可增高,可与多发性骨髓瘤鉴别。

3. **甲状旁腺功能亢进** 甲状旁腺分泌过多的甲状旁腺激素,引起体内钙、磷代谢失常并导致多种临床表现,好发于青壮年。骨骼系统改变主要是破骨活动增强,同时伴有新骨形成,但类骨组织钙化不足,最终导致骨量减少、骨吸收等。影像表现为骨质疏松、骨质软化、骨吸收破坏(骨膜下吸收最具特征,因为破骨细胞活动主要聚集在骨皮质的内外膜下,破骨活动增强引起骨皮质边缘侵蚀和局灶性骨质吸收区)、纤维囊性骨炎、软组织钙化、病理性骨折等。化验检查有高血钙和低血磷以及甲状旁腺激素升高,尿中无本周蛋白,肾脏可有多发结石。

【知识链接】

ER 7-3-3

多发性骨髓瘤伴髓外浸润

病例 7-3-4

【临床病史】

男性,17 岁,运动后右膝疼痛 6 天。

【影像学检查】

影像学检查见图 7-3-4。

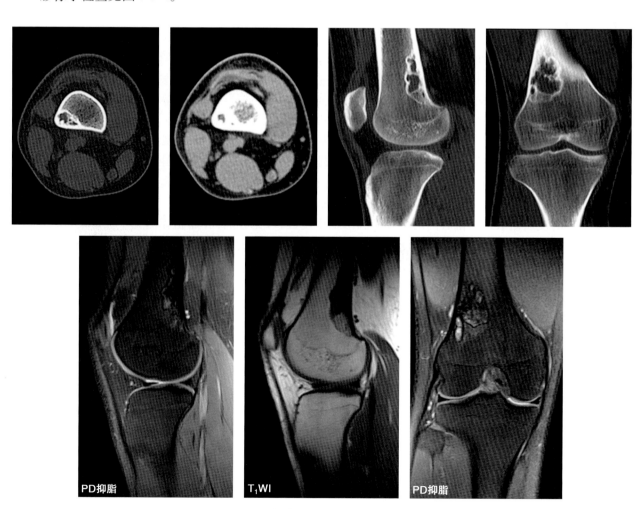

PD抑脂   T₁WI   PD抑脂

图 7-3-4 右膝关节 CT 重建及 MRI 平扫

【影像征象】

CT 检查:右侧股骨下段后缘皮质及皮质下骨质内见囊状低密度影,其内可见分隔,周围可见不规则硬化边,骨皮质尚光整。

MRI 检查:右膝关节在位,右股骨下段外后方可见斑片状异常信号灶,T_1WI 呈等信号,PD 抑脂呈混杂高信号,周围可见不规则低信号硬化边,邻近周围骨皮质稍增厚。

【印象诊断】

右侧股骨非骨化性纤维瘤。

【相关知识】

非骨化性纤维瘤(non-ossifying fibroma,NOF)又名非成骨性纤维瘤或干骺端纤维缺陷,为骨结缔组织源性的良性肿瘤,无成骨活动。青少年好发,8~20 岁居多,男稍多于女。发病部位主要在下肢,特别是在膝关节周围,股骨远端、胫骨近端干骺端或骨干为好发区,不累及骨骺线。病灶小而无临床症状并局限于骨皮质的病变,称为纤维性骨皮质缺损;病灶大,病变可扩展侵入髓腔而且常合并病理性骨折的称为非骨化性纤维瘤。

NOF 起源于成熟骨髓结缔组织,由少量胶原纤维、巨噬细胞组成,无骨组织。肉眼观病灶边界清晰、偏位性,质坚实或有韧性,切面呈黄色或暗棕色。组织学特征为梭形的纤维母细胞性增生,呈漩涡状或席纹状。

病灶较小时即纤维性骨皮质缺损常无临床症状,无需治疗常可自愈。非骨化性纤维瘤症状轻微,可有局部酸痛肿胀,多在检查外伤时无意发现。少数患者可在患病部位形成痛或不痛的骨性块,严重可致病骨弯曲变形或发生病理性骨折。

【影像特征分析】

X 线表现:根据病灶发生部位及生长方式,可分为皮质型(偏心型)和髓腔型(中央型)。皮质型多见,多位于长骨干骺端一侧皮质内或皮质下,呈圆形、卵圆形、多房性,凹向髓腔的局限性低密度灶。病灶轻度膨胀性生长,边缘清晰锐利,有硬化边,病变长轴与骨长轴一致。髓腔型少见,病灶均位于髓腔,常侵占患骨的整个横径,呈单房或多房状骨破坏腔,可达关节面,但无向关节面膨凸现象。

CT 表现:皮质型表现为偏心的圆形或椭圆形低密度区,可见分隔,肿瘤髓腔侧见半弧形硬化,肿瘤侧骨皮质变薄。髓腔型表现为不规则的轻度膨胀性生长的低密度区,占据大部分髓腔,周围见明显的薄壁或厚壁硬化缘,皮质变薄的部分可断裂。

MRI 表现:病变在 T_1WI 呈低信号,T_2WI 信号增高不明显,或呈不均匀增高,病灶小于 2cm 时信号多均匀,超过 2.5cm 时信号不均匀。其中高信号区代表泡沫细胞和多核巨细胞部分,病变与骨髓腔之间有低信号带,代表骨硬化带。

【影像诊断思路与鉴别诊断要点】

1. **骨巨细胞瘤**　多发生于 20~40 岁,四肢长骨干骺愈合后的骨端,以股骨远端、胫骨近端及桡骨远端好发。病灶横向膨胀生长,最大径线常与骨干垂直。膨胀性、多房性、偏心性骨质破坏,病变可扩张至骨性关节面下。无硬化边、无骨膜反应,骨破坏区内无钙化和骨化影。肿瘤内密度不均,可见低密度坏死区,有时可见液-液平。

2. **动脉瘤样骨囊肿**　占原发骨肿瘤的 1%~2%,好发于 5~20 岁,可伴有外伤史。以长骨(50%)和脊椎(20%)常见,从骨干向干骺端、椎体后方向前方发展。典型 X 线表现是溶骨性、膨胀性的病变,呈中心性或偏心性。常可见"蛋壳样"皮质包绕,长径与骨干平行,少累及关节面,可见骨膜反应,囊间隔可钙化。CT 可清楚显示病变包壳及内部分隔状骨化。T_1WI 多为低信号,常有菲薄硬化边和低信号分隔。T_2WI 可为高或等信号,病变内多发分隔,囊腔内可见液-液平面。

3. **单纯性骨囊肿** 常见于 20 岁以下的少年、儿童,好发于长管状骨,尤其是肱骨和股骨上段,一般无症状。X 线多呈单房,可见中心性骨质破坏,轻度或无膨胀,边缘光整,伴有硬化边。囊内一般无明显骨嵴;常出现病理骨折,可见骨片陷落征。CT 呈均匀的液体密度影;骨壳完整;MRI 一般呈 T_1 低信号、T_2 高信号。

【知识链接】

ER 7-3-4

非骨化性纤维瘤

4. **软骨黏液样纤维瘤** 好发于 10~30 岁,主要表现为轻微疼痛、肿胀、运动受限,多见于长骨干骺端,胫骨上段及股骨远端多见。X 线及 CT 多呈偏心性、膨胀性生长,可呈单房或多房样透亮区,可见粗细不一骨性间隔,骨膜反应少见,内缘常有较厚骨质硬化。MRI 多呈混杂信号,信号改变多与内部组成成分比例有关,黏液样及软骨样组织多呈 T_1 低信号、T_2 高信号,骨性分隔主要呈等或低信号,出血时则信号更为复杂。

病例 7-3-5

【临床病史】

男性,57 岁,右膝疼痛 1 个月余。

【影像学检查】

影像学检查见图 7-3-5。

【影像征象】

右股骨下端可见一偏心性溶骨性破坏,呈膨胀性生长,骨皮质变薄,边界清楚,有窄硬化边,累及至关节面下,病变低密度区内可见到不完整的骨嵴,无骨膜反应。CT 显示病灶边缘有局限性小突起。MRI 显示病灶呈 T_1WI 低信号,抑脂高信号,内可见斑片状低信号,骨皮质变薄但仍未突破,周围软组织稍肿胀。

【印象诊断】

右股骨下端骨巨细胞瘤。

【相关知识】

骨巨细胞瘤是一种来源于骨内非成骨性的间充质组织的肿瘤。肿瘤组织质软而脆,似肉芽组织,富含血管,易出血,有时囊性变,内含黏液或血液;肿瘤呈侵袭性生长,穿破骨皮质后可形成软组织肿块。骨巨细胞瘤以往病理学上分为 3 级:Ⅰ 级为良性,Ⅱ 级为过渡类型,Ⅲ 级为恶性。由于病理分级与临床的预后一致性较低,现已不再强调分级。临床表现以 20~40 岁多见,主要症状为局部疼痛、肿胀、压痛,可有局部皮肤发热和静脉曲张。

【影像特征分析】

X 线、CT 表现:①以膝关节周围的股骨下端和胫骨上端为常见,其次为桡骨远端,肱骨近端和腓骨上端也较多见;②多位于骨骺闭合后的长骨骨端;累及至关节面下是典型特点;③多表现为偏心性溶骨性破坏,有横向发展的趋势,边界清楚但无硬化;④膨胀性生长,骨皮质变薄;⑤病变低密度区内可见到不完整的骨嵴;⑥除非发生病理骨折,一般无骨膜反应;⑦提示恶性的征象:病变与正常交界区见到筛孔样骨质破坏;骨皮质破坏中断,并形成软组织肿块;骨膜增生并中断形成骨膜三角;病变增大迅速。CT 可显示骨巨细胞瘤边缘有蜡状突起,增强扫描肿瘤明显强化,囊变区可见液-液平面。

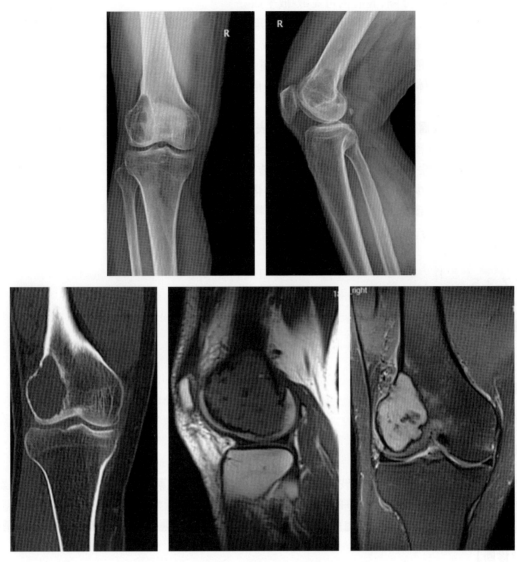

图 7-3-5　右膝关节 X 线、CT 重建及 MRI 平扫

【影像诊断思路与鉴别诊断要点】

　　1. **动脉瘤样骨囊肿**　是一种病因尚不明确的少见的骨肿瘤样病变。各年龄均可发病，以 10~20 岁最多，占 80%。临床症状一般较轻，主要为进行性的疼痛、肿胀。发生于脊柱者可能出现脊髓或神经根压迫症状，脊柱侧弯。本病好发于长骨干骺端，60%~75% 见于股骨上端、椎体及附件。跟骨、耻骨、锁骨和掌骨等皆可发病。动脉瘤样骨囊肿表现为偏心膨胀多房溶骨性骨质破坏，骨质破坏区与正常组织之间移行带较窄，轻度骨膜反应、硬化边，膨胀显著时可有菲薄骨壳，钙化少见。

　　2. **软骨黏液样纤维瘤**　多呈偏心性、膨胀性生长，可呈单房或多房样透亮区；可见粗细不一骨性间隔；骨皮质菲薄，可中断，骨膜反应少见，内缘常有较厚骨质硬化。MRI 表现多呈混杂信号，信号改变多与内部组成成分比例有关，黏液样及软骨样组织多呈 T_1 低信号、T_2 高信号，骨性成分主要呈等或低信号，出血时则信号更为复杂。

【知识链接】

ER 7-3-5

常见良性骨肿瘤的
影像诊断

第四节　滑　膜　病　变

病例 7-4-1

【临床病史】

男性,67 岁,左膝部疼痛 20 余年。

【影像学检查】

影像学检查见图 7-4-1。

【影像征象】

左膝关节组成骨骨质增生硬化表现,关节间隙正常。胫骨关节面下可见小囊性灶形成。MRI 显示左膝关节滑膜显著增厚,呈多发团絮状、结节样 T_1WI 等、PDWI 抑脂高、略高信号影,形状不规则,信号不均匀,内散在斑点状 T_1WI 及 PD 抑脂低信号影;病灶部分向关节下骨质侵犯,关节面下骨质侵蚀。膝周围软组织肿胀。

【印象诊断】

色素沉着绒毛结节性滑膜炎(pigmented villonodular synovitis,PVNS)。

【相关知识】

PVNS 好发于青壮年,男性略多于女性,通常为单一关节受累,好发于下肢关节,尤以膝关节为多见。发病缓慢,病程较长,间歇发作。临床表现为疼痛和软组织肿块。弥漫型 PVNS 主要累及膝关节(占 66% ~ 80%)。关节抽出液呈巧克力色,系因出血或血性浆液性积液所致,对诊断有重要意义。肉眼呈铁锈色绒毛、结节状,切面呈海绵状,整个滑膜面由增生的绒毛状或结节状物覆盖,同时伴有滑膜增厚。

【影像特征分析】

1. **X 线、CT 表现**　①膝关节最易受累,其次为髋、踝、肩、肘、足跗间及腕关节。②早期显示关节周围软组织肿胀及关节积液征,以 CT 显示清楚。③关节软骨受破坏时,出现关节间隙变窄。④软骨下骨的改变系因滑膜病变直接侵蚀及压迫性骨吸收共同造成的,表现为关节骨端边缘部骨侵蚀破坏,伴边界不清的小囊状透亮区。

2. **MRI 表现**　MRI 显示本病较具特征性。①关节滑膜呈结节状或/和弥漫性增厚,T_1WI 与肌肉信号相似,T_2WI 高信号或不均匀的高低混杂信号。由于含铁血黄素沉积,在 T_2WI 上见有霉斑样或胡须样低信号,为本病特征。②滑膜、腱鞘或关节腔内积液呈 T_1WI 低、T_2WI 高信号。③压迫性骨吸收,病变边界清晰,与邻近正常骨之间呈 T_1WI、T_2WI 低信号硬化线。

【影像诊断思路与鉴别诊断要点】

X 线及 CT 可显示关节肿胀、关节周围软组织肿块及骨骼继发改变,但对关节腔内滑膜增厚较难显示,难以与其他滑膜病变鉴别。MRI 软组织分辨率高,显示滑膜不规则增厚,多发结节增生沿关节囊及腱鞘浸润生长,特征表现是 T_1WI 及 T_2WI 均呈低信号,为含铁血黄素沉积所致。增强部分病例可见增厚的滑膜、绒毛结节及骨内病变呈不均匀明显强化。MRI 还可以显示软骨、骨质受侵,有时肌腱亦可受累,表现为结节样低信号及腱鞘囊肿。

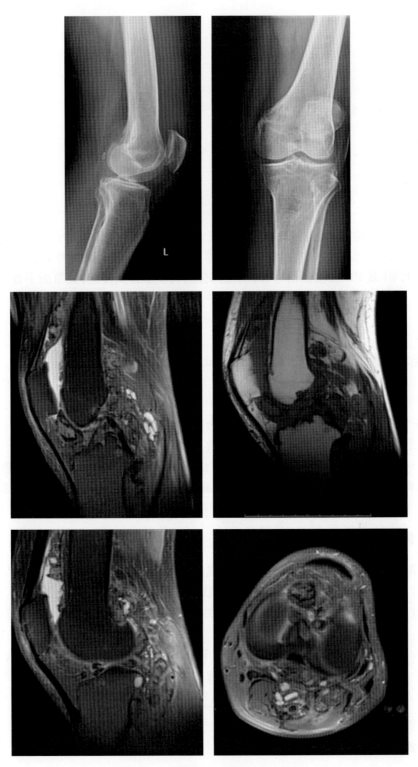

图 7-4-1 左膝关节 X 线及 MRI 平扫

1. **滑膜软骨瘤病** 又称滑膜骨软骨瘤病,是关节滑膜、滑膜囊内发生的软骨性、纤维软骨性或骨软骨性小体,脱落产生游离体,继而钙化或骨化,起源于肌腱者称为腱鞘软骨瘤病,起源于滑膜者称为滑膜软骨瘤病。膝关节最好发(约 2/3),常单侧发病多发于 20~50 岁人群,男性多见。早期 X 线多为阴性,MRI 可表现为滑膜呈绒毛状或结节状增生且有明显的关节积液。后期可出现典型的关节游离体,X 线表现为骨化或钙化游离体中心呈低密度,周边呈高密度,关节周边骨质增生并有关节间隙改变。MRI 显示关节游离体为 T_1WI 及 T_2WI 呈中心高信号,周边低信号的典型特征;此外,还有关节软骨变薄,软骨下骨质内囊变,关节周边骨质增生及关节间隙的改变,周围软组织的肿胀等。

【知识链接】

ER7-4-1

膝关节色素沉着绒
毛结节性滑膜炎

2. **类风湿性关节炎** 好发于四肢小关节,常呈对称性发病,女性多见,具有明确的病史,类风湿因子阳性,关节梭形肿胀,X 线表现为骨质疏松和关节面的虫蚀样破坏,关节间隙变窄为首要表现,关节面下亦可见小囊变,但一般无硬化边。甚至晚期发生关节纤维化或骨性强直。关节内无软组织肿块及含铁血黄素沉着。

3. **关节结核** 关节间隙窄,骨质疏松,关节边缘破坏,缺损区边缘硬化较轻,死骨、钙化多见。常伴全身症状,累及关节非承重关节面,滑膜内无含铁血黄素沉着,PVNS 骨质破坏是从持重关节面扩展到关节面边缘,多无骨质疏松和死骨。

病例 7-4-2

【临床病史】

女性,59 岁,右膝部疼痛 2 年,加重 2 个月。

【影像学检查】

影像学检查见图 7-4-2。

【影像征象】

右侧腘窝软组织内可见多枚结节状钙化影。双侧股骨内外侧髁、胫骨平台缘、胫骨髁间隆起及髌骨边缘见明显骨质增生性改变,关节面下见多枚小囊状低密度影,髌股关节间隙狭窄。

【印象诊断】

滑膜软骨瘤病(synovial chondromatosis,SC)。

【相关知识】

滑膜软骨瘤病(SC)又称滑膜骨软骨瘤病,是关节滑膜、滑膜囊内发生的软骨性、纤维软骨性或骨软骨性小体,脱落产生游离体,继而钙化或骨化起源于肌腱者称为腱鞘软骨瘤病,起源于滑膜者称为滑膜软骨瘤病。SC 膝关节最好发(占 2/3),其次是肘、髋、踝、肩关节等,颞下颌关节也可发生,常单侧发病,多发于 20~50 岁人群,男性多见。2013 版 WHO 分类将其归类为良性软骨源性肿瘤。有报道统计滑膜软骨瘤病占滑膜肿瘤或瘤样病变的 6.7%~22.6%,恶变为软骨肉瘤者极罕见。

目前疾病病因不明确,可分为原发性和继发性两类。继发性较少见,常由关节内透明软骨的机械性损伤所致,发病年龄较原发型更大,游离体数目较少,大小各异(提示发生的时间不同),可多关节发病,其中双膝关节最常见(5%~10%)。关于发病机制,目前大多数学者支持化生学说,即滑膜通过化生转化为软骨结节,继而脱落形成游离体,并逐渐发生钙化、骨化。

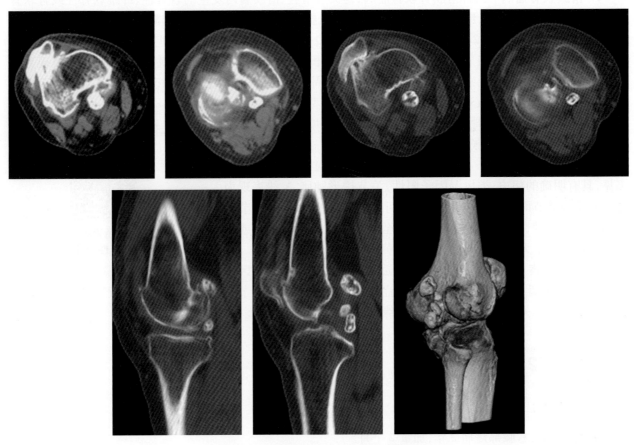

图 7-4-2　右膝关节 CT 平扫及重建

病理上疾病病程分为三期：Ⅰ期（活动性滑膜内病变），滑膜增生、出血，滑膜在镜下可见到软骨化生或软骨小体，不伴有关节内游离体；Ⅱ期（过渡性滑膜病变合并滑膜软骨瘤及游离体），逐渐长大的结节突向关节腔以蒂与滑膜相连，并最终游离到关节腔内；Ⅲ期（滑膜病变静止期），滑膜通过吸收残余的软骨化生灶又恢复其正常形态，而游离体进一步钙化或骨化。

【影像特征分析】

X 线/CT：关节内多发钙化结节，呈大小不等、圆形或卵圆形、边缘光滑的高密度影，一般是周围密度较高的软骨基质钙化层，中央密度较低为松质骨，周围单环状钙化、中央区灶状钙化的"靶样"征象。

MRI：典型表现为滑膜结节、分叶状隆起，T_1WI 可为等信号或低信号，T_2WI 为稍高信号。多发游离体：未钙化的软骨结节或小体 T_1WI、T_2WI 均呈等信号，部分软骨样小体亦可呈边缘低信号、中央等信号；钙化游离体均呈低信号；骨化游离体中央有脂肪性骨髓，T_1WI 呈高信号，T_2WI 呈等高信号。关节腔内积液；一般无骨质破坏。

【影像诊断思路与鉴别诊断要点】

1. 米粒体滑囊炎　关节及滑膜的慢性炎症反应，肩关节及膝关节最常见，是由无细胞结构纤维素及胶原等物质组成的非结晶状软组织结节。影像表现主要以滑囊扩张、积液，其内多发小结节状米粒体形成为特征。X 线仅能显示关节软组织肿胀。CT 显示扩张的滑囊或关节囊内密度均匀，呈低密度。X 线及 CT 难以显示米粒体。MRI 在 T_1WI 及 T_2WI 米粒体呈等或低信号，T_1WI 与周围滑囊积液不能分辨，无磁敏感效应，可与色素沉着绒毛结节滑膜炎鉴别。增强后米粒体无强化，增厚的滑膜及分隔可见强化。

2. **剥脱性骨软骨炎**　10~20岁多见,男性发病率约为女性2倍,膝、肘关节常见,股骨髁最多见,关节软骨和软骨下骨缺血坏死脱落形成游离体,多为单发,同时关节面有与之形态基本对应的局限性骨缺损。X线及CT典型损伤表现为轮廓清晰的局限性软骨下骨骨质硬化,与周围正常骨质分离。完全剥脱并移位者于股骨髁可见到透亮缺损区,关节腔内可见游离体。随着病情的进展,MRI显示坏死骨片的信号强度降低,抑脂像可见坏死骨片周围大片状高信号区,为骨髓水肿所致。

3. **色素沉着绒毛结节性滑膜炎(PVNS)**　好发于青壮年,临床表现为疼痛和软组织肿块。弥漫型PVNS主要累及膝关节(占66%~80%)。X线及CT显示关节肿胀、关节周围软组织肿块及骨骼激发改变,但对关节腔内滑膜增厚较难显示,难以与其他滑膜病变鉴别。MRI软组织分辨率高,显示滑膜不规则增厚,多发结节增生沿关节囊及腱鞘浸润生长,特征表现是T_1WI及T_2WI均呈低信号,为含铁血黄素沉积所致。增强部分病例可见增厚的滑膜、绒毛结节及骨内病变呈不均匀明显强化。MRI还可以显示软骨、骨质受侵,有时肌腱亦可受累,表现为结节样低信号及腱鞘囊肿。

【知识链接】

FR7-4-2

滑膜骨软骨瘤病

第五节　退行性病变

病例 7-5-1

【临床病史】

男性,46岁,腰部疼痛2年,加重2个月伴右下肢麻木。

【影像学检查】

影像学检查见图7-5-1。

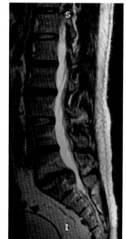 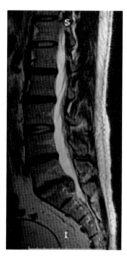 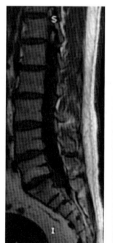 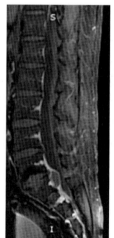 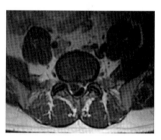 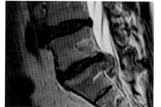

图 7-5-1　腰椎 MRI 平扫+增强

【影像征象】

L_5/S_1 水平椎管内偏右并向下延伸至 S_1 上缘可见类圆形异常信号影,边界尚清,T_1WI 呈低信号,

T_2WI 呈稍高信号，T_2WI 抑脂为不均匀高信号，大小约 2.1cm×1.2cm×1.0cm，增强后内部信号和椎间盘类似，隐约见与 L_5/S_1 椎间盘相连；周围见线样强化影与硬脊膜相连，马尾及终丝呈受压改变，局部椎管狭窄。

【印象诊断】

L_5/S_1 椎间盘脱出并游离。

【相关知识】

椎间盘突出为在髓核和纤维环变性的基础上，髓核经纤维环向周围组织突出的病理状态。可并发脊柱装置的多种病理学改变，如椎体边缘骨质增生硬化、骨桥形成；关节突关节的骨质增生硬化，继发性峡部裂形成，造成椎体滑脱；黄韧带及后纵韧带的松弛增厚、钙化和骨化，继发骨性椎管狭窄等脊柱的退行性改变。

椎间盘突出病理与影像分型包括：

1. **椎间盘膨出**　纤维环保持完整，椎间盘向周围均匀膨出，超出椎体边缘之外；椎间盘后纵韧带处内凹消失并向外凸，侧隐窝狭窄。

2. **椎间盘突出**　纤维环内层断裂，外层和后纵韧带保持完整，椎间盘向某一局部方向突出；基底较宽，边缘光滑清楚，提示纤维环外层并未破裂。

3. **椎间盘脱出**　髓核突破纤维环外层和/或后纵韧带进入硬膜外间隙；脱出物边缘不光滑，模糊，可成角度，提示纤维环外层破裂；窄颈与椎间盘母体相连。

4. **椎间盘游离**　脱出的髓核与椎间盘母体分离，落入椎管内。游离的椎间盘碎片可位于病变椎间盘平面，也可在椎管内上下移动一段距离，既可位于后纵韧带之前也可位于后纵韧带之后，多位于硬脊膜囊外面。

椎间盘突出根据突出方向又可以划分为：①中央型，主要对硬膜外脂肪间隙和硬膜囊形成压迫；②旁中央型，主要对硬膜外脂肪间隙、硬膜囊和神经根形成压迫；③外侧型（椎间孔型），主要引起椎间孔狭窄和一侧根神经受压；④极外侧型（椎间孔外型），本身不引起压迫症状，但由于椎间盘的外 1/3 有神经分布，亦是腰痛的原因之一；⑤前方突出，一般不引起压迫症状；⑥椎体内突出，椎间盘突出物突入椎体内形成施莫尔结节，引起反应性脊椎炎。

【影像特征分析】

1. **椎间盘膨出**　椎间盘向周围均匀膨出，超出椎体边缘之外；椎间盘后纵韧带处可保持正常的内凹，也可变平直并向外凸，侧隐窝狭窄；在 CT 横断位上与脊神经间的脂肪间隙可见，MRI 在突出物的后缘可见到线样的低信号的纤维环外层和后纵韧带。

2. **椎间盘突出**　椎间盘外层和后纵韧带保持完整，椎间盘向某一局部方向突出，CT 表现为椎体后缘局限性突出的软组织密度影，可伴有钙化，突出的椎间盘压迫硬膜囊前缘，神经根受压变形；MRI 在突出物的后缘可见线样的低信号的纤维环外层和后纵韧带。

3. **椎间盘脱出**　MRI 显示髓核突破纤维环外层和/或后纵韧带进入硬膜外间隙；脱出物边缘不光滑、模糊，可成角度；脱出椎间盘仍窄颈与椎间盘母体相连。

4. **椎间盘游离**　脱出的髓核与椎间盘母体分离，落入椎管内。CT/MRI 显示游离的椎间盘碎片可位于病变椎间盘平面水平或在椎管内上下移动一段距离，多位于硬脊膜囊外面。影像表现呈不规则形结节，CT 显示游离在椎管内与椎间盘密度相仿的软组织密度影，在 MRI T_1WI 上信号较脑脊液高，在 T_2WI 信号多样，可保持高信号，也可为低信号；增强扫描无强化；当椎间盘游离，尤其是与母体距离较远时，易误诊为肿瘤。

【影像诊断思路与鉴别诊断要点】

　　游离椎间盘主要与椎管内占位相鉴别,尤其是髓外硬膜外肿瘤鉴别。主要鉴别有以下几点:游离椎间盘位于椎管内髓外硬膜外;CT及 MRI 表现与椎间盘密度或信号相似;增强扫描无明显强化,而椎管内肿瘤多有强化;间接表现,可有邻近椎间隙的变窄。而髓外膜外肿瘤多表现为蛛网膜下腔两侧均狭窄,脊髓受压移位,变形呈笔尖征,增强扫描多有不同程度强化。

【知识链接】

ER 7-5-1

腰椎间盘突出

第八章　常见全身综合征影像诊断思路

【临床病史】

男性,52 岁,因"发现双肾占位 17 年"入院。

患者 17 年前体检时行泌尿系彩超发现双肾占位(具体不详),当时诊断为"双肾囊肿",未行 CT 检查,此后患者间断复查泌尿系彩超,双肾"囊肿"缓慢增大。1 年前患者行上腹部+盆腔 CT 平扫示右肾占位,考虑肿瘤可能性大,双肾多发囊肿。

【影像学检查】

影像学检查见图 8-0-1。

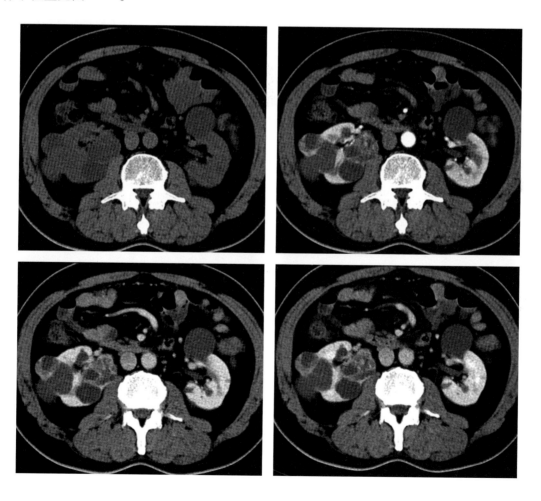

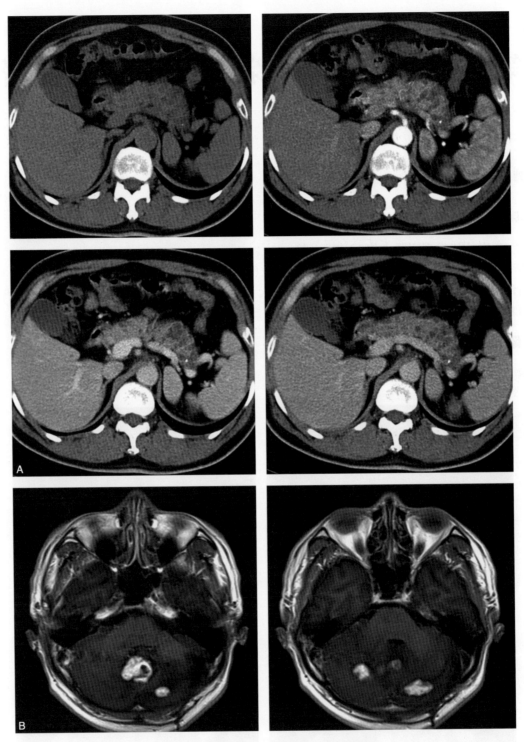

图 8-0-1　腹部 CT(A)及补充头部 MRI(B)

【影像征象】

腹部 CT 平扫及增强:双肾可见多发囊肿,右肾中极见两枚不均匀结节样病灶,增强呈明显不均匀强化灶。胰腺形态饱满,可见多发囊肿。

颅脑 MRI 增强:小脑半球可见多发团片样明显强化,部分内部可见囊性无强化区。

【印象诊断】

双肾多发囊肿,右肾多发肾细胞癌,小脑多发血管母细胞瘤,综合考虑 VHL 综合征(Von Hippel-Lindau syndrome)。

【相关知识】

VHL 综合征(冯希佩尔-林道综合征)又称 VHL 病或家族性视网膜和中枢神经血管母细胞瘤病,是一组多发的、多器官的良恶性肿瘤综合征,涉及脑、脊髓、视网膜、胰腺、肾脏、肾上腺、附睾等组织器官。1895年德国眼科医生 Von Hippel 发现具有家族特性的视网膜血管瘤,1926 年瑞典眼科医生 Arvid Lindua 报道了视网膜血管瘤合并小脑病变及腹腔脏器的病变,1964 年 Melmon 和 Rosen 首次将这种多发的家族性多发肿瘤综合征命名为"Von Hippel-Lindau Syndrome"。

VHL 综合征是罕见的常染色体显性遗传病,发病率为 1/85 000～1/36 000,65 岁时外显率>90%。患病子女约有 50% 发病率,在性别上无明显差异。患者中位存活年龄为 49 岁。临床表现复杂多样性为其最显著的特征,同一家族不同成员常患有部位及组织学各不相同的各种肿瘤。

基本组成为 2 个部分:①视网膜、脑干、小脑或脊髓的血管母细胞瘤;②腹腔脏器的病变(嗜铬细胞瘤、肾囊肿或肾细胞癌、胰腺的囊肿等)。

临床诊断标准:①有疾病家族史,单发的视网膜血管瘤或中枢神经系统血管母细胞瘤;或伴有腹部脏器病变之一的;②无疾病家族史,至少有 2 个视网膜血管瘤或中枢神经系统血管母细胞瘤,或 1 个血管母细胞瘤伴内脏实质肿瘤。

【影像特征分析】

VHL 综合征可累及全身多系统,最典型的影像表现包括小脑及脊髓的血管母细胞瘤,腹部多见肾细胞癌、肾囊肿、胰腺囊肿以及嗜铬细胞瘤等,常为多发病灶。

【影像诊断思路与鉴别诊断要点】

VHL 综合征影像诊断标准:如有中枢神经系统或视网膜血管瘤的家族病史,只要有 1 个血管母细胞瘤或者内脏病变;无家族史的散发病例,有 2 个或以上血管母细胞瘤或 1 个血管母细胞瘤和 1 个内脏病变。

血管母细胞瘤需与好发于小脑的毛细胞星形细胞瘤鉴别。鉴别要点:①血管母壁结节强化明显;②血管母壁结节多位于远离中心的一侧;③血管母壁结节周围多有异常供血血管。血管母细胞瘤多发于小脑,少部分可发生在延髓、脑桥、脊髓、视神经和大脑半球。

【知识链接】

ER8-0-1

腹部症状首诊多系统
病例随访

病例 8-0-2

【临床病史】

女性,47 岁,左肾切除术后,具体不详,超声发现右肾占位。

【影像学检查】

影像学检查见图 8-0-2。

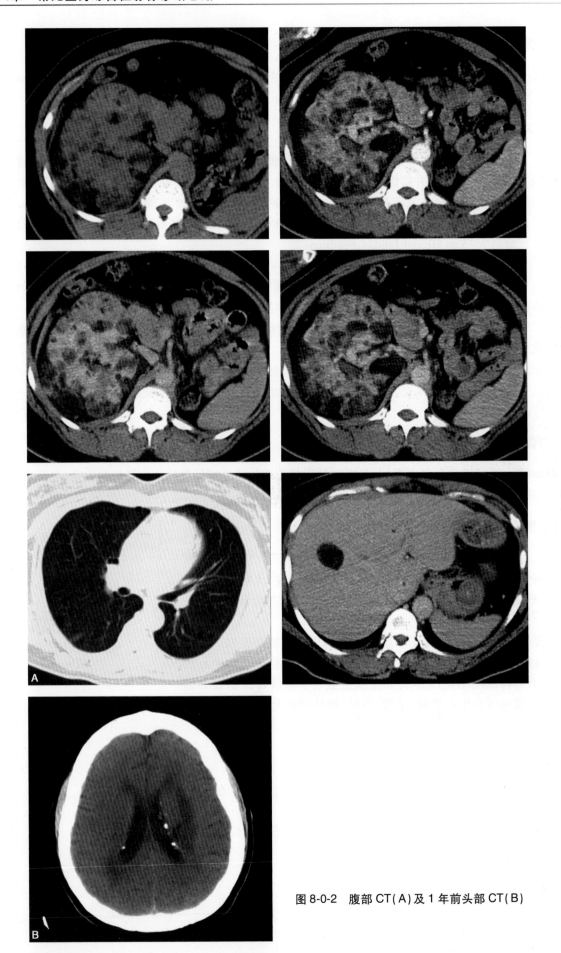

图 8-0-2   腹部 CT（A）及 1 年前头部 CT（B）

【影像征象】

腹部 CT 示左肾缺如,右肾形态失常,可见多发含成熟脂肪密度占位,强化程度不均匀,其他层面图像可见肝脏含脂肪密度病灶,两肺可见多发囊状透亮影。复阅前期头部 CT,可见室管膜下多发结节状钙化灶。

【印象诊断】

结节性硬化复合症(tuberous sclerosis complex,TSC)。

【相关知识】

结节性硬化复合症又称结节性脑硬化、Bourneville 病、斑痣性错构瘤病。归类于神经皮肤综合征,源于外胚层的器官发育异常所致。病变累及神经系统、皮肤和眼,也可累及中胚层和内胚层器官如心肺、骨、肾和胃肠等,以面部皮脂腺瘤、癫痫发作及智力减退为临床特征。为常染色体显性遗传,散发病例不少见。

根据受累部位不同,可有不同表现。典型表现为面部皮脂腺瘤、癫痫发作和智力减退,其他包括视网膜胶质瘤、肾 AML、肾囊肿、心脏横纹肌瘤、肺淋巴管肌瘤病、骨质硬化等,目前认为 TSC 除骨骼肌、松果体外可累及所有组织器官。TSC 临床诊断见表 8-0-1。

表 8-0-1　临床诊断标准

主要症状	次要症状	主要症状	次要症状
面部纤维瘤	多发肾囊肿	室管膜下星形细胞瘤	齿龈纤维瘤
甲或甲周纤维瘤	非肾性错构瘤	视网膜错构瘤	皮肤咖啡斑
色素减退斑(3 或 3 处以上)	错构瘤样直肠息肉	心脏横纹肌肉瘤	牙釉质多发凹陷
鲨革样斑	视网膜色素缺失斑	淋巴管平滑肌瘤病	
大脑皮层结节	脑白质放射状迁移束	肾血管平滑肌脂肪瘤	
室管膜下结节	骨囊肿		

确诊:①2 个主要症状;②1 个主要症状+2 个次要症状
可能:1 个主要症状+1 个次要症状
可疑:①1 个主要症状;②2 个或 2 个以上次要症状

【影像特征分析】

TSC 的典型影像学表现为室管膜下多发结节状改变,同时可累及全身多系统,典型表现包括肺淋巴管肌瘤病、肾血管平滑肌脂肪瘤等。

【影像诊断思路与鉴别诊断要点】

发现肺淋巴管肌瘤病、肾多发血管平滑肌脂肪瘤等,应考虑 TSC 可能,应进行颅脑 CT 检查,是否存在典型室管膜下结节样钙化表现。室管膜下结节样钙化应与其他脑内钙化相鉴别。

1. 脑内生理性钙化　多发生在苍白球、松果体、小脑齿状核以及大脑镰,分布形态不同。

2. 陈旧性脑梗死钙化　呈脑回样钙化,沿脑回分布,深部脑实质可见软化萎缩。

肺淋巴管肌瘤病及肾血管平滑肌脂肪瘤的鉴别诊断见相应疾病阐述。

【知识链接】

ER 8-0-1

腹部症状首诊多系统病例随访

登录中华临床影像库步骤

▎公众号登录 >>

扫描二维码
关注"临床影像库"公众号

点击"影像库"菜单
进入中华临床影像库首页

临床影像库
中华临床影像库内容涵盖国内近百家大
型三甲医院临床影像诊断中所能见... ⌄

7位朋友关注

关注公众号

影像库

▎网站登录 >>

输入网址 medbooks.ipmph.com/yx
进入中华临床影像库首页

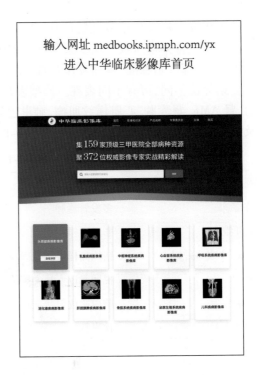

进入中华临床影像库首页
注册或登录

PC端点击首页"兑换"按钮
移动端在首页菜单中选择"兑换"按钮

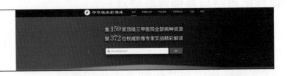

输入兑换码,点击"激活"按钮
开通中华临床影像库的使用权限

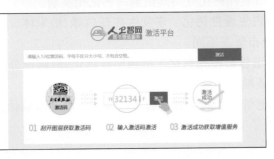

69